Wills 临床眼科彩色图谱及精要

Wills Eye Hospital

COLOR ATLAS & SYNOPSIS OF CLINICAL OPHTHALMOLOGY

神经眼科 第3版

NEURO-OPHTHALMOLOGY THIRD EDITION

〔美〕彼得·J.萨维诺
〔新西兰〕海伦·V.达内什－迈耶 主 编

魏世辉 主 审

李志清 主 译

天津出版传媒集团

天津科技翻译出版有限公司

著作权合同登记号:图字:02-2019-192

图书在版编目(CIP)数据

神经眼科 / (美)彼得·J.萨维诺
(Peter J. Savino),(新西兰)海伦·V.达内什-迈耶
(Helen V. Danesh-Meyer)主编;李志清主译. —天津:
天津科技翻译出版有限公司, 2024.3
(Wills临床眼科彩色图谱及精要)
书名原文:Color Atlas and Synopsis of Clinical
Ophthalmology—Neuro-Ophthalmology
ISBN 978-7-5433-4422-8

Ⅰ.①神… Ⅱ.①彼… ②海… ③李… Ⅲ.①神经眼
科学-图谱 Ⅳ.①R774-64

中国国家版本馆 CIP 数据核字(2024)第 025205 号

本书提供了药物的适应证、副作用和剂量疗程,可能根据实际情况进行调整。读者须
阅读药品包装盒内的使用说明书,并遵照医嘱使用。本书的作者、编辑、出版者或发行者
对因使用本书信息所造成的错误、疏忽或任何后果不承担责任,对出版物的内容不做明
示的或隐含的保证。作者、编辑、出版者或发行者对由本书引起的任何人身伤害或财产损
害不承担任何责任。

中文简体字版权属天津科技翻译出版有限公司。

授权单位:Wolters Kluwer Health, Inc.
出　　版:天津科技翻译出版有限公司
出 版 人:刘子媛
地　　址:天津市南开区白堤路 244 号
邮政编码:300192
电　　话:(022)87894896
传　　真:(022)87893237
网　　址:www.tsttpc.com
印　　刷:天津海顺印业包装有限公司
发　　行:全国新华书店
版本记录:890mm×1240mm　32 开本　13.75 印张　350 千字
　　　　　2024 年 3 月第 1 版　2024 年 3 月第 1 次印刷
　　　　　定价:128.00 元

(如发现印装问题,可与出版社调换)

译者名单

主　审　魏世辉

主　译　李志清

副主译　华　夏　王　艳

译　者（按姓氏汉语拼音排序）

陈　伟　天津市眼科医院

郭玉峰　天津医院

华　宁　天津医科大学眼科医院

华　夏　天津大学爱尔眼科医院

李　嫦　天津医科大学眼科医院

李超然　天津医科大学眼科医院

李文君　天津医科大学朱宪彝纪念医院

李志清　天津医科大学眼科医院

汤　涌　天津市眼科医院

王　艳　天津市环湖医院

谢林丹　天津市眼科医院

邢东军　天津医科大学眼科医院

杨　旸　天津医科大学眼科医院

赵　亮　天津医科大学眼科医院

赵　亿　天津医科大学眼科医院

丛书主编
Christopher J. Rapuano, MD
Director and Attending Surgeon, Cornea Service
Co-Director, Refractive Surgery Department
Wills Eye Hospital
Professor of Ophthalmology
Sidney Kimmel Medical College at Thomas Jefferson University
Philadelphia, Pennsylvania

本书主编
Peter J. Savino, MD
Clinical Professor of Ophthalmology
University of California San Diego
Shiley Eye Institute
La Jolla, California

Helen V. Danesh-Meyer, MD, PhD, FRANZCO
Sir William and Lady Stevenson Professor of Ophthalmology
Department of Ophthalmology
University of Auckland, New Zealand

Jurij R. Bilyk, MD, FACS
Professor of Ophthalmology
Department of Ophthalmology
Thomas Jefferson University Hospital
Philadelphia, Pennsylvania
Attending Surgeon
Skull Base Division
Neuro-Ophthalmology Service
Wills Eye Hospital
Philadelphia, Pennsylvania

Helen V. Danesh-Meyer, MD, PhD, FRANZCO
Sir William and Lady Stevenson Professor of
    Ophthalmology
Department of Ophthalmology
University of Auckland
Auckland, New Zealand

Adam E. Flanders, MD
Professor of Radiology & Rehabilitation Medicine
Department of Radiology/Neuroradiology
    Division
Thomas Jefferson University Hospital
Thomas Jefferson University
Philadelphia, Pennsylvania

Rahul M. Nikam, MBBS, DMRD, DNB
Fellow
Department of Radiology
Thomas Jefferson University
Philadelphia, Pennsylvania
Fellow
Department of Medical Imaging
Nemours Alfred I. duPont Hospital for Children
Wilmington, Delaware

Peter J. Savino, MD
Clinical Professor of Ophthalmology
University of California San Diego
Shiley Eye Institute
La Jolla, California

Kiran Shankar Talekar, MBBS, MD, DABR
Assistant Professor of Radiology
Radiology, Neuroradiology
Sidney Kimmel Medical Center
Thomas Jefferson University
Physician Faculty
Radiology and Neuroradiology
Thomas Jefferson University Hospital
Philadelphia, Pennsylvania

丛书中文版序

这几年我与年轻的眼科医生、我的研究生们在一起时,他们常常和我谈到现在的专业书很多,不知道如何选择。确实,随着包括眼科在内的医学科学发展日新月异,新的知识、新的技术层出不穷,让人应接不暇;随之而来的出版物,如教科书、学术著作等不断涌现,加之电子书刊、线上读物等确实让人眼花缭乱、无所适从,这就是典型的知识爆炸时代。如何在有限和宝贵的时间内选择好书并读到好书也是大家必须思考的问题。我认为符合好书的条件有三项:首先是作者,眼科临床方面的专著或教科书必须由高水平的眼科医生来编写;其次是这些高水平的医生应当在国际著名和顶级的医院工作和实践过;最后是这些书应当由顶级出版社出版发行。此外,如果是专业译著,译者除了需要具有一定的外语水准外,还必须是临床工作的亲历者和实践者,只有这样才能最真实地表达原作者的原意,才能在翻译时做到"信、达、雅"!

今天我给大家推荐一套优秀的眼科教科书,即中文版"Wills 临床眼科彩色图谱及精要"丛书。我谓之优秀,是指这套书符合我前述的条件与标准。该丛书各分册均由欧美著名眼科权威专家编写,这也就符合了第一项标准——高水平编写者。再者,编者们来自著名的 Wills 眼科医院(Wills Eye Hospital),它是全美顶级的眼科临床诊疗机构,近年来位居全美 U.S.News 眼科医院排行榜最前列。凭借 Wills 眼科医院的精湛医疗技术和高水平学术地位,这套图书有针对性地覆盖并解决了最常遇到的眼病临床问题,包括流行病学和病因学、病史、体格检查、鉴别诊断、实验室及特殊检查、诊断、预后和处理等,涵盖了眼科学的主要领域,实用性和图谱性结合。每个分册病种齐全、图片精美,展示了 Wills 眼科医院的学术资源与雄厚实力。同时,该丛书由国际著名出版公司 Wolters Kluwer 出版,该丛书的中译本包括《视网膜》(主译沈丽君,主审徐格致)、《神经眼科》(主译李志清,主审魏世辉)、《眼整形》(主译喻长泰、涂惠芳)、《小儿眼科》(主译杨积文)、《角膜病》(主译陈蔚,主审史伟云)、《青光眼》(主译梁亮,主审王宁利)、《葡萄膜炎》(主译杨培增,王毓琴)7 个分册,主译均为我国著名的眼科专家。因此,我认为这套手册性图书是值得推荐给有志于眼科事业的学生、医生及医护从业者的优秀图书。

　　这里值得一提的是,这套丛书久经考验,历久弥新。本次出版的是第 3 版中译本,与前一版相比,一方面增加了大量清晰的 MRI 成像,便于更精确地定位病变位置;另一方面更专注于新近的治疗进展,有助于医生开阔眼界,提高诊治能力。

　　最后,诚挚期盼本书之付梓能为眼科事业的发展助力添彩。

瞿佳

2021 年 11 月

神经眼科学是眼科学的一个重要的分支，其复杂的内容涉及神经科学、眼科学、耳鼻喉科、头颈外科等多个专业。随着医学诊断技术的不断发展，神经免疫学研究的逐渐深入，使眼科医生对神经眼科学的认识迅速增加，对神经眼科相关疾病的了解和学习也充满了更多的热情。

美国 Wills 眼科医院"Wills 临床眼科彩色图谱及精要"丛书中的《神经眼科》分册的再版，在原有的基础上增加了神经眼科相关诊疗技术的新理念、新方法、新发展。《神经眼科》以丰富的图片展示、病例介绍、简明易记的文字描述，把复杂的眼部知觉和运动相关的神经系统疾病娓娓道来。内容上重点突出、简明扼要，便于读者学习和记忆，已经成为许多临床医生的"口袋书"。临床医生随手翻阅就能快速获得诊断、鉴别诊断、治疗和预后方面的信息。本书特别适合初期涉足学习神经眼科学的全眼科医生、眼科住院医生、神经科医生。

由于校译时间仓促，译者对某些疾病的认识可能尚有不足，如有疏漏之处，请各位读者和同仁批评指正！

愿这本书使每一位读者获益，成为大家的口袋书、参考书。

解放军总医院眼科
神经眼科教授 博士生导师

关于丛书

本套丛书的魅力在于说明性图片和总结性文字超强有机的结合。眼科学是一门非常视觉化的学科,适于以临床图片的形式表达。本套丛书涵盖 7 个眼科学专科——《视网膜》《神经眼科》《眼整形》《小儿眼科》《角膜病》《青光眼》及《葡萄膜炎》,每本书的体例稍有不同,但都采用相对一致的格式。

出版本套丛书的目的是向所有从事健康保健工作的学生、住院医生和执业医生提供眼科主要领域的最新临床总结,大量质量卓越的图片和简明概括性的文字说明将有助于实现这一目标。

丛书主编 Christopher J. Rapuano,MD

我们所撰写的这本书是"Wills 临床眼科彩色图谱及精要"丛书的一个分册。基于一项大工程的一部分及出版格式的要求，我们需面对相应内容的精简。

本书是神经眼科图谱和精要而非百科全书，因此某些信息必须省略。我们将最常见的神经眼科主题选入此书，这些内容是普通眼科医生在诊室内每天都可能遇到的情况。对于每一主题，我们尽力将与临床更加相关的内容包括在内，有意省略那些少见的神经眼科综合征。

由于此系列图书是平装、相对便携的出版物，因此相关图片的采用亦受到一定的限制。我们不能按以往常规的方式来展示眼球运动障碍疾病的系列图片，但希望我们的编排方式能为读者所理解，而不至于造成混淆或困惑。

为了完整显示一个主题（眼球运动、视野和神经影像）的内容，我们将照片设置得小一些，这样可使它们在一个区域显示，说明文字与图片尽量在同一页，这样读者可避免在图片和正文间反复翻动书页。

希望我们为适应出版而做的改动，并不影响清晰的阐述和舒适的阅读。

本书有几个章节是邀稿，一章是针对普通眼科医生的 MRI 基础知识（第 3 章），由托马斯杰斐逊大学神经放射科的 Adam E. Flanders 和 Kiran S. Talekar 撰写。与神经眼科相关的眼眶疾病一章（第 13 章）由 Wills 眼科医院眼整形科医师 Jurij R. Bilyk 撰写。第 5 章的外伤性视神经病变亦由他撰写。我们对这些作者为本书做出的贡献以及为适应出版格式而做的灵活改动表示感谢。

本书如果没有 Wills 眼科医院视听部 Jack Scully 的参与不可能完成。他的专业知识、不知疲倦的奉献使图片尽善尽美，非常感谢他几个月以来与作者耐心沟通交流。不夸张地说，他参与了本书每一张图片的评注。

希望我们的工作对眼科住院医生有益，对实习的眼科医生有帮助。如果能做到这点，我们便完成了使命。

Peter J. Savino

Helen V. Danesh-Meyer

目 录

第1章

视觉传入系统的检查

神经眼科传入检查的目的是发现视功能(视力或视野)的异常,并确定其是否由神经眼科疾病所致。在神经眼科检查前,应当掌握患者完整的主诉和现病史,详细了解患者的既往病史、社会史、眼部患病史、用药情况和可能相关的其他系统疾病。病史的重点应该是倾听患者如何描述视觉症状,特别是视觉丧失症状的时间进程、方向性,以及任何相关症状。例如,区分突发性视力丧失和突然发现视力丧失是至关重要的。相关症状还应包括可能相关的全身状况。例如,对于 60 岁以上突发性视力丧失的患者,应询问患者是否伴随巨细胞动脉炎的症状。临床医生的责任是探索症状之间可能的联系。病史采集后应当进行全面的眼部评估,以确定有无引起视觉障碍的非神经眼科疾病(如轻微前房积血导致的短暂性视力下降)。本章只讨论与神经眼科直接相关的检查。

视力

多种原因均可导致患者视力下降。神经眼科检查的第一步是确定每眼分别的最佳 Snellen 矫正视力。多种视标可用于检测远视力(图 1-1)。多种方法可确定视力能否提高,以及视力差的可能原因。

- 屈光检测。
- 针孔:遮盖一眼后,将一系列 2~2.5mm 孔径的针孔放置于另一眼前(图 1-2)。如针孔使视力提高,则提示视力下降的原因为屈光不正或屈光间质异常(如白内障)。
- 亮光下近视力:如果明亮光线下佩戴合适的阅读眼镜时近视力提高,则提示视力下降的原因为屈光不正或白内障。
- 潜在视力测定:多种装置可将图

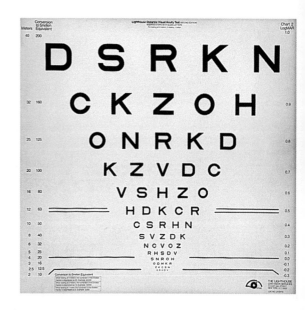

图 1-1　Bailey-Lovie 视力表。后照明的 Bailey-Lovie 视力表置于距患者 4m 远处。

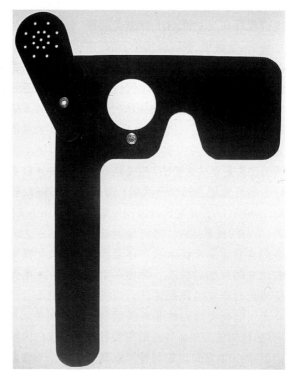

图 1-2　针孔遮盖板。带有针孔的遮盖板旋转复位后可改变屈光状态。

像(Snellen 视标或线样视标)直接投射于视网膜,这样可去除屈光不正或屈光间质混浊导致的视力下降。

如以上任何一种方法可使视力提高至正常,则无须查找导致视力下降的神经眼科相关病因。相反,如不能将视力提高至正常,则需要进一步检查,依次寻找包括神经眼科疾病在内的其他病因。

色觉

色觉检查的目的是发现获得性的单眼或双眼色觉障碍,获得性色觉障碍通常提示视神经病变、视交叉疾病及更为少见的某些枕叶疾病中(见第 7 章)。大多数视神经病变可导致伴随视功能下降的明显的色觉障碍,而在视网膜或黄斑疾病中,视力可能很差但色觉相对完好。获得性色觉障碍是支持存在视神经病变的很有帮助的临床证据。

在瞳孔检查之前,双眼应分别进行色觉检查,因为明亮的光线会产生短暂的色觉去饱和,记住这一点尤为重要。可用以下方法进行色觉检查:

• Ishihara 假同色图或 Hardy-Rand-Rittler(HRR)板:嘱患者双眼轮流辨别显示的数字(图 1-3)。这种方法主要测定红-绿色觉缺陷。记录每只眼辨别正确的色板数量。患者视力优于 20/400 时可使用对照图。如果患者能正确辨别对照图,则继续检测剩余的色板。如果患者仅能识别对照图,则记录为"仅对照图"。

• Farnsworth D15 色盘:此色盘包括15 个有色盘帽,嘱患者从最接近参考色的色帽开始,直到 15 个盘帽全部摆好。每个盘帽背面的数字表明它在正常序列中的正确位置。此方法可确定蓝色觉异常、绿色觉异常和红色觉异常。

• Farnsworth Munsell 100(FM 100)色盘:此系统由 4 个盒子中的 85 个(并非 100 个)盘帽组成(图 1-4),检测原理同 Farnsworth D15 类似。FM 100 色帽试验能够更详细地评估色觉,但由于其测试时间冗长且麻烦,通常不作为一线色觉检查方法。

• 颜色比较:有时可以嘱患者两眼依次注视一测试物(扩瞳剂瓶盖),用数字的方式说出其红色的程度,以描述去饱和程度的百分比(例如,右眼100%,左眼 75%),以此发现微细的色觉异常(图 1-5)。虽然这是一种主观检测方法,但已证实其与相对性传入瞳孔功能障碍(RAPD)有较强的相关性。

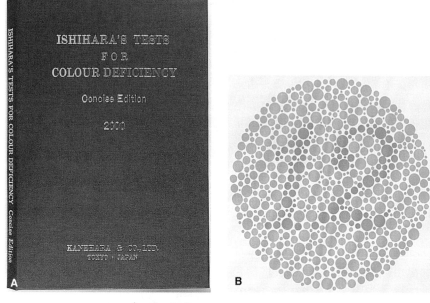

图1-3　(A)Ishihara 假同色图。(B)第一张图(12)为对照图,除严重的视力下降者,均能识别。

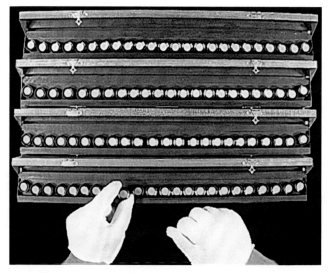

图1-4　Farnsworth Munsell 100 色帽试验。患者戴上手套在标准照明下按照每个盒子中参考色帽的颜色将各色帽依次排列。

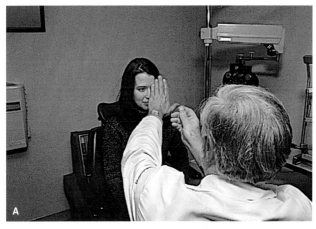

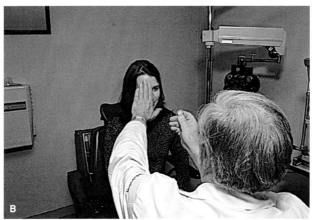

图 1-5 颜色对比度试验。右眼(a)和左眼(b)的色觉比较。

瞳孔检查

每一位患者都应进行瞳孔检查,瞳孔检查时应对以下参数进行评估:

- 瞳孔的大小和规则性。
- 瞳孔不等(在第 12 章讨论)。
- RAPD。
- 光反射(在第 12 章讨论)。
- 近反射(在第 12 章讨论)。

RAPD 检查

对每一位患者均应行 RAPD 检查。RAPD 的存在提示患有视神经病变或严重的视网膜病变。测试应在暗光下进行,嘱患者注视远处。使用卤素灯或间接检眼镜的明亮光源分别照射双眼。光线照射双眼的时长相同（一眼照射时间过长可导致视网膜不对称性漂白，产生实际上并不存在的 RAPD），且在两眼之间快速摆动。在单侧或不对称性视神经病变中，与同样的光线照射未受累眼时相比，照射受累眼时传入到中脑瞳孔运动中枢的刺激更少。因此，检测受累眼时双眼瞳孔会出现更弱的瞳孔收缩，而检测对侧眼时双眼瞳孔收缩更强。因此，当光线照向健侧瞳孔时，双眼瞳孔均收缩。当照射受累侧瞳孔时，双眼瞳孔相对扩大。如果瞳孔未收缩或收缩后更快速地扩大，则提示非常轻微的视神经病变，记住这一点非常重要。最后，尽管检查者仅观察一侧瞳孔，但双眼瞳孔的变化是相同的，检测任一瞳孔都将得出同样的结果(图 1-6)。

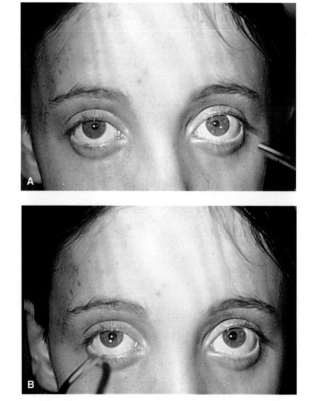

图 1-6　**瞳孔检查**。手电光照射左眼时，双眼瞳孔收缩(A)，但照射右眼时，双眼瞳孔同时扩大(B)。(待续)

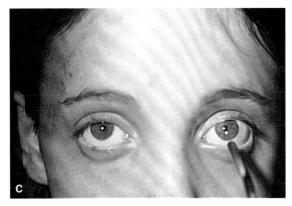

图 1-6(续)　再次照向左眼时,双眼瞳孔再次同时收缩(C)。

以下情况可导致 RAPD:

- 前房或玻璃体积血。
- 大范围的视网膜脱离或黄斑病变。
- 单侧或不对称视神经病变。
- 视交叉受累(只要有不对称的视力下降)。
- 视束病变。

以下情况不会导致 RAPD:

- 白内障。
- 屈光相关疾病。
- 外侧膝状体之后的病变。
- 非器质性视力下降。

Amsler 方格表

　　Amsler 方格表由中央的注视圆点和周围的方格组成。每一眼分别进行检查。嘱患者仅注视中央的圆点,然后说出(或画出)方格内的任何盲点或方格线的其他改变。神经眼科疾病或视网膜疾病均可能导致异常改变。

如果存在视物变形(直线变为曲线),则提示视网膜病变而非视神经异常。我们发现,在首次检查时使用黑底红格的 Amsler 方格表敏感度最高,因为在对轻型视神经病变的患者采用黑底白格的 Amsler 方格表检查时可能结果正常,但用黑底红格的 Amsler 方格表检查时可发现异常(图 1-7)。如果黑底红格的 Amsler 方格表检查正常,则不需要再用黑底白格的 Amsler 方格表检查。

　　Amsler 方格表对应于中心区域和环绕中心注视点周围 10°的范围。色盘即生理盲点则对应于方格表颞侧边界以外 5°处。

对比敏感度

　　Snellen 视力检测观察的是高对比度(白色背景上黑色字母)的视标(图 1-8)。降低对比度可发现在高对

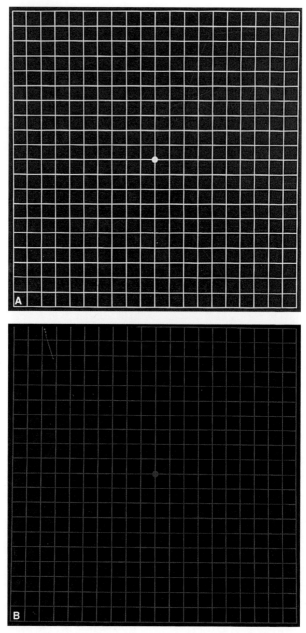

图 1-7　Amsler 表。可采用一系列测试板,但黑底白色方格(A)或黑底红色方格(B)的 Amsler 表最有用。

图 1–8　**Pelli-Robson 表**。本表由 16 组对比度逐渐下降的字母组成，每组 3 个字母。正确辨别 16 组中的 14 组字母为正常。

比环境下未被检出的视觉障碍。例如，视神经炎患者虽然有"正常"的视力和色觉，但常常对比敏感度较差。多种方法可用来测试对比敏感度。我们并不推荐对所有患者进行对比敏感度检测，但对于那些有视力下降主诉而其他检查正常的患者，对比敏感度检测通常能有所帮助。

亮度对照

双眼的亮度敏感度的简单对比是单侧视神经病变的敏感检测方法，并且和 RAPD 的存在高度相关。用一束光线（来自卤素灯或间接检眼镜）分别直接照射双眼并嘱患者注视光线。光源放置于患者眼前 30cm 并位于视轴的中心。注意光线须沿视轴照射,因为光线倾斜照射一眼会影响患者的反应。然后询问患者以下问题:①双眼的光亮度相同还是一眼更亮?②如果一只眼更亮,则问患者"如果较亮光的分值是 100 分,光照射另一眼时,你会给它多少分";或者可以问"如果较亮的光值 1 美元,另一眼的光值是多少"。

如果问题 1 的答案是双眼光亮度相同,那么由视神经病变引起视功能障碍的可能性较小。

明负荷恢复试验

此试验有助于鉴别黄斑病变和视神经病变。其原理是强光照射后视网膜敏感性的恢复依赖于光照过程中被漂白的视色素的再生。影响光感受器或邻近视网膜色素上皮的疾病可使此过程延长。此过程与神经通路无关。此试验按以下步骤分别在每只眼进行。

1. 测试每只眼的最佳矫正视力

(BCVA)。

2. 患者直接注视距离 2~3cm 的亮光源 10 秒。

3. 记录视力恢复至最佳矫正视力一行内所需的时间。

大多数正常患者的恢复时间不超过 30 秒,双眼恢复的时间差在 10 秒内。黄斑病变可使明负荷恢复试验时间延长,但视神经病变无改变。此试验对单眼或轻微黄斑病变的检测尤为有用。

检眼镜检查

眼底检查是神经眼科检查必不可少的部分。可用直接或间接检眼镜进行检查。我们建议用 60D、78D 或 90D 前置镜来评估视盘,这些前置镜检查观察视盘可获得立体感。

其他神经眼科检查部分将在其他部分叙述。

- 视野(见第 2 章)。
- 眼球运动(见第 7 章)。

(赵亿 译　谢林丹 校)

第 2 章

视 野

对于任何有传入系统疾病的患者来说,视野检测都是神经眼科检查的重要组成部分。事实上,当任何患者的视力下降不能从眼部或屈光角度解释时,均应该进行视野检查。

有关视野判读的原理

正常单眼视野的范围

- 鼻侧 60°。
- 上方 60°。
- 下方 70°~75°。
- 颞侧 100°~110°。

视网膜神经纤维解剖

视网膜神经纤维的解剖结构是视野缺损的基础。视野和视网膜具有反向和倒转的关系。相对于中心注视点,下方视野对应上方的视网膜,上方视野对应下方的视网膜,颞侧视野对应鼻侧视网膜,鼻侧视野对应颞侧视网膜。

由于视网膜神经纤维以特定的形态走行进入视盘,视神经病变在中心30°视野内出现特定形态的视野缺损。

- 弓形神经纤维束:上方和下方的神经纤维形成弓形束,围绕乳头黄斑束分别从上方和下方的位置进入视神经。在视网膜周边部,神经纤维起于称为水平合缝的结构。纤维不跨越此缝。上方或下方弓形视野缺损大部分在鼻侧以水平合缝为界(图 2-1)。
- 乳头黄斑束:来自黄斑的视网膜神经纤维从颞侧进入视盘,乳头黄斑束受累产生中心暗点(图 2-2A)或旁中心暗点(图 2-2B)。
- 鼻侧神经纤维束:这些纤维从鼻侧直行(非弓形)进入视盘。鼻侧纤维受累产生与生理盲点相连的颞侧楔形视野缺损,但不一定以颞侧水平子午线为界。

视盘病变可产生与视网膜病变相一致的视野缺损。因为视网膜神经纤维向后经视神经走行达视交叉时会发生90°旋转，黄斑部神经纤维占据视神经的中心部分。因此，球后段视交叉前的视神经病变常产生中心暗点。而颅内段视交叉前的视神经病变甚至可产生以垂直子午线为界的视野缺损(见第5章)。

检测方法

多种检测方法可用来测试视野的范围。与采用何种检测技术相比，准确测定出暗点形态和范围的检测目的更为重要。

以下是神经眼科临床工作中常用视野检测方法的介绍。

面对面视野检查

应对所有患者进行面对面视野检查，即使对于那些无视功能障碍主诉的患者也是如此。这是一种快速实用的方法，也是在最少的设备条件下唯一快速易行的视野检查方法。这种方法不但检查速度快，而且很容易为大多数患者理解。此方法可检测出大的暗点，但对小的或细微暗点的检出只有中度敏感性和特异性。面对面视野检查结果正常的患者并不排除需要进一步的自动视野检测。

面对面视野检查有多种方法，下面介绍一些具体方法。面对面视野检查最重要的是检查者和患者面对面坐下，相距60~90cm。嘱患者用其手掌、眼罩或其他遮盖物遮盖一眼，然后注视检查者的对侧眼（如患者右眼接受检查，应注视检查者左眼）或鼻子。

需要告知患者，面对面视野检查是测试其周边视力，患者需要始终保持中心固视(即注视检查者的眼睛)。

● 动态的红色视标：1个5mm的顶部红色的大头针从每个象限视野边界外，沿着水平和垂直子午线方向向中央移动。当患者第一次察觉红色大头针时，嘱患者报告位置。

● 指数：将一根、两根或五根手指按4个象限的顺序固定放置在距固视点约20°的位置，每一象限手指距固视点等距离，嘱患者说出手指的数目。同时在两个象限出示手指可以加快测试速度(图2-3)。"Simon Says"游戏的改良版本可用来检查不会数指的幼儿。嘱幼儿模仿检查者，伸出与检查者相同数目的手指(图2-4)。

● 红色比较：使用两个直径(约20mm)完全相同的红色扩瞳剂的瓶盖，通过与手指比较法类似的方法分别置于4个象限，询问患者瓶盖的红色是否相等。同时比较半侧视野内的色彩，询问色彩去饱和度是否有区别，此方法利于发现细微的异常。任一象限的瓶盖红色感知的减退均属异常。

● 静态的手指摆动:将两个示指同时置于固视点外 20°垂直子午线任何一边,且在上方和下方象限等距离出现。询问患者哪个手指在摆动。

视野缺损的发现主要依赖视野缺损的大小和程度,视野缺损越严重越容易被发现。使用红色视标(红色比较或者动态的红色测试)的面对面视野检查敏感性最高。

红色视标动态测试的敏感性和特异性最高(在任何个体测试中),如结合静态的手指摆动试验,其敏感性和特异性还可略有提高。

静态自动视野计

自动视野计检查作为一种检测方法有多种优点。大多数眼科诊室都拥有此设备。虽然检查时需要检查者向患者做一些解释说明以使检查结果更可靠,但这种检查方法不过多依赖检查者。它是一种标准化的检查方法,也是一种通过随访视野来测试进展的好方法。

计算机静态阈值自动视野计主要用于发现一系列测试位点处所能看到的最弱光刺激强度。在每一个测试位点,视网膜光敏感度以分贝(dB)表达。dB 值代表视网膜光敏感度,而非光刺激强度,变化范围在 0dB[最亮的刺激光(10 000 阿熙提)都不可见]和 51dB[能够看到的

最暗的刺激光(0.08 阿熙提)]。平均缺损(MD)表明与年龄匹配的正常对照组比较整个视野偏离的程度,通常以 dB 表示。

最常用的是 Humphrey 视野计(Carl Zeiss 公司)的阈值检查方法,其应用 SITA(瑞典交互阈值运算)-标准 24-2(或 30-2)程序和白色 Goldmann Ⅲ 视标检测。SITA 主要利用预期阈值数据库,适用于那些对不同测试位点相关性及这些位点如何影响其他位点有较充分认知的患者。因此,阈值的判定可通过较少的测试点获得。

在静态阈值视野计中有数种程序可选用,我们常规采用以下 3 种。

● 全阈值程序 30-2:由 76 个测试点组成,检查 30°以内的视野。每个测试点之间相隔约 6°。

● 全阈值程序 24-2:与 30-2 程序相似,只是消除了边缘点,但仍保留了水平子午线最鼻侧 2 个点。因此,54 个测试点在中央 24°内进行测试。每个测试点之间也相隔 6°。

● 位于视野中央的一些小的、集中的缺损在 24-2 和 30-2 程序中可能被遗漏,因此常选用 10-2 程序来进行放大。这一策略以 2°间隔测试固视点 10°以内的所有点。

● 测量中央凹阈值(正常为 30~37dB)是对中央视觉功能的估计,也是至关重要的程序。

影响自动视野计的几种因素：

- 屈光不正。
- 瞳孔大小。
- 上睑下垂(可能造成上方视野缺损)。
- 屈光间质混浊。
- 患者因素：包括注意力、焦虑程度、学习效应、固视不稳定性。
- 较差的测试装置：包括镜片边缘效应、镜片未对准。
- 测试条件：包括背景光亮度、刺激光标大小。

动态手动视野计(Goldmann 手动视野计)

这是由 Goldmann 设计的一种碗形视野计，可以测试静态和动态视野。此项检查亦可测试全视野范围，且检测中央 30°以外的视野缺损效果更佳。其缺点是在临床上应用越来越少，而且高度依赖检查者的技术水平。

检查时使用一个超阈值光标从患者看不见的周边范围向视野中央移动，嘱患者发现移动光标时立即报告。光标移动的速度由检查者控制，且必须保持恒定。

正切视野屏

目前许多视野检测的原理均来自正切视野屏检测。检查时需要一个由黑色毛毡覆盖的木板，这个方法主要用于测试中央 30°的视野范围。患者坐在大黑色木板前，将一定大小的白色或彩色视标由周边向中央移动，直至患者感觉到视标的出现。这项检查技术有以下缺点：患者可根据检查者站立的位置、检查者手臂的方位来判断视标运动的方向。此外，检查的照明没有标准化。最后，由于这项检查在临床上应用越来越少，正切视野屏也越来越少见。

进行正切视野屏视野检测时，患者的位置与视野屏间的距离可以改变。这对于检测非器质性视力下降非常重要(如管状视野等)。

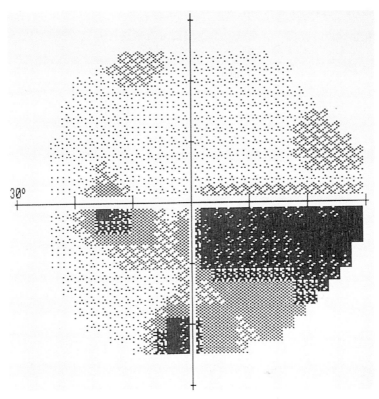

图 2-1　**弓形缺损**。左眼鼻侧致密的下方弓形视野缺损，止于水平合缝。

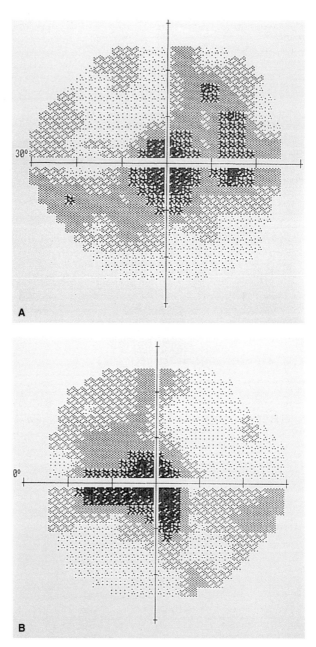

图 2-2　**中心暗点**。(A)右眼中心暗点,生理盲点与此暗点不相连。(B)左眼盲中心暗点,固视点和生理盲点均受累。

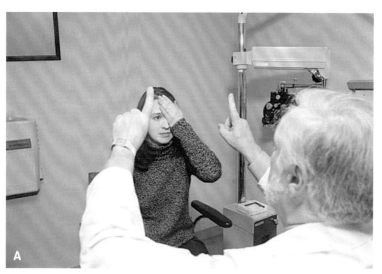

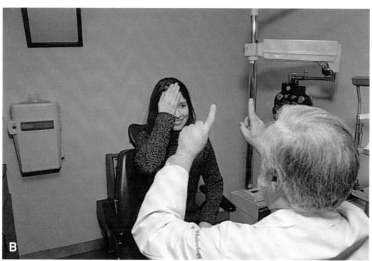

图 2-3　数指面对面视野检查。(待续)

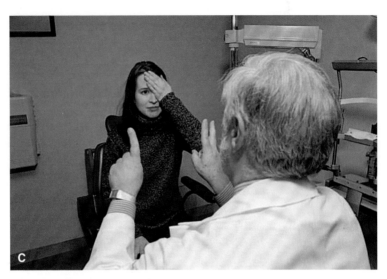

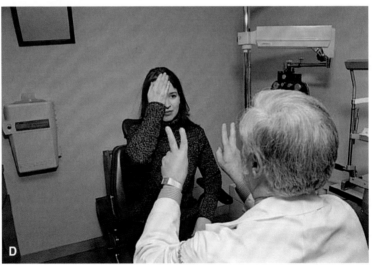

图 2-3 (续)

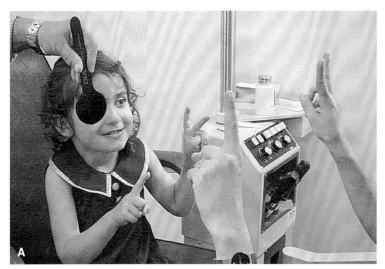

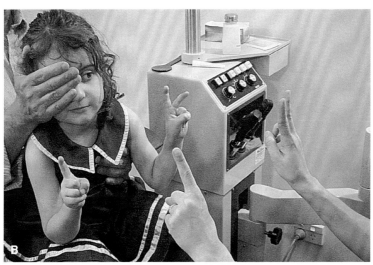

图 2-4　**"Simon Says"面对面视野检查。**(A)家长遮盖幼儿一眼,同时要求幼儿"模仿"视野内一定区域中出现的手指(通常为 1、2 或 5)。(B)如果幼儿固视检查者脸部有困难,也可旋转头位使该眼处于最大外展位。这样她(他)不能再将眼向外转,从而准确评估颞侧视野。

结论

神经眼科医生对于检测暗点的视野类型存在不同观点。我们倾向于采用 24-2 或 30-2 阈值测试作为主要检测方法，两者均可以发现大部分的视野缺陷，因为将近 80% 的视觉皮质与中央视野相关。但对某些患者来说，仅能从面对面视野检查法来获得视野信息。

(马晓晗 李志清 译 华夏 校)

第 3 章

眼科医生需了解的磁共振成像技术

Kiran S. Talekar, Adam E. Flanders

磁共振成像(MRI)因其高分辨率和多体层成像能力而在视路的评估中具有独特的优越性。CT早于MRI技术出现,虽然也可以为脑和眼眶结构提供高分辨率的数字图像,但CT是基于与X线检查相同的物理学原理,即在突出显示骨性解剖结构的同时,损失了部分软组织结构细节。例如,位于眼眶骨性结构附近的眶内容物成分(如眶尖和视神经孔)的软组织影像细节显示欠佳。

移动的氢质子是MRI成像的基础,相较于骨性结构,软组织中的氢质子含量更为丰富。因此,相较于骨性结构,软组织结构在MRI中显示更清楚。所以,MRI非常适用于检测累及视路的微小病变。视路疾病(如视神经炎等)在疾病进展过程中出现的细微病理改变在MRI中更易被发现。

MRI通过一静态的强磁场和无线电波产生影像,目前尚未发现它对于生物体有任何潜在危害。相较CT而言,MRI没有电离辐射,因此在用于眼眶成像时没有因放射暴露而引起白内障的风险。但MRI的确有其安全应用范围,MRI不能在体内有含铁材料植入物(包括心脏起搏器、神经刺激器和老式的颅内动脉瘤夹等)的患者中进行。此外,将近10%的患者在MRI扫描过程中会因发生幽闭恐惧症而无法完成检查,这种情况下可酌情使用镇静剂以协助完成检查。

高场强MRI(1.5T或更高)使用标准的头部线圈,也可获得非常精细的视路图像。除此以外,MRI 不需要其他特殊的设备。虽然低场强开放式MRI对幽闭恐惧症的成像具有优势，但由于内部磁场强度不足、扫描时间较长、空间分辨率和对比度较低，其对于细微结构（如视神经和其他脑神经）的成像有所不足。因此，对于眼科成像，高场强 MRI 应作为优先选择，低场强 MRI 仅作为最后选择。

MRI 的基础知识

MRI 基于磁共振的原理。简而言之，生物组织（主要是水和脂肪）中运动的质子可按照已知频率（Larmor 频率）的强磁场方向排列并发生共振，MRI 就是利用此原理产生图像的。临床应用的 MRI 设备静态磁场场强从 0.3T 到 3.0T 不等（相当于 3000~30 000 高斯，或高达地球自身磁场的 100 000 倍）。在磁共振扫描过程中，共振的质子受到射频脉冲的激发而跃迁到更高的能级。受激发的质子会自行发生弛豫过程，并在此过程中释放微弱的射频能量，该射频能量可以被 MRI 设备孔腔内的接收天线（即头部线圈）检测到。通过一系列复杂的数学计算，受激活组织所释放的射频信号被转换为空间信号图，并以图像的形式显示出来。

MRI 相关术语和 MRI 脉冲序列

在 MRI 设备中，不同的组织和疾病阶段表现出组织特异的弛豫特性，使得不同组织之间可以有所区别。这些基本的弛豫特性以弛豫速率或时间表现，即 T1 和 T2（图 3-1）。我们可以用 T1 和 T2 弛豫速率、质子密度和运动速率（弥散或血流）来描述不同的组织。MRI 的脉冲序列已经从最基本的饱和恢复序列发展为快速回波序列。MRI 脉冲序列有多种类型，其设计目的为利用不同组织特性将需观察组织从背景组织中区别出来。不同品牌的设备中，相似的脉冲序列可能有不同的缩写形式，主要取决于供应商，因此较易混淆。尽管本章未对脉冲序列进行详细讨论，但常用序列还是概述如下。基本脉冲序列主要利用 T1 或 T2 弛豫特性的区别，即我们所知的 T1 加权和 T2 加权序列。使用"加权"这个词是由于虽然 T1 或 T2 弛豫特性可以提供组织的大部分信息，但仍有其他组织特异性参数对图像的"形成"具有轻微但可见的影响。学习怎样识别这些基本的图像类型非常有益。我们也有必要认识到，MRI 信号和增强特点对于不同疾病并不是完全特异的，对于MRI 图像的解读主要根据病灶的位置及形态，同时还要结合临床病史进行分析。

T1 加权成像

T1 加权成像基于组织的 T1 弛豫时间。正常球后脂肪使得 T1 加权成像能够清晰地显示眶内的解剖结构。同时，T1 加权成像也可作为增强扫描的基线。T1 信号强度范围自高信号的脂肪组织到低信号的脑脊液（CSF）。含有脂肪（如皮样囊肿和脂肪瘤）、亚急性出血（图 3-2A，图 3-3B 和 D）和黑色素的病灶在 T1 图像上呈现高信号。脂肪抑制成像技术有助于将脂肪和含脂肪的病灶与其他 T1 高信号病灶区分开。脑白质由于含有丰富的髓鞘，其信号强度显著高于灰质。因此，髓鞘破坏严重的疾病，如以少突胶质细胞为靶点的进行性多灶性脑白质病变（PML）（图 3-4C）表现为非常低的 T1 信号。

钆（Ga）增强 T1 成像

钆增强 T1 成像是显示特征性病变的重要方法。除可能的视神经萎缩成像外，造影剂增强扫描在视路检查中非常必要。在眼眶增强 MRI 扫描中，需要同时进行脂肪抑制，因为正常脂肪在 T1 图像中也呈高信号，因而可能会与病灶的高信号相混淆。造影剂含有重金属钆。静脉注射造影剂是为了更好地显示病灶（如视神经鞘

脑膜瘤，见图 3-5B 和 D），描述病理过程的活动性[如多发性硬化（MS），见图 3-6B]，或显示病理性改变（如视神经炎，见图 3-7D 和 E；以及其他脑神经病变，见图 3-8B）。脑膜病理性改变可能仅在造影剂强化后可见（图 3-9B~D 和图 3-10）。增强 MRI 的原理与增强 CT 类似，均增强了对血管增多、血管渗透性增加部位（如血脑屏障的破坏）的显示，因而无疾病特异性。解读图像时应注意被强化的正常结构，包括腺垂体（图 3-1K，图 3-11B 和图 3-12C）、垂体柄（图 3-7E）、静脉（如眼上静脉）及邻近的鼻黏膜（图 3-13B）。对称的强化可见于眼外肌（图 3-1I 和 J）和泪腺。此外，鼻腔和鼻窦内的空气及口腔修复或矫正材料等可能会产生类似造影剂强化的伪影，后者尤其多见于 3.0T 的 MRI 检查中。

T2

T2 图像基于组织的 T2 加权成像技术（图 3-1B 和 H）。此序列对于病灶的敏感性较高，但特异性欠佳。CSF 和大多数病变（因含水量高于正常组织）显示为高信号，例如，脱髓鞘（图 3-4B 和图 3-6D）、肿瘤（图 3-5C）、感染（图 3-14B）和脑卒中（图 3-15C）。海绵状血管瘤在 T2 图像上表现为特征性的极高信号（图 3-16A），而淋巴瘤（图 3-17A）和脑膜瘤因其细胞密

度较高,信号强度通常并不是很高。高分辨率 T2 加权可用于脑神经病变患者的检查,以观察脑神经脑池内段的情况(图 3-1L~N)。

短 T1 反转恢复序列(STIR)和 T2 脂肪饱和序列

应用此检查序列,T2 加权成像中正常脂肪的高信号受到抑制(图 3-1D~G),从而更清楚地显示病变和水肿,这对于检测视神经轻微的 T2 高信号十分重要(图 3-7A~C 和图 3-18B)。一般而言,脂肪抑制序列使得 MRI 检测病变的能力显著提高。此外,脂肪抑制序列对于捕捉颅骨骨髓异常(如骨髓炎和肿瘤)也至关重要。

液体衰减反转恢复序列(FLAIR)

FLAIR 序列基于 T2 加权成像,其对自由水(如脑脊液)的信号抑制程度较对结合水(如间质水肿或脱髓鞘)的信号抑制程度更强。这是脑室周围脑白质病变(如脱髓鞘病变,见图 3-6A 和 C)和蛛网膜下腔病变(如蛛网膜下腔出血、软脑膜炎症或癌变)最为敏感的检查手段。FLAIR 也适用于梗死(图 3-15A)、肿瘤(图 3-13A)和炎性神经炎(图 3-8A)。

T2 加权梯度回波序列

此序列主要用于检测来自血液

制品的敏感性伪影(图 3-19B)。但其他组织,如钙化、气体和金属物品(如外科夹和动脉瘤栓塞线圈)也可产生磁敏性伪影。

质子密度加权(PDW)

PDW 对比成像仅基于不同组织间质子数目的差异。目前,PDW 不再是一个常用检查程序。有研究者认为,PDW 有助于检测脱髓鞘病变。图 3-20A 显示该序列在动脉瘤中的异常信号,这为该序列比较少见的应用。

磁共振血管造影和静脉造影术

MRI 设备可捕捉到运动质子显示出的特殊轨迹信号,用于流动血液的成像。快速移动的粒子(如血液中的粒子)所产生的信号被强化,而来自静止组织中的信号则受到抑制。此成像技术并不借助于静脉注射造影剂,而是通过后期处理以获得类似血管造影的图像。如今这种技术在某些疾病中已发展到可以替代传统导管血管造影的水平。磁共振血管造影是一种非侵入性的检查方法,可用于诊断颅内动脉瘤(图 3-20B 和 C)、动脉狭窄(图 3-21C)、动脉夹层(图 3-22A)、动脉闭塞、颈动脉海绵窦瘘(图 3-23B 和 C)和除非常小的动静脉畸形外的所有小动静脉畸形。磁共振静脉造影对于诊断静脉血栓形成(图3-19C)和部分假性脑瘤合并双侧横窦狭窄的病例十分有帮助(图 3-18E)。

弥散加权成像(DWI)

DWI 是最有临床应用价值的检查序列之一，其原理是基于分子扩散的生理过程。扩散即粒子和分子随机碰撞后平移的表现(不应将其与流动相混淆，流动是大量粒子的整体运动形式)。限制自由扩散的病变中最主要的是梗死(扩散受限原因为细胞内水聚集和细胞外间隙的皱缩)，可导致其"扩散受限"，后者在 B-1000 扩散序列中显示为高信号(图 3-15B 和图 3-21A)，更重要的是其在表现扩散系数(ADC)图中显示为暗的低信号(图 3-21B)。DWI 的高信号包含两种组分:真实的扩散受限和 T2 成分。简而言之，ADC 图是剔除 DWI 中的 T2 信号而获得的，因此代表了真实的扩散受限。DWI 是急性脑皮质梗死最敏感的检查方法(图 3-15 和图 3-21)。DWI 可以在梗死发生后数分钟内即出现异常，而此时传统 MRI 检查表现为正常。DWI 中脑梗死的信号强度会在发病数日内降低，并可持续存在 4~6 周。DWI 不仅在脑卒中的诊断中具有很高的应用价值，其在脓肿(图 3-14C 和 D)和某些细胞性肿瘤(如淋巴瘤

和视网膜母细胞瘤)的诊断中同样具有很高的应用价值。

功能磁共振成像

功能神经影像学由脑的高分辨率解剖成像发展而来。其中最有发展前景的两项技术包括血氧水平依赖性功能 MRI 成像(BOLD-fMRI)，用于定位脑皮质功能区(如视皮质)(图 3-24A);弥散张量成像(DTI)(图 3-24 B~F)，用于显示脑白质神经纤维分布区(如视放射)。fMRI 和 DTI 对于病灶的精确定位在神经眼科学中尤为重要，因为不同视觉通路和功能区的受累可造成与之相对应的视野缺损和(或)视功能障碍。

BOLD-fMRI 的成像基于脱氧血红蛋白和含氧血红蛋白的不同磁性特征。在 fMRI 检查中,特殊设计的视觉检查程序可引起视皮质神经元活跃度的变化,继而导致局部脑组织血流动力学改变,即脑血流量和血容量的变化,从而改变了脱氧血红蛋白和含氧血红蛋白的比值。这些变化虽然细微,但可以被有效检测出,并叠加在脑组织解剖图中,从而形成具有临床应用价值的 fMRI 图像。由此产生的脑部图像可用不同颜色标记以识别视野的每个象限,并借此区分中心(中心凹)和周边视觉。这在外科手术计划的制订中尤为重要。

弥散张量成像(DTI)

DTI 是弥散磁共振成像技术的发展,其原理是基于对"各向异性弥散"的估算。脑脊液中水分子的自由随机运动被称为"各向同性弥散"。然而,脑实质中水分子的弥散却并非是各向同性的。特别是在脑白质中,由于细胞膜、髓鞘,以及轴突平行排列等天然屏障的存在,限制了水分子在脑实质中的扩散,并优先促进其沿轴突和神经纤维束走行的主要方向扩散。这种优先指向的弥散方式称为"各向异性弥散"。应用 DTI 可以推算出弥散优先方向,并重建神经纤维的走行方向,这一方法称为神经纤维束示踪技术(图 3-24B~F)。目前可以推算出多种 DTI 参量,包括计算弥散方向度量的各向异性分数(FA)、径向弥散系数(RD)和计算弥散速率的平均弥散系数(MD)。目前认为,通过 DTI 的各项参数可以客观评价轴突和髓鞘的完整性。通常,髓鞘或轴突病变可导致 FA 减少,RD 和 MD 增加。这使得我们即使在脑白质未出现可见的结构性病变时也能捕捉到生理性功能损害,如多发性硬化。这些参数已被证明与各种原因引起的视神经炎的视觉结局具有良好的相关性,包括陈旧性视神经炎,以及有助于检测临床前青光眼的早期视路退行性变。此外,在制订肿瘤切除和难治性癫痫颞叶切除方案时,DTI 可以避免损伤视辐射。表 3-1 对本文中出现的不同眼眶病变进行了说明,表 3-2 列举了常见的眼眶急症。

表 3-1　眼眶病变

解剖		图 3-1
脱髓鞘疾病	视神经炎	图 3-7
	多发性硬化	图 3-6
	核间性眼肌麻痹表现的脱髓鞘斑块	图 3-25
	视神经脊髓炎	图 3-26
	进行性多灶性脑白质病变	图 3-4
炎症	眼眶非特异性炎症	图 3-27
	甲状腺眼眶病变	图 3-28
	结节病	图 3-8和图 3-29
感染	眼眶蜂窝织炎	图 3-30
	脑实质脓肿	图 3-14
肿瘤	视神经鞘脑膜瘤	图 3-5
	儿童视交叉胶质瘤	图 3-31
	视神经胶质瘤	图 3-13
	眼眶淋巴瘤	图 3-17
	海绵状血管瘤	图 3-16
	垂体大腺瘤	图 3-3
	颅咽管瘤	图 3-32
	鞍结节脑膜瘤	图 3-11
	海绵窦脑膜瘤	图 3-10
	多形性胶质母细胞瘤	图 3-9
	左上丘胶质瘤	图 3-33
血管性病变	左大脑后动脉区域梗死	图 3-15
	表现为左滑车神经麻痹的中脑腔隙性梗死	图 3-21
	后交通动脉瘤	图 3-20
	颈动脉海绵窦瘘	图 3-23
	海绵窦血栓形成	图 3-12
	急性上矢状窦血栓形成	图 3-19
	亚急性上矢状窦血栓形成	图 3-2
	以Horner综合征为表现的右侧颈内动脉夹层动脉瘤	图 3-22
	特发性颅高压	图 3-18
其他	Wernicke脑病	图 3-34
	功能磁共振成像	图 3-24
	弥散张量成像	图 3-35

表3-2 临床诊疗机构常见的眼眶急症

炎症	视神经炎	图 3-7
	多发性硬化	图 3-6
	视神经脊髓炎	图 3-26
	眼眶非特异性炎症	图 3-27
	结节病	图 3-8 和图 3-29
感染	眼眶蜂窝织炎	图 3-30
血管性病变	梗死	图 3-15 和图 3-21
	颅内动脉瘤	图 3-20
	颈动脉海绵窦瘘	图 3-23
	海绵窦血栓形成	图 3-12
	硬脑膜静脉窦血栓形成	图 3-2 和图 3-19
	Horner 综合征	图 3-22

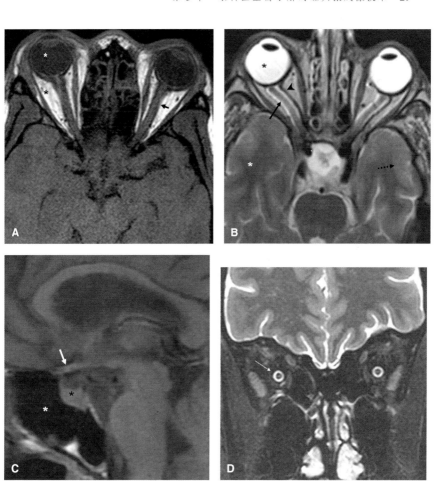

图 3-1　正常解剖图。(A)水平位 T1 加权成像(T1WI)：玻璃体显示为低信号(白色星号所示)。眶内脂肪为高信号(黑色星号所示)。视神经眶内段全程可见(黑色箭头所示)。(B)水平位 T2 加权成像(T2WI)：玻璃体显示为明亮的高信号(黑色星号所示)，视神经(长黑色箭头所示)由鞘膜包绕，后者显示为线状低信号(三角箭头所示)，鞘膜内有脑脊液。正常脑灰质(黑虚线箭头所示)与脑白质(白色星号所示)相比呈稍高信号。(C)正中矢状位 T1WI 显示视束(白色箭头所示)从鞍上池中通过。正常垂体(黑色星号所示)和内含气体的蝶窦(白色星号所示)。(D)眼眶中部的冠状位 STIR 图像显示视神经鞘内脑脊液呈高信号(箭头所示)，后者包绕着信号相对较低的视神经。注意此序列中脂肪组织受到抑制。(待续)

图 3-1(续)　(E)冠状位 STIR 图像显示视神经管内段(箭头所示)。(F)冠状位 STIR 图像显示视交叉前方的视神经(箭头所示)。(G)冠状位 STIR 图像显示视交叉(箭头所示)。(H)中脑层面的水平位 T2WI 显示视束进入大脑(小黑箭头所示),以及视辐射(长黑箭头所示)和枕叶(星号所示)的预期位置。同时,也可见红核(长黑虚线箭头所示)、中脑导水管(三角箭头所示)、上丘(短黑虚线箭头所示),以及乳头体(白色箭头所示)。(待续)

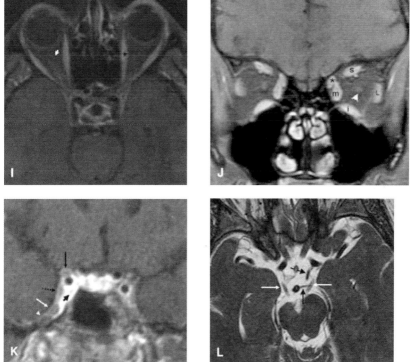

图 3-1(续)　(I)造影剂增强后水平位 T1WI 联合脂肪抑制图像。注意眼外肌正常增强的信号(星号所示)及信号未增强的视神经(白色箭头所示)。(J)造影剂增强后冠状位 T1WI 联合脂肪抑制图像。可见视神经 (白色三角箭头所示)，多组眼外肌——内直肌(m)、外直肌(l)、上直肌(s)、下直肌(i)和上斜肌(星号所示)。(K)造影剂增强后冠状位 T1WI 联合脂肪抑制图像。显示的是右侧海绵窦内的脑神经:动眼神经(长黑箭头所示)、滑车神经(虚线箭头所示)、展神经(短黑箭头所示)、三叉神经的第一分支(眼支)(长白箭头所示)和第二分支(上颌支)(白色三角箭头所示)。(L)中脑上部层面的水平位高分辨率 T2WI 显示大脑脚间池内的动眼神经(白箭头所示),注意动眼神经附近及其上方小脑动脉的流空信号影像(左侧可见,黑色实箭头),以及左后方的沟通动脉(虚黑箭头)。(待续)

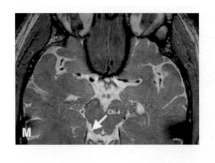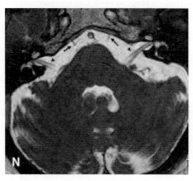

图 3-1(续) (M)中脑下部层面的水平位高分辨率 T2WI 显示滑车神经绕过中脑(长箭头所示)。(N)脑桥层面的水平位高分辨率 T2WI 显示展神经进入 Dorello 管(黑色箭头所示),并可见面、听神经复合体(三角箭头所示)。

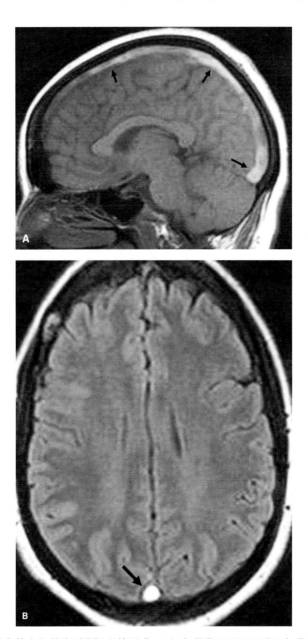

图 3-2　亚急性上矢状窦(SSS)血栓形成。(A)矢状位 T1WI 显示上矢状窦内的异常高信号(箭头所示),提示亚急性期的凝血块。(B)水平位 FLAIR 图像显示正常流空腔内的异常高信号(箭头所示),提示血栓形成。

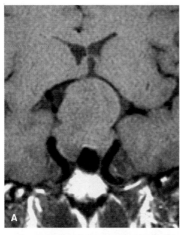

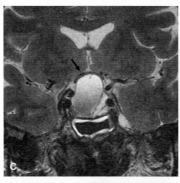

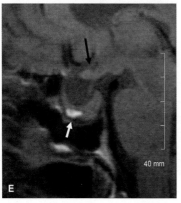

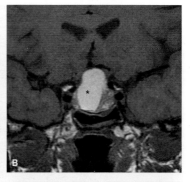

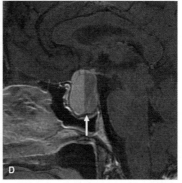

图 3-3　垂体瘤导致视交叉受压迫及视野缺损。
(A)冠状位 T1WI 显示双叶型鞍区及鞍上占位。根据其直径>1cm,诊断为垂体大腺瘤。视路结构可能由于被肿瘤压迫而不能识别。(B)另一垂体脑卒中患者临床表现为突发视野缺损。冠状位 T1WI 显示 T1 高信号肿块,符合出血(星号所示)表现。注意雪人形状的双叶型外形是垂体肿瘤进入鞍上池的典型表现。(C)冠状位 T2WI 显示视交叉受压(黑色箭头所示)。(D)矢状位 T1WI 显示扩大的鞍区和肿块内部的液-液平面(白色箭头所示),符合垂体脑卒中血液分层的表现。(E)矢状位 T1WI 显示随访期间出血腔缩小(白色箭头所示)和垂体高度下降,蝶鞍变宽很可能会进展为空蝶鞍。注意视交叉轻度下垂(黑色箭头所示);在严重病例中视交叉可能会疝入鞍区并导致视野缺损。

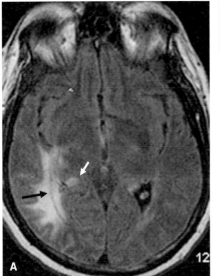

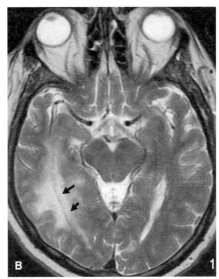

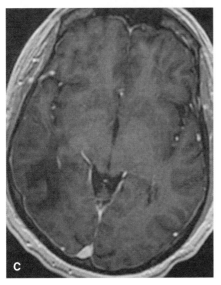

图 3-4 表现为视野缺损的进行性多灶性脑白质病变 (PML)。水平位 FLAIR 图像 (A) 和水平位 T2WI(B) 显示右侧颞-枕叶白质异常信号,皮质未见异常(因此梗死的可能性不大)。海马亦受累及(FLAIR 图像上的白色箭头所示)。右侧视辐射受累,表现为相对低信号的弧形条带(图 A 和图 B 上黑色箭头所示),这与图 3-1H 中的正常视辐射表现不同, 并可解释视野缺损的原因。(C)造影剂增强后水平位 T1WI 显示特征性的 T1 低信号,未见病灶的占位效应及强化,以上为 PML 的特征性表现。此病例为慢性淋巴细胞白血病骨髓移植术后。

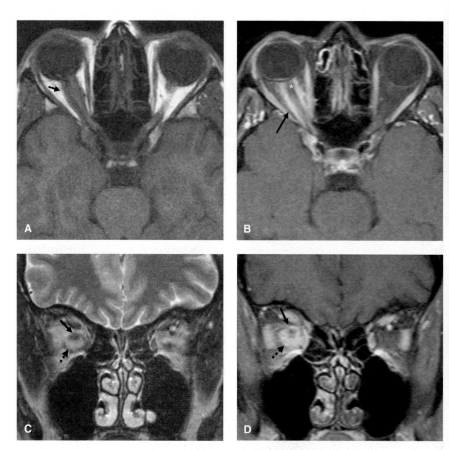

图 3-5 **视神经鞘脑膜瘤**。(A)水平位 T1WI 显示右侧视神经鞘复合体增大(箭头所示)。(B)对应的水平位造影剂增强后 T1WI 联合脂肪抑制成像显示双轨征,即强化的脑膜(黑色箭头所示)包围着未强化的神经(白色星号所示),对比视神经胶质瘤的 MRI(图 3-13),后者的视神经本身是异常的。(C)冠状位 T2WI 显示视神经的正常信号(实线箭头所示),而肿瘤组织表现为轻度的不均匀高信号(虚线箭头所示)。(D)冠状位造影剂增强后 T1WI 显示未强化的视神经(实线箭头所示),周围包绕着显著强化的肿瘤(虚线箭头所示)。脑膜瘤的典型表现为明显的强化。

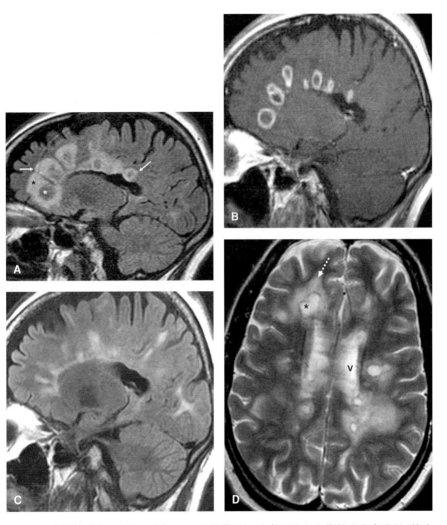

图 3-6　**多发性硬化**。(A)矢状位 FLAIR 图像显示垂直于脑室边缘的脑室旁病灶(箭头所示),即指样征(Dawson's fingers)。注意病灶中心(白色星号所示)比其边缘(黑色星号所示)更暗(信号更低),环形水肿区与活动性脱髓鞘斑块表现一致。(B)矢状位增强后T1WI;增强扫描用于评价病灶的活动性,在此病例中环状强化的斑块提示脱髓鞘活动期。(C)随访期间的矢状位 FLAIR 图像显示病灶变小,提示疾病处于静止期。(D)另一患者侧脑室(v)顶部层面的水平位 T2WI 显示多灶性、脑室旁的白质高信号,后者与病灶和脱髓鞘斑块表现一致。注意右侧病灶中心呈现更高信号(星号所示),斑块周围有稍低环形高信号(虚线箭头所示),提示活动期脱髓鞘伴有水肿区。

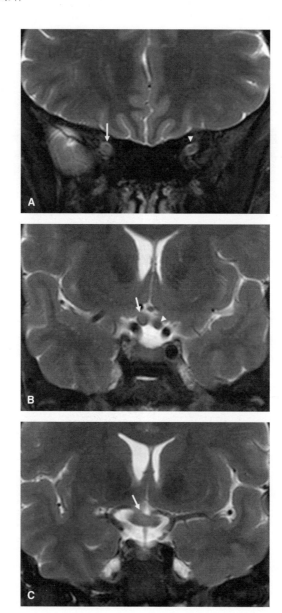

图 3-7　视神经炎。(A)冠状位 STIR 图像显示右侧眶内段视神经肿胀和信号增强(箭头所示),左侧正常(三角箭头所示)。(B)冠状位 STIR 图像显示右侧视交叉前视神经的信号增强(箭头所示),左侧正常(三角箭头所示)。(C)冠状位 STIR 图像显示视交叉信号增强(箭头所示)。(待续)

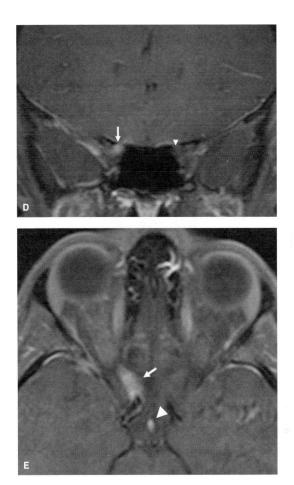

图 3-7（续）　(D)冠状位增强后 T1WI 脂肪抑制图像显示对比左侧(三角箭头所示)，右侧管内段视神经异常强化(箭头所示)。(E)水平位增强后 T1WI 脂肪抑制图像显示右侧管内段和视交叉前视神经异常强化(箭头所示)。注意垂体柄正常强化(白色三角箭头所示)。

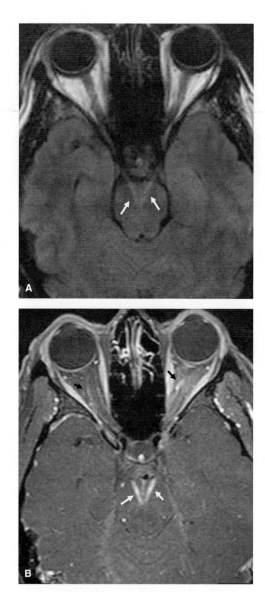

图 3-8　表现为突发左眼视力丧失的中枢神经系统结节病。(A)中脑层面的水平位 FLAIR 图像显示动眼神经穿出大脑脚进入海绵窦前区域的线状异常高信号(箭头所示)。(B)水平位增强后 T1WI 脂肪抑制图像显示沿动眼神经走行区域的异常强化(白色箭头所示);同时注意视神经鞘的异常强化(黑色箭头所示),尤其是左侧视神经鞘强化,后者可以解释视力丧失的原因。

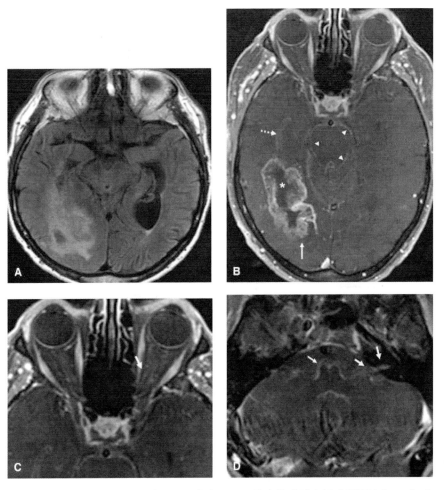

图 3-9　**右侧颞-枕叶多形性胶质母细胞瘤(GBM)伴癌性脑膜炎导致视野缺失。**(A)水平位脑 FLAIR 图像显示右侧颞-枕叶区浸润性肿物。(B)水平位增强后 T1WI 脂肪抑制图像显示肿块内不均匀强化(实线白箭头所示)并伴有坏死(星号所示),符合 GBM 表现。注意:肿瘤由脑脊液扩散引起癌性脑膜炎,导致右侧颞角部位的室管膜强化(虚线箭头所示)和脑干表面的异常强化信号(三角箭头所示),提示预后不良。(C)视神经鞘的异常强化,左侧更为明显(箭头所示)。(D)覆盖延髓和左侧面-听神经复合体(包括内耳道内部分)表面的异常强化(箭头所示)。

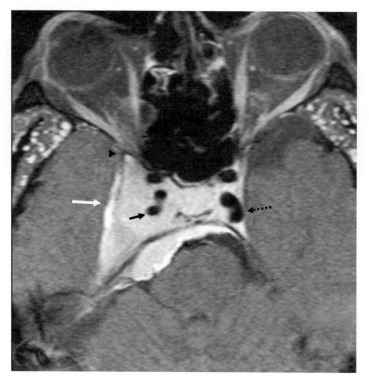

图 3-10   表现为复视的右侧海绵窦脑膜瘤。水平位增强后 T1WI 可见岩尖部和海绵窦内显著强化的偏心性占位(白色箭头所示),后者向前扩展至眶上裂(黑色三角箭头所示)。注意该肿块包绕并使得右侧颈内动脉血流(实线黑三角箭头所示)管腔较左侧变窄(虚线黑色三角箭头),该影像学特征将脑膜瘤与垂体腺瘤区别开来,后者是一种常见肿瘤,可以包绕颈内动脉但不引起狭窄。

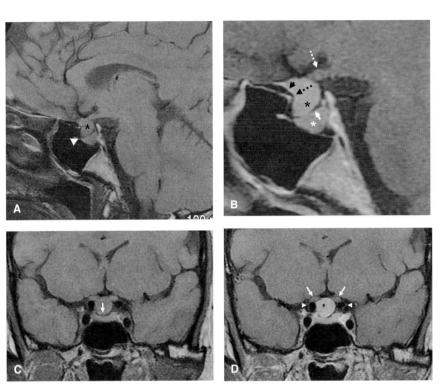

图 3-11　**侵犯视路的鞍结节脑膜瘤。**(A)矢状位 T1WI 显示等信号病变(黑色星号所示)扩展至鞍区,但其与垂体通过正常低信号的鞍膈分隔开(三角箭头所示)。(B)矢状位增强后 T1WI 显示脑膜瘤(黑色星号所示)强化程度显著高于正常垂体(白色星号所示)。注意肿瘤和鞍结节间的精确解剖关系,图中鞍结节表现为一个三角形的骨性隆起,其骨皮质显示为特征性的极低信号(虚线黑箭头所示),鞍结节将视交叉沟(短实线箭头所示)与蝶鞍分隔开来。鞍膈(白色箭头所示)。视交叉(虚线白箭头所示)。(C)冠状位 T1WI——鞍膈(白色箭头所示)。(D)冠状位增强后 T1WI 显示脑膜瘤(黑色星号所示)和视交叉前视神经(实线白箭头所示)的毗邻关系及颈内动脉的流空征(白色三角箭头所示)。肿块和垂体之间的鞍膈完整,因此可以排除垂体腺瘤。

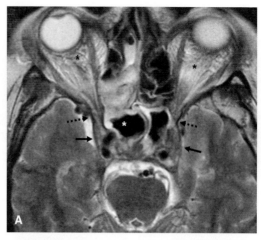

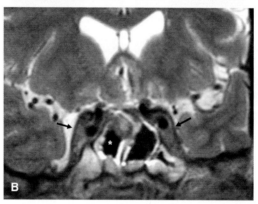

图 3-12　**双侧海绵窦血栓形成**。(A)水平位 T2WI 显示海绵窦的异常信号和扩大(实线黑箭头所示),已扩展至眶上裂(虚线黑箭头所示)。注意眶内脂肪的异常高信号(黑色星号所示),提示炎症或充血。患者表现为明显的突眼。同时注意鼻窦黏膜炎症性增厚(白色星号所示)。(B)冠状位 T2WI 显示海绵窦的异常信号和扩大(实线黑箭头所示)。蝶窦黏膜增厚(白色星号所示)。(待续)

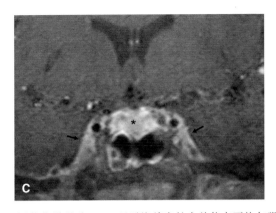

图 3-12(续)　(C)冠状位增强后 T1WI 显示海绵窦扩大并伴有不均匀强化,但低于预期的强化程度(箭头所示);正常情况下海绵窦的强化程度应高于垂体(黑色星号所示)。

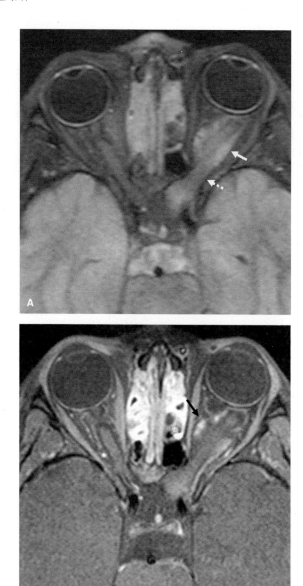

图 3-13 　视神经胶质瘤。(A)水平位 FLAIR 图像显示左侧视神经弥漫性双叶型增粗(实线箭头所示),视神经管内段为较细部分(虚线箭头所示)。(B)水平位增强后 T1WI 脂肪抑制图像显示肿块内侧部轻度线性强化(箭头所示)。这与视神经鞘脑膜瘤的 MRI 表现形成对比。注意筛窦黏膜的非特异性强化。

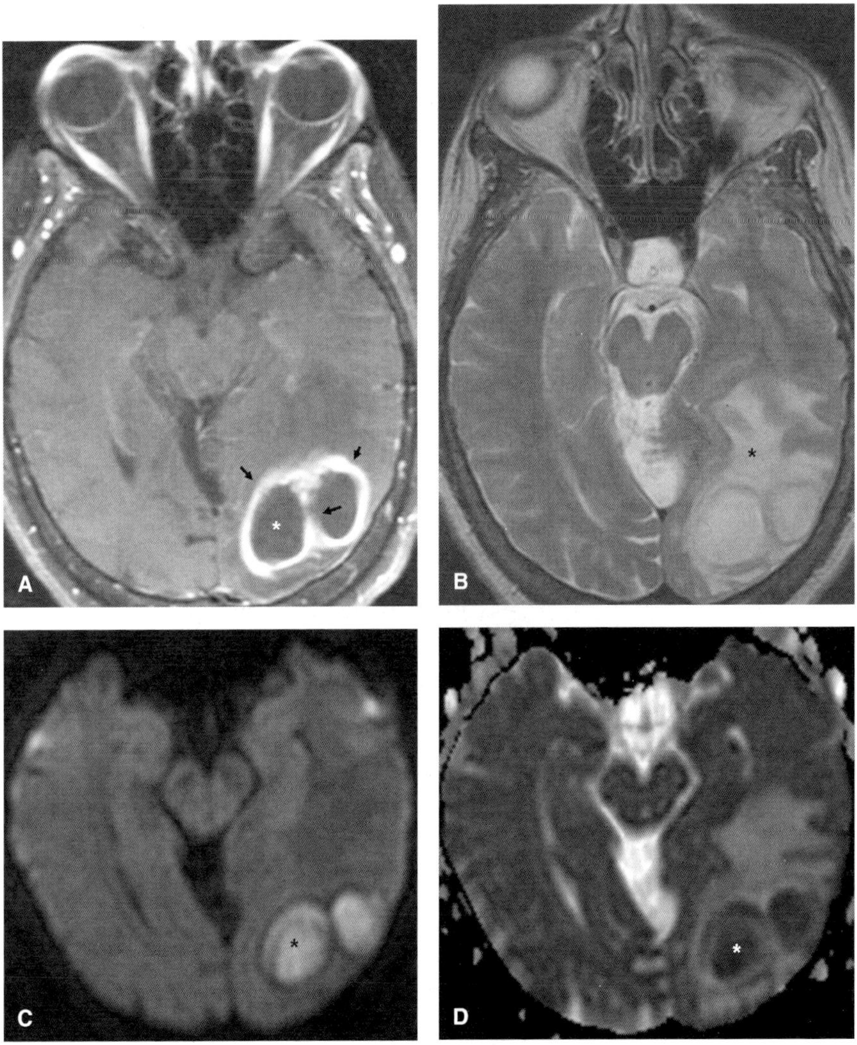

图 3–14　表现为视野缺损的左侧枕叶脓肿。(A)水平位增强后 T1WI 可见一双叶型周边强化的病灶,病灶壁厚,呈现清晰均匀的强化,中有分隔(箭头所示),病灶中心坏死(星号所示)。(B)水平位 T2WI 显示病灶主要为高信号,病灶壁为低信号,这是脓肿的常见表现。注意病灶周围广泛的血管源性水肿(星号所示)。(C)水平位 B-1000 弥散图像显示坏死区(星号所示)呈高信号。(D)ADC 图可见对应区域符合真实的弥散受限,呈低信号(星号所示)。弥散受限伴有坏死几乎可诊断为脓肿形成。

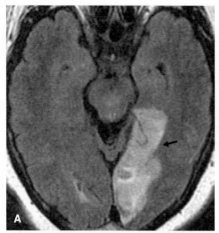

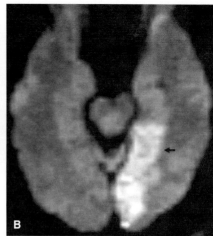

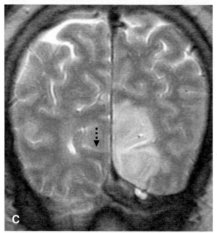

图 3-15　左侧枕叶梗死。(A)水平位 FLAIR 图像显示左侧枕叶高信号（箭头所示），后者局限于大脑后动脉分布区域，同时累及脑灰质和白质，仅伴有轻度的占位效应。(B)B-1000 弥散图像上可见弥散受限（箭头所示）。(C)冠状位 T2WI 显示左侧大脑后动脉分布区内的高信号病灶。注意右侧距状裂的位置（虚线箭头所示），左侧距状裂已经消失。

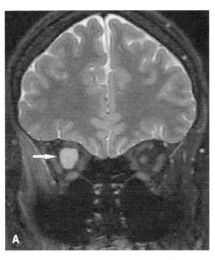

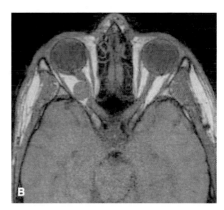

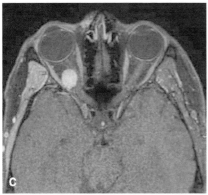

图 3-16 **海绵状血管瘤**。(A) 眼眶冠状位 T1 脂肪抑制图像显示右侧眼眶肌锥内边界清楚的高信号影(箭头所示)。视神经似乎受压向内侧移位。(B)增强前眼眶水平位 T1WI 显示肌锥内占位呈稍高信号,视神经向内侧移位。(C)增强后眼眶水平位 T1WI 脂肪抑制图像显示右眼眶占位呈均匀强化。动态增强图像(文中未展示)显示占位早期片状强化,并渐进性增强呈池状充盈,符合海绵状血管瘤增强特点。

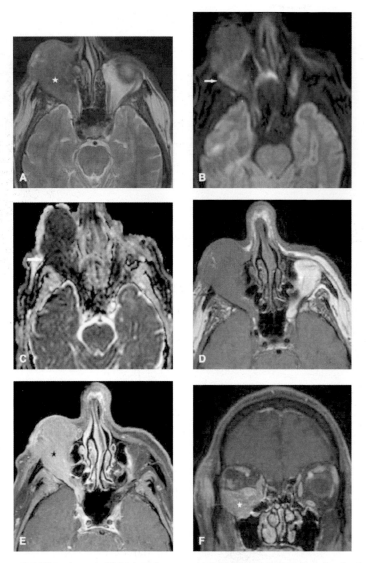

图 3–17　**眼眶淋巴瘤**。(A)眼眶水平位 T2WI 显示右眼眶巨大浸润性占位,蔓延至眶尖(星号所示)。(B,C)眼眶水平位 DWI(B)显示占位呈稍高信号,(C)ADC 显示低信号(箭头所示),提示扩散受限。扩散受限是高细胞密度肿瘤的特征。(D~F)眼眶增强前水平位及增强后水平位和冠状位 T1WI 脂肪抑制图像显示右侧眼眶占位均匀强化(星号所示)。这些表现均高度提示高细胞密度肿瘤 (如淋巴瘤)。右眼眶占位切片证实为弥漫性大 B 细胞淋巴瘤。

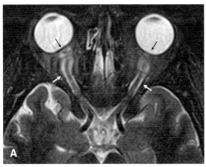

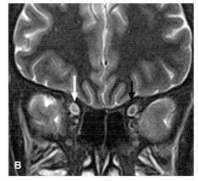

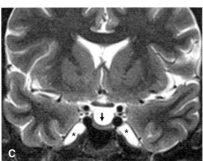

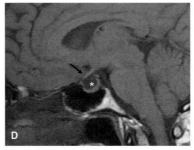

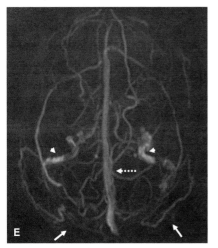

图 3–18 **假性脑瘤**。(A)水平位 T2WI 脂肪抑制图像显示视盘水肿——视神经穿出部位的眼球后内侧壁变平(黑色箭头所示),视神经鞘膜向垂直方向和两侧扩张,导致视神经周围的脑脊液间隙扩大(白色箭头所示)。(B)眼眶冠状位 STIR 图像显示右侧视神经信号增强(白色箭头所示),提示视神经病变;与之相比,左侧视神经显示为正常信号(黑色箭头所示)。(C)视交叉的冠状位 STIR 图像显示空蝶鞍(箭头所示)和 Meckel 腔扩大(星号所示)。(D)矢状位 T1WI 显示空蝶鞍(星号所示)。注意视交叉的位置(箭头所示)。(E)磁共振静脉造影——最大密度投影重建图像——由上方观察。注意双侧横窦(其所在位置为实线白色箭头标记处)的血流信号消失;上矢状窦(虚线箭头所示)和乙状窦(短箭头所示)内血流正常。

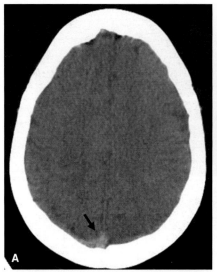

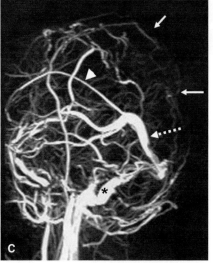

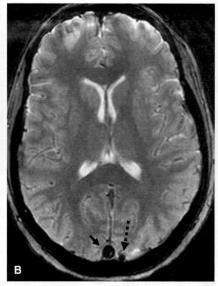

图 3-19　急性上矢状窦(SSS)血栓形成。(A)水平位 CT 显示 SSS 内高密度的凝血块(箭头所示)。(B)水平位 T2 梯度回波序列显示 SSS(小实线箭头所示)和一条流空的皮质引流静脉(长虚线箭头所示)内高信号影,提示血栓形成——在病变最早期,这是常规 MRI 检查提示血栓形成的唯一表现。(C) 基于三维相位对比静脉造影的矢状位最大强度投影图像显示 SSS(其所在位置由实线箭头标记)中无血流信号。注意下矢状窦(粗箭头所示)在磁共振静脉造影上不常见,但图中是开放的。同时也要注意直窦(虚线箭头所示)和乙状窦(星号所示)。

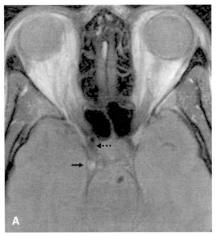

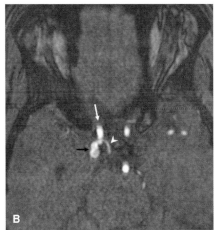

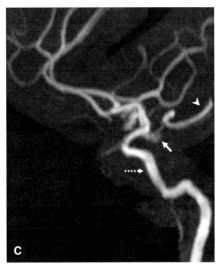

图 3–20　表现为动眼神经麻痹的右侧后交通动脉瘤(PCoA)。(A)水平位 PDWI 显示流空的颈内动脉(虚线箭头所示)后方有异常的圆形高信号 (实线箭头所示)。(B)水平位 MRA 源图显示一个囊性动脉瘤由 ICA 后壁(实线白箭头所示)沿着 PCoA 起始部的侧面(三角箭头所示)向后扩展(实线黑色箭头所示)。(C)MIP 图显示动脉瘤(实线箭头所示)发自 PCoA 起始部(三角箭头所示)的 ICA(虚线箭头所示)。

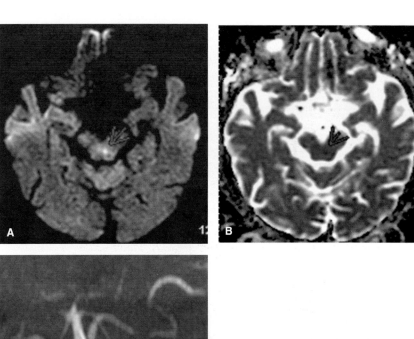

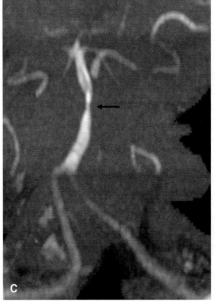

图 3-21　糖尿病患者中脑腔隙性脑梗死表现为左侧滑车神经麻痹。(A)B-1000 弥散图像中可见中脑导水管周围点状高信号(黑色箭头所示)。(B)ADC 图中相应区域表现为低信号(黑色箭头所示)。因此确定此处弥散受限。T2 图像上并无提示超急性梗死的高信号。(C)MIP-MRA 显示基底动脉中段的中度狭窄(箭头所示)。

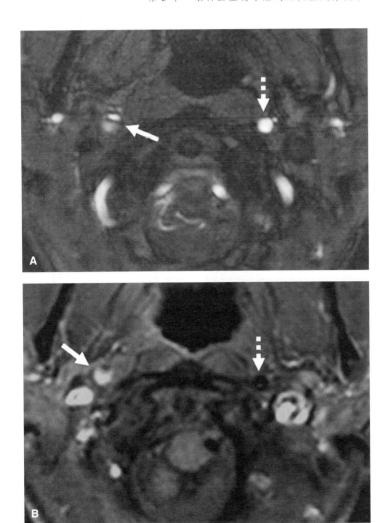

图 3-22　**表现为 Horner 综合征的右侧颈内动脉夹层。**(A)水平位 2D 图像显示位于颅底下方沿着右侧 ICA 后外侧壁分布的管壁剥离瓣和假性动脉瘤(实线箭头所示),此处为发生 ICA 动脉夹层最常见的部位,左侧 ICA 显影正常(虚线箭头所示)。(B)水平位 T1WI 脂肪抑制图像显示动脉假腔(或称为假性动脉瘤)(实线箭头所示)内的 T1 信号增强,提示亚急性内膜下血肿。注意位于假性动脉瘤前缘小而完整的动脉流空征。左侧 ICA 流空征正常(虚线箭头所示)。

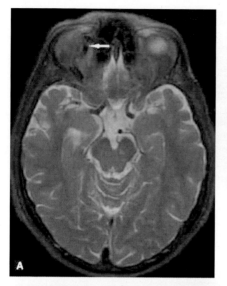

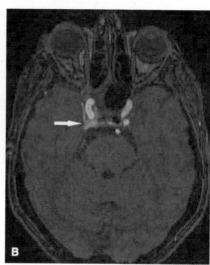

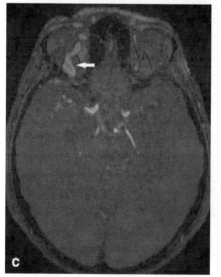

图 3-23　颈动脉海绵窦瘘。(A)水平位 T2WI 脂肪抑制图像眼眶上方层面显示右眼上静脉不对称性扩张，伴有显著的流空征(箭头所示)。(B)海绵窦 TOF MRA 图像显示右侧海绵窦区(箭头所示)异常血流相关信号增强(高信号)，提示颈动脉海绵窦瘘。(C)眼眶 TOF MRA 图像显示右侧扩张的眼上静脉内出现与血流相关的信号增强(箭头所示)。

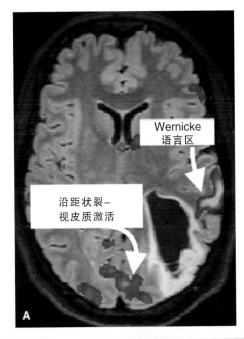

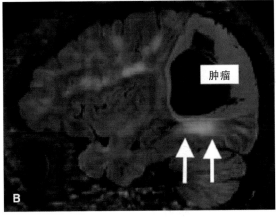

图 3-24　**弥散张量成像(DTI)和功能磁共振成像(fMRI)在术前评估中的应用。**33 岁女性患者左顶-枕叶占位,表现为妊娠期癫痫发作。(A)血氧水平依赖性 fMRI 激活叠加在流体衰减反转恢复(FLAIR)上的图像,显示肿瘤前边缘位于 Wernicke 语言区。沿距状裂的脑区激活可能代表视皮质的激活。(B)矢状融合 FLAIR 和彩色分数各向异性图像显示左顶-枕叶复合占位,占位下方可见前后走行的绿色纤维(箭头所示),可能代表着视辐射、下纵束和下额枕束的联合纤维。(待续)

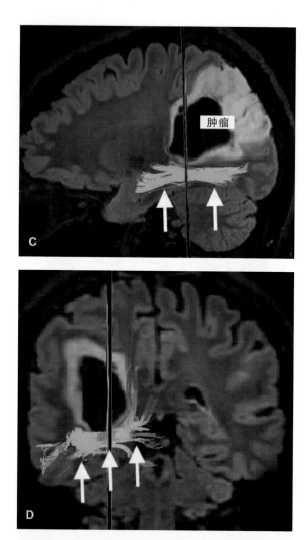

图 3-24(续) (C~E)矢状、冠状及水平位 DTI 图像,分别叠加在 FLAIR 图像上,通过绘制感兴趣区(种子)更好地描绘假定域(箭头所示)。冠状位图像能更好地显示视辐射延伸至距状裂的路径。(待续)

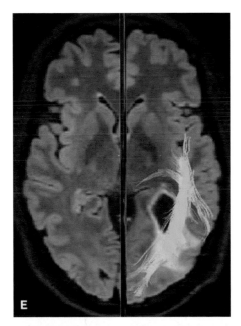

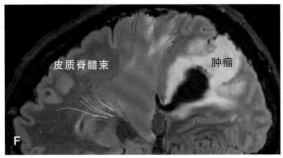

图 3-24(续) (F)DTI 显示位于肿瘤前的皮质脊髓束。

推荐扫描序列

检查视路的推荐扫描序列包含(图 3-25 至图 3-35)：

- 全脑矢状位 T1 扫描,层厚 5mm。
- 眼眶水平位 T1 加权扫描,扫描平面应与视神经平行,层厚 3mm。
- 眼眶冠状位短 T1 反转恢复序列(STIR)或 T2 脂肪抑制序列,层厚 3mm。
- 全脑水平位 FLAIR,层厚 5mm
- 全脑水平位 DWI,层厚 5mm。

- 静脉注射钆(0.1mmol/kg)。
- 视神经至视束全程的水平位及冠状位 T1 加权造影剂增强联合脂肪抑制序列,层厚 3mm。
- 全脑水平位造影剂增强扫描,层厚 5mm。
- 可选择序列包括冠状位 T1 加权像(T1WI)、水平位 T2WI(最好联合脂肪抑制序列),以及起始于视神经并沿其走行的矢状位斜行 T1WI 增强扫描。

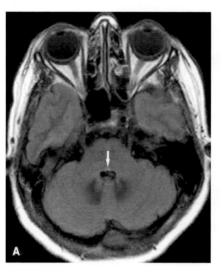 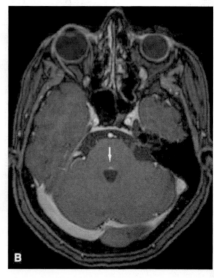

图 3-25　表现为核间性眼肌麻痹的脱髓鞘斑块。(A)脑桥水平的轴向液体衰减反转恢复加权(FLAIR)图像显示,在脑桥背侧的内侧纵束处有一处稍高信号的病变(箭头所示)。(B)注射增强剂后,同一水平经脑桥轴向容积 T1WI 显示脑桥背侧病变增强,与活动性脱髓鞘斑块的表现一致(箭头所示)。核间性眼肌麻痹最常见的病因是累及脑桥背侧的内侧纵束和中脑被盖中线部位的脱髓鞘疾病和梗死。

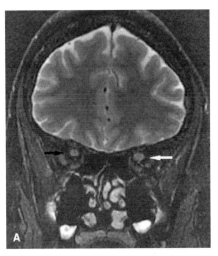

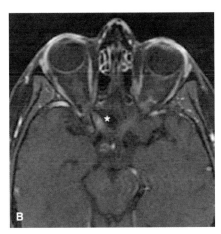

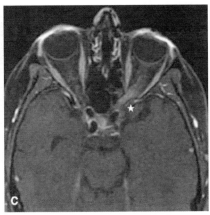

图 3-26　**视神经脊髓炎**。(A)眼眶冠状位
短 T1 反转恢复加权显示左侧视神经增粗
伴有异常高信号(白色箭头所示)。此外,注
右侧视神经受累(黑色箭头所示),但程度
较轻。(B,C)视神经层面增强 T1WI 脂肪抑
制图像显示右侧视神经管内段及视交叉前
段增强(图 B 中星号所示),左侧视神经管
内段及视交叉前段增强 (图 C 中星号所
示)。(待续)

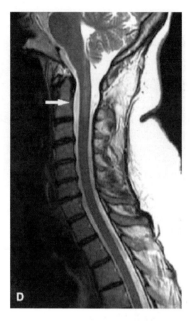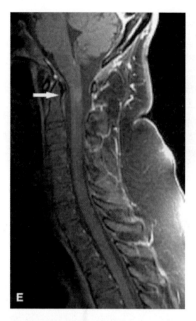

图 3-26(续)　(D)颈椎矢状位 T2WI 显示脊髓内异常高信号,从颈髓交界处延伸至 C1/C2 椎间盘水平。(E)颈椎矢状位 T1WI 联合脂肪抑制增强 MRI 显示 C1 节段脊髓轻度片状强化。这些表现与视神经脊髓炎一致。视神经脊髓炎是一种严重的进行性脱髓鞘疾病,主要累及视神经和脊髓。复发性视神经炎和(或)长节段横断性脊髓炎被认为是视神经脊髓炎的一个标志,在首次发作的双侧视神经炎患者中应加以鉴别。

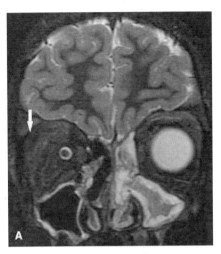
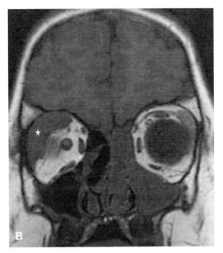
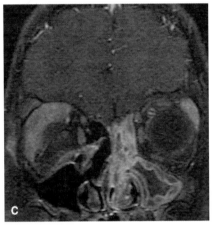

图 3-27　**特发性眼眶炎症(眼眶炎性假瘤)。** (A)眼眶冠状位短 T1 反转恢复加权像显示位于右侧眼眶外上方泪腺区的低信号占位(箭头所示),累及上直肌和外直肌受累。可见左侧上颌窦和筛窦空气细胞的混杂信号。(B)冠状位 T1WI 可较好地显示右侧眼眶占位的整个范围(星号所示),与眼外肌呈现等信号。此外,伴有轻微的邻近肌锥内脂肪浸润。(C)注射造影剂后,该占位显示均匀增强,如冠状位 T1WI 联合脂肪抑制图像。这些表现与特发性眼眶炎症一致。有相当一部分特发性眼眶炎症与 IgG4 相关性疾病有关。这些眼眶病变可以是单侧或双侧的,可累及整个眼眶或部分眼眶内容物,包括眼外肌、泪器和视神经。

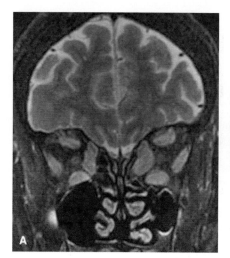
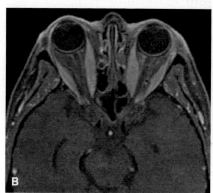

图 3-28　**甲状腺相关性眼眶疾病。**(A)眼眶冠状位短 T1 反转恢复加权像显示眼外肌肌腹增粗,下直肌和内直肌受累更显著。(B)冠状位增强 T1WI 联合脂肪抑制成像显示增粗及强化的眼外肌。注意眼外肌肌腱增粗不显著,这是甲状腺相关性眼眶疾病的特征性表现 (与炎性假瘤肌腱受累显著不同)。甲状腺相关性眼眶疾病眼外肌受累频率由高到低为:下直肌、内直肌、上直肌、外直肌和斜肌(可通过 I M SLOw 进行记忆)。

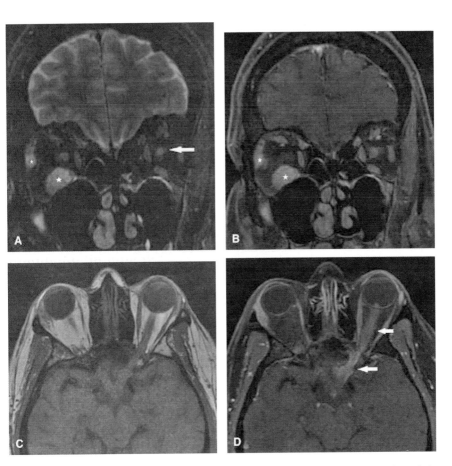

图 3-29　**结节病**。(A)眼眶冠状位短 T1 反转恢复加权像显示右眼下直肌增粗伴异常高信号(星号所示)。右侧外直肌也显示形态及信号异常(星号所示)。同时注意左侧视神经内异常高信号(箭头所示)。(B)冠状位 T1WI 联合脂肪抑制增强 MRI 显示右眼下直肌和外直肌强化(星号所示)。(C,D)增强前眼眶水平位 T1WI 和增强后眼眶水平位 T1WI 联合脂肪抑制成像显示左侧视神经全程异常强化(图 D 中箭头所示)。右眼下直肌活检显示与结节病一致的非肉芽肿性炎。

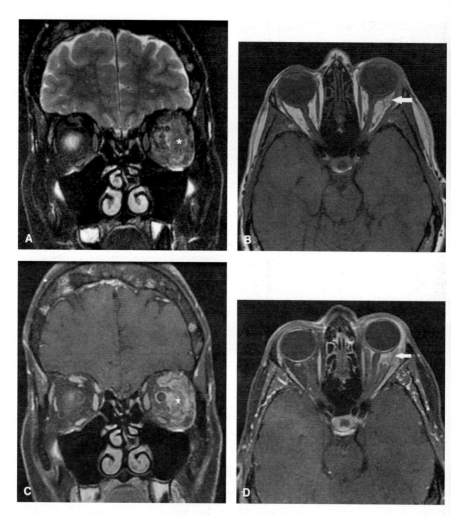

图 3-30   眼眶蜂窝织炎。(A)眼眶冠状位短 T1 反转恢复加权像显示异常不均信号及左眼眶脂肪浸润(星号所示)。(B)未进行脂肪抑制成像的水平位 T1WI 显示球后脂肪浸润(箭头所示)。T1WI 对脂肪浸润的评估较好,因为未受累的脂肪在 T1WI 上表现为均匀的高信号。**(C,D)** 冠状位和水平位 T1WI 联合脂肪抑制成像显示左眼眶脂肪不均匀增强(星号和箭头所示)。

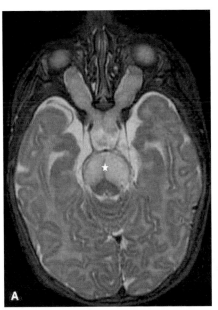

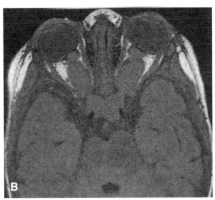

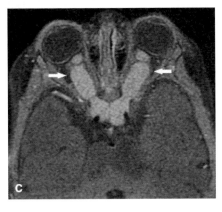

图 3-31　视交叉胶质瘤。(A)视神经水平位 T2WI 脂肪抑制图像显示双侧视神经弥漫性增粗。注意中脑的异常浸润信号(星号所示)。(B,C)水平位增强前后 T1WI 弥漫性增粗的视神经明显强化(箭头所示)。大多数视交叉胶质瘤病理上是青少年毛细胞型星形细胞瘤,与Ⅰ型神经纤维瘤病相关。

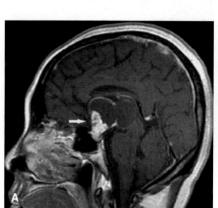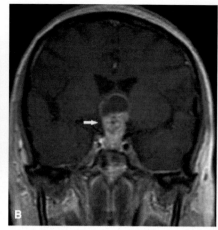

图 3-32 **颅咽管瘤**。鞍区增强后矢状位(A)和冠状位(B)T1WI 显示一处囊实性占位(箭头所示),是典型的颅咽管瘤表现。

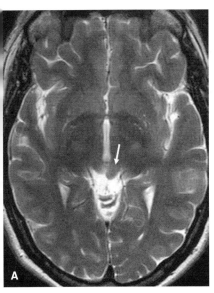

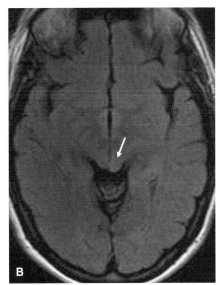

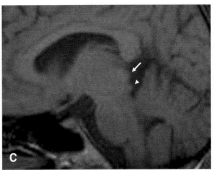

图 3-33　表现为临床疑似右侧视神经病变的左上丘胶质瘤。(A)水平位 T2WI。(B)中脑上部水平位液体衰减的反转恢复图像显示左上丘不对称性增大，伴有轻微高信号(箭头所示)。(C)矢状位 T1WI 显示左上丘(箭头所示)较左下丘(三角箭头所示)增大。

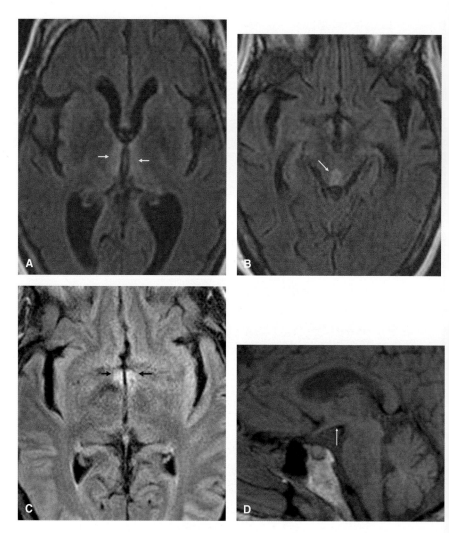

图 3-34 慢性酒精中毒。Wernicke 脑病患者表现为精神错乱和眼肌麻痹。(A)第三脑室水平位 FLAIR 图像显示形成第三脑室侧壁的内侧丘脑信号增强(箭头所示)。(B)中脑上部水平位 FLAIR 图像显示中脑导水管周围区(箭头所示)信号增强,这是动眼神经核所在部位。(C)第三脑室底部水平位 FLAIR 图像(不同患者)显示乳头体区信号增强(箭头所示)。(D)矢状位 T1WI 显示典型的乳头体萎缩(箭头所示)。

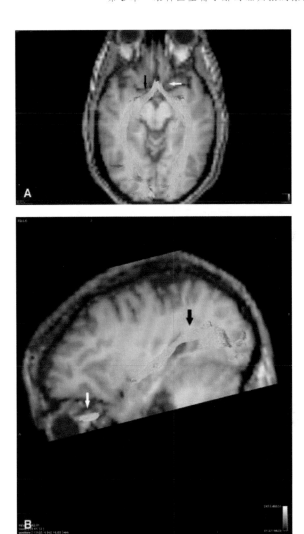

图 3–35　**纤维束示踪成像**。使用高阶弥散张量技术(NODDI：神经突起定向弥散和密度成像)对正常受试者进行示踪成像。(A)视交叉(白色箭头所示)，视束(黑色箭头所示)，视辐射(红色箭头所示)。(B)视神经(白色箭头所示)和视辐射(黑色尖头所示)。(Courtesy：Dr. Mahdi Alizadeh PhD and Dr. Firoze Mohamed PhD.)

(赵亮　译　李志清　校)

第 4 章

一过性视力下降/视网膜动脉阻塞

一过性视力下降

一过性视力下降(TVL)指单眼或双眼突发和暂时性视力下降。通常导致单眼一过性视力下降最常见的原因是血管阻塞或栓塞引起的视网膜或眼动脉缺血。导致双眼一过性视觉障碍的最常见原因是偏头痛。在本章中,我们将术语"TVL"与"一过性视物模糊(TVO)"通用。

对有 TVL 病史的患者进行检查极具挑战性,因为患者在进行评估时,检查通常是正常的。因此,对病史的询问极为重要。某些特征与确定 TVL 病因特别相关。

单侧还是双侧:判断单眼或双眼视力下降的原因会有一定的挑战性,因为病史可能有误导性。例如,一过性同侧偏盲的患者可能描述为颞侧视野缺损眼的视力下降,而不能意识到同侧偏盲的鼻侧部分。

患者年龄:年龄<50 岁的患者中,导致 TVL 的最常见原因是偏头痛及视网膜栓塞,其次为血管痉挛。老年患者则应考虑巨细胞动脉炎(GCA)。

症状持续时间:持续数秒的 TVL(常与体位改变有关)很可能与视盘水肿及视盘玻璃疣有关。此外,还应考虑其他眼部原因,如复发性小血肿。当一过性视力下降持续 5~15 分钟时,则应考虑视网膜缺血,而眼部血管功能不全引起的低灌注可能造成视力下降持续数秒至 30 分钟。

任何运动所致的视力丧失:与运动相关的视力丧失常由血管痉挛、色素分散综合征或脱髓鞘疾病引起。Uhthoff 现象(与躯体活动或体温升高相关的短暂视觉模糊)常发生于视神经炎或既往患有视神经炎的患者(见

第 5 章）。

其他相关的症状和体征：对 TVL 相关特征的识别十分重要，其可为判断潜在病因提供线索。提示由后循环缺血引起异常的相关特征包括双侧或同侧的视力丧失，以及合并脑干或小脑症状。

如果视力下降在暴露于强光后持续存在或延长恢复，应考虑黄斑病变。

病因学

单侧 TVL

诊治单侧 TVL 的关键步骤是排除非血管性病因。

眼前节疾病

干眼症可造成一过性模糊或 TVO。患者可通过瞬目、揉眼或使用润滑滴眼液缓解症状。

短暂的前房积血可引起 TVO，通常与 UGH 综合征（葡萄膜炎、青光眼、出血）相关。除前房角镜检查发现下方房角有积血外，相关检查通常为阴性（图 4-1）。UGH 综合征常见于白内障摘除术后，尤其是合并睫状沟植入或青光眼术后。其他前房和玻璃体异常（如飞蚊症）也会引起一过性视觉障碍。

间歇性眼压升高可引起一过性角膜水肿和 TVO，但通常伴发光晕和眼痛。通常见于虹膜高褶综合征或间歇性房角关闭（图 4-2）。

眼眶疾病

眼眶肿物可引起特定类型的 TVO 或 TVL，被称为定向黑蒙。当患者注视某一特定方向时可出现症状，但当眼球转向其他方向时，症状消失。原因是肿物压迫视神经，造成供血减少（图 4-3）。

血管源性

视网膜缺血是造成单眼 TVL 的最常见病因。典型的症状持续 10~20 分钟，随后视物逐渐清晰。50 岁以上的人群中，血栓栓塞是最常见的病因，其中以颈动脉来源的栓子最多见。针对这类患者的评估将在下文中提到。

还有一种由视网膜及脉络膜缺血引起的 TVL，表现为在光暴露后出现 TVL（光致黑蒙）。其病因通常为颈动脉狭窄，光暴露后视网膜需要更长的恢复时间（图 4-4）。

● 美国脑卒中协会（ASA）最新发布的关于 TVL 检查的指南建议，立即检查栓子的来源，因为 TVL 被认为是脑卒中的一个重要危险因素。建议患者转诊到脑卒中中心进行相关检查。应进行颈动脉（针对单侧视力丧失）、椎动脉（针对双侧视力丧失）和主动脉弓的无创血管成像。能够可靠成像这些血管结构的检查包括颈动脉超声、磁共振血管造影(MRA)或计算机断层血管造影(CTA)。MRA和CTA可以对斑块进行可视化和表征,并捕捉主动脉夹层的发生。同时,也推荐使用颅脑成像来识别相关的脑缺血,因为多达25%的急性视网膜缺血患者可在其弥散加权成像(DWI)中发现急性脑梗死,而血栓性视网膜缺血的风险更高。急性脑梗死的患者应该严格按照脑卒中指南进行诊治。

• 静脉瘀滞也会导致TVL。通常合并视盘隆起、静脉充血,以及周边视网膜点状出血(图4-5)。

视神经源

先天性视盘异常可引起TVO。视盘玻璃疣可能引起类似视盘水肿的TVO(详见相关章节)。一些视盘缺损(如牵牛花畸形)也会引起TVO。

视盘水肿可导致TVO,通常持续数秒,可发生于单眼或双眼,多数发生在从坐到站立位时(见第5章;图4-6)。

由于视神经、视网膜或脉络膜缺血,GCA也可引起TVL。任何以TVO为首发症状的前部缺血性视神经病变(AION)均应排查GCA(见第5章)。

脱髓鞘性视神经炎在运动或热水浴后也可表现为TVO。TVO症状持续数分钟但很少持续数小时,这种现象被称为Uhtoff现象,常见于视神经炎患者。Uhtoff现象的明确病因目前尚不清楚,其治疗也存在争议。

视网膜性偏头痛现被认为是一种视网膜血管痉挛性疾病。视力下降持续数分钟,发作时可见视网膜动脉狭窄及静脉充血。

系统性疾病

任何可造成视网膜、脉络膜或视神经供血减少的疾病都可引起TVL。包括任何原因引起的间歇性全身低血压、高黏滞综合征、血管炎和血管痉挛。

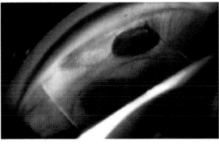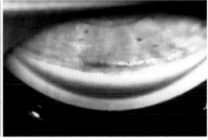

图 4-1 **前房积血**。白内障摘除联合前房植入术后出现单眼 TVD。房角镜检查可见下方
房角积血。(Courtesy of L Jay Katz MD.)

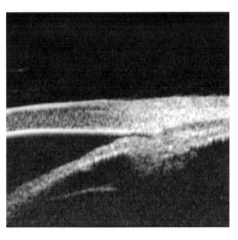

图 4-2 **虹膜高褶综合征**。42 岁女性出
现单眼 TVO,合并大瞳孔和眼痛。眼前
节图像显示高褶虹膜。虹膜切开术后症
状消失。

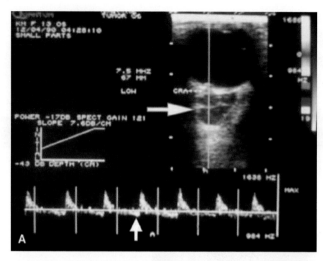

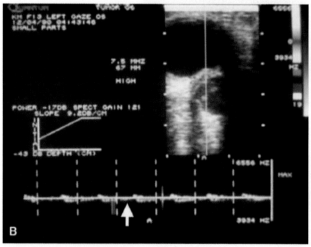

图 4-3　**眼眶肿物**。13 岁女性，向左看时左眼视力丧失。原位检查时正常，但向左侧注视时左眼视力缓慢下降至无光感(NLP)，伴瞳孔黑蒙。眼眶多普勒超声显示(A)正视时出现球后肿块(水平箭头所示)，动脉脉搏正常(垂直箭头所示)。(B)左视时搏动完全消失。

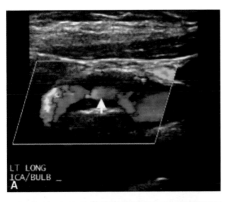

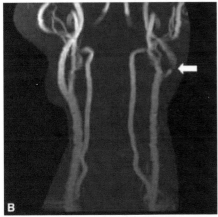

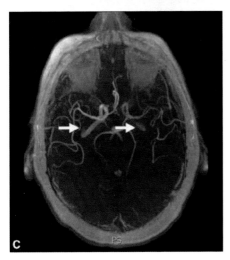

图 4-4　**颈动脉狭窄**。62 岁男性长时间
光暴露后出现持续 45 秒的左眼视力下
降。(A)多普勒超声显示颈动脉狭窄(箭
头所示)。(B)MRA 显示左侧颈动脉狭窄
及不规则(箭头所示)。(C)左侧颅内动
脉血流较右侧减少(箭头所示)。颈动脉
内膜切除术后症状消失。

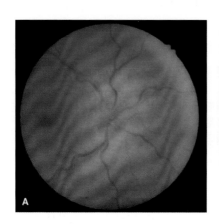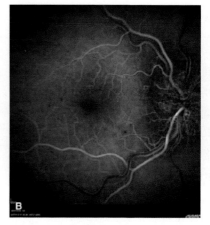

图 4-5　**静脉瘀滞**。53 岁女性多次出现持续 1 分钟以内的右眼视力下降。检查显示：(A)右眼视盘水肿(左视盘正常)，周边视网膜小出血点和静脉阻塞。(B)FFA 显示静脉充盈延迟和后极部出血点。

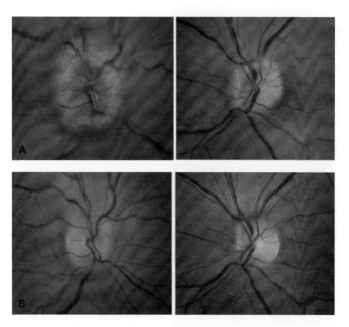

图 4-6　**视盘水肿**。30 岁女性多次出现持续数秒的一过性视物变暗。起初与姿势相关，后续与活动无关。(A)双侧不对称的视盘水肿，最终诊断为 PTC。(B)经乙酰唑胺和减轻体重治疗后，视盘水肿消退，TVO 症状消失。

双侧 TVL

双侧 TVL 最常见的病因是偏头痛,常发生于年轻患者,且几乎只引起双眼 TVL。视力下降可表现为同侧偏盲或闪光暗点,两者均持续约 20 分钟,随后恢复且无任何缺陷。若出现永久性暗点,则提示复杂性偏头痛。

闪光暗点起初通常较小,且最先出现在周边。随后逐渐扩大并蔓延至整个视野,再缓慢消退(图 7-9)。

闪光暗点可不伴头痛(非头痛性偏头痛),或先于不同程度的头痛发生(偏头痛合并视觉先兆)。闪光暗点常在两侧交替出现。

诊断

偏头痛为临床诊断,并非所有疑似偏头痛的患者都需要进行神经影像学检查。当出现如下征象时,需要进行影像学检查以排除类似偏头痛的疾病:

- 闪光暗点几乎只出现在同一侧(图 4-7)。
- 头痛先于闪光暗点出现。
- 头痛后出现持续的神经系统缺陷。
- 其他任何非典型表现。

枕叶异常

枕叶的异常情况(如占位、缺血或癫痫)都可能引起双侧 TVL。如视力下降只出现在同一侧,应排除肿瘤、动静脉畸形等结构性异常,这类患者需要进行磁共振成像检查(MRI/MRA)。大脑后动脉缺血可致双侧视力下降,并伴有短暂的复视、吞咽障碍及晕厥发作,提示脑干缺血。枕叶癫痫通常表现为无定形的阳性视觉现象,尽管也有视力减退的报道。

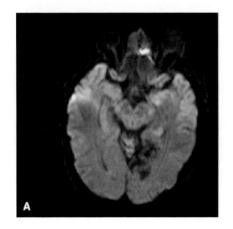

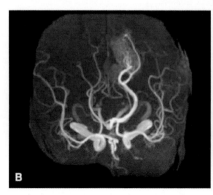

图 4-7　**动静脉畸形**。25 岁女性总是在右侧同一位置出现暗点。(A)MRI 显示类似动静脉畸形的肿块。(B)后经脑血管造影证实。

视网膜动脉阻塞

视网膜动脉阻塞的形式有视网膜分支动脉阻塞(BRAO)及视网膜中央动脉阻塞(CRAO),可能是进一步视力下降、脑卒中或死亡的先兆。

流行病学和病因学

视网膜动脉阻塞可由栓塞或血栓引起。不同年龄组常表现出不同的病因。例如,比起更年轻的患者,在血管性疾病高发人群中(50 岁以上),颈动脉粥样硬化是更为可能的原因。而在更年轻的群体中,高黏滞综合征、血管炎或心脏异常往往更为常见。

视网膜栓子有以下几种类型:

- 血小板-纤维蛋白栓子:为无光泽的白色或灰色栓子,常见于动脉末梢。此类栓子来源于血栓形成(颈动脉或主动脉弓粥样硬化)、心源性或心脏假体。
- 胆固醇栓子:为多个黄色有光泽的栓子,常见于动脉分叉处(图 4-8),提示同侧颈动脉或动脉弓有动脉粥样硬化。颈内动脉、颈外动脉的交汇处及颈动脉虹吸部是动脉粥样硬化最常见的部位。需要记住,栓塞可以发生于任何狭窄程度的溃疡性动脉粥样硬化斑块中,但只有颈动脉腔内容积减少 50%~90%时才会影响远端血流量。栓子也可来源于主动脉弓粥样硬化。动脉粥样硬化的危险因素包括糖尿病、高血压、高胆固醇血症及吸烟。
- 钙化栓子:为单个体积较大的白色栓子,常见于视网膜中央动脉或其分支的近端。提示钙化粥样斑块形成或心瓣膜钙化(图 4-9)。
- 其他:
  - 脂肪栓子:为多发的白色栓子,常伴有出血和(或)棉绒斑,常发生于长骨损伤后。
  - 滑石粉栓子:为多发的黄色有光泽栓子,常与静脉用药相关。
  - 感染性栓子:为多发的白色斑点(Roth 斑),提示存在感染性心内膜炎。
  - 肿瘤:心黏液瘤会产生此类多发的灰白色栓子。

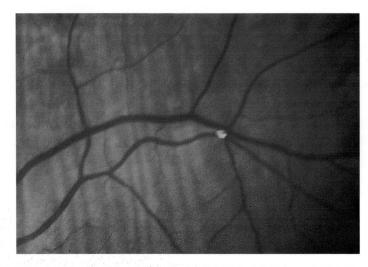

图 4-8   **胆固醇栓子**。视网膜动脉分叉处可见直径大于动脉的亮斑,闪烁的外观提示是来源于颈动脉的胆固醇栓子。

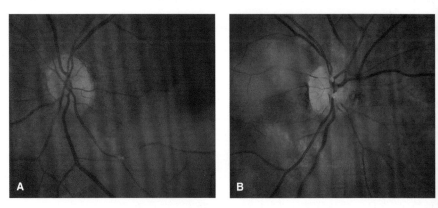

图 4-9   **钙化栓子**。(A)左眼颞下分支动脉可见沙漏样外观的栓子,邻近的视网膜呈灰白色改变。(B)就诊第 2 天患者右眼视力下降,眼底检查可见视盘及视网膜变白处有多个较大的白色栓子(前一天未见上述表现)。

临床特征

症状

● 主要症状表现为急性、通常为单侧的突发无痛性视力下降,但也可逐步下降。视力丧失可能是部分的,伴或不伴有固视点的受累;也可能近乎全视野受累,仅保留周边一块视岛。某些情况下(如 GCA 或视网膜栓子),可能在永久性视力丧失前出现间歇性 TVL。然而,多数情况仍与 TVL 的前驱症状有关。仔细采集病史有助于探究其病程规律。例如,视网膜缺血造成的视力下降通常持续数分钟且不超过 15 分钟。眼灌注不足或静脉充盈迟缓可能持续更长时间,达 30 分钟。视网膜动脉血管痉挛则可能持续数秒至数小时。

● 视力丧失的模式可能有助于明确潜在病因是否为视网膜缺血。典型的视网膜栓塞会导致单眼幕布样视力下降,但也可能导致管状视野收缩或突发完全性视力丧失。

● 视网膜睫状动脉常影响暗点的类型,有时也会影响视力水平。

● 伴随症状也十分重要。应询问 55 岁以上的患者是否存在 GCA 相关症状,或者可能出现的神经系统症状。后循环缺血可能伴发复视、眩晕或晕厥发作(意识丧失)。如患者出现同侧 Horner 综合征或眶周疼痛,应考虑颈内动脉夹层的可能性。有些症状则提示低灌注,如餐后或运动后视力下降。

体征

● 黄斑受累时出现视力下降。

● 与视网膜梗死区域相对应的视野缺损(图 4-10)。

● 相对传入性瞳孔功能障碍(RAPD)通常阳性。

● 与暗点对应的视网膜在数小时内变白,数天至数周内消退。起初眼底可近乎正常(图 4-11)。

● 检眼镜下可见血管内栓子或血栓形成,有时可提示其来源。

● 合并颈动脉阻塞的糖尿病患者,患侧眼糖尿病性视网膜病变较轻(图 4-12)。

● 视网膜血管不同部位的阻塞可能导致不同的临床特征:

　■ 无症状性胆固醇视网膜栓子:占 50 岁以上患者的 1%~2%,存在时需要筛查潜在血管性疾病的危险因素。

　■ 视网膜分支动脉阻塞:以急性单眼无痛性部分视力下降为特征,存在轻-中度的 RAPD,受累视网膜分支动脉变细,常可见栓子,急性期可出现局限性视网膜水肿。常存在与阻塞区相对应的弓形视野缺损。BRAO 的潜在病因不太可能是 GCA。

- 复发性 BRAO 的一项主要病因是 Susac 综合征，这是一种病因不明的血管性病变，主要发生于年轻女性，可导致视网膜小动脉、耳蜗和大脑动脉的阻塞。因此，其特征性表现包括 BRAO、听力下降、伴有局灶性精神症状和神经系统症状的脑病（见下文）。

- CRAO 可引起严重的单眼视力下降、弥漫性视网膜水肿（急性）、黄斑"樱桃红"外观、严重的 RAPD 及视网膜小动脉变细。栓子可见或不可见。若患者存在起源于睫状后循环的睫状视网膜动脉，则可能会保留部分视力。约 30% 的患者存在睫状视网膜动脉。如果该动脉供应黄斑中心凹，则中心视力可能得到保留。

- 眼动脉阻塞可导致严重的视力下降，常至无光感。患者眼底表现为视网膜水肿和视网膜血管变细，但因脉络膜也处于缺血状态，不会出现黄斑樱桃红。所有眼动脉阻塞均应考虑 GCA 的可能。

- 眼缺血综合征：同侧颈内动脉严重狭窄或阻塞后侧支循环形成不良，均可引发眼缺血综合征。一些颈内动脉狭窄患者眼眶的供血可全部源自颈外动脉及其分支。此外，眼动脉可能出现血液逆流，逆流的血液也同时供应同侧大脑半球。眼缺血综合征的临床特点如下：

  ▪ 静脉瘀滞性视网膜病变：视网膜静脉迂曲、扩张及中周部视网膜点状出血。通常无症状，尽管患者在强光下或变换体位时可能会因血流动力学改变而出现单侧一过性视力下降。

  ▪ 球周钝痛：常于站立位加重，卧位缓解。

  ▪ 低眼压。

  ▪ 眼内炎症。

  ▪ 巩膜外动脉扩张。

  眼缺血综合征预后较差。

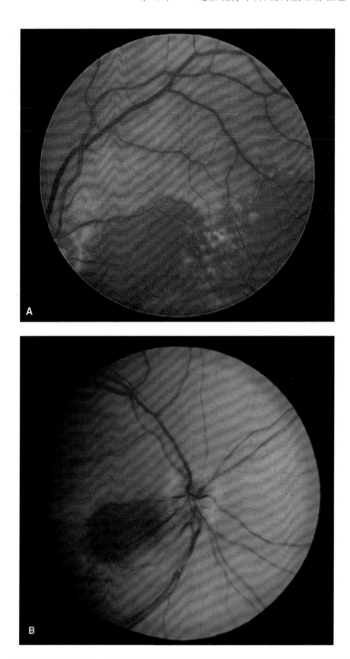

图 **4-10**　**视网膜动脉阻塞**。(A)BRAO 伴上方视网膜弓形神经纤维束变白,患者出现下方弓形视野缺损。(B)睫状视网膜动脉防止黄斑水肿且保留中心视力。

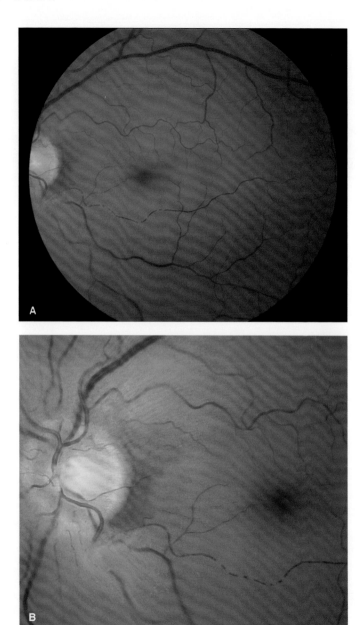

图 4-11 **视网膜动脉阻塞**。(A)CRAO 伴黄斑区樱桃红表现。(B)注意:下方血管因血流中断而出现"列车车厢"样改变。

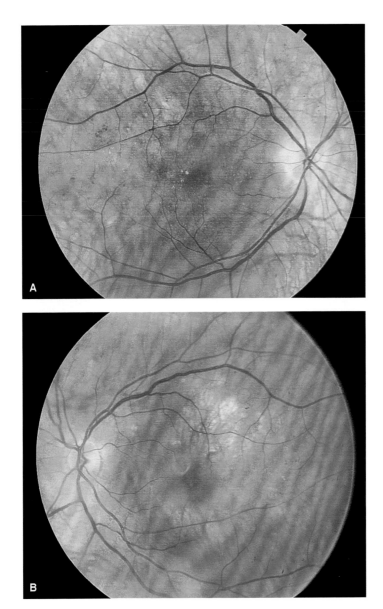

图 4-12   **颈动脉阻塞**。糖尿病患者右眼可见显著的糖尿病性视网膜病变(**A**),但左眼未见相关病变(**B**)。因此行颈动脉超声检查,发现左侧颈动脉闭塞,右侧正常。

诊断

　　检查取决于患者年龄及视网膜血管中是否存在可见的栓子(表4-1)。如存在肉眼可见的栓子,则检查的重点在于寻找栓子来源。应进行如下相关的详细检查。

　　● 颈动脉开放程度的检测(MRA/CTA/颈动脉多普勒超声检查)。视网膜血管中发现反光性栓子(Hollenhorst斑块)时,应高度怀疑是来自颈动脉粥样硬化的胆固醇栓子(图4-8)。

　　● 对于年轻的患者,视网膜动脉阻塞的病因为颈动脉粥样硬化的可能性较小。检查应关注以下几个方面。

　　■ 心功能评估:包括经食管超声心动图和心率监测。

　　■ 血液黏滞状态和胶原血管性疾病的检测,尤其是针对抗心磷脂抗体和抗磷脂抗体的检测。

　　■ 潜在血管炎的相关检查。

　　● 对于视网膜小动脉中未见栓子的老年患者,必须考虑GCA的可能,并围绕此疾病询问相关病史。若BRAO/CRAO并发同侧或对侧眼AION,则高度提示GCA。当怀疑GCA引起视网膜动脉阻塞时,应立即全身给予皮质类固醇类药物进行治疗。GCA诊断的金标准为颞动脉活检阳性。

　　● 当视网膜动脉阻塞伴发眼肌麻痹或眼眶体征时,应考虑鼻旁窦真菌感染,如毛霉菌病。本病早期MRI及CT扫描通常正常或仅有轻微异常表现。

　　● 复发性BRAO。Susac综合征是一种全身微血管病变,典型表现为脑病、BRAO(多表现为双侧、通常累及周边部小动脉)(图4-13和图4-14)及听力下降在内的三联征。钆造影剂增强MRI可见胼胝体特征性病灶,偶尔可见大脑灰质和白质多发性小病灶(图4-7)。

表4-1　视网膜动脉阻塞的检查(所有患者均应进行颅脑MRI以排除合并脑卒中)

	存在栓子	不存在栓子
年龄低于50岁	心脏超声	心脏超声
	颈动脉多普勒超声/MRA/CTA	心脏节律监测
		高黏血症检测
年龄超过50岁	颈动脉多普勒超声/MRA/CTA	心脏超声
	心脏超声	心脏节律监测
		高黏血症检测
		ESR,颞动脉活检(GCA)

治疗

对于急性视网膜动脉阻塞治疗的有效性尚缺乏统一的意见。传统治疗方法包括进行前房穿刺或给予抑制房水分泌的药物来降低眼内压,以改善眼内灌注。眼球按摩是基于按摩可以促使栓子发生迁移,从而使缺血的视网膜恢复灌注的假设。尽管目前尚无前瞻性研究证实上述操作能够恢复视网膜灌注,但我们仍建议在发病 12 小时内尽早尝试这些治疗方法。有研究推荐对视力下降数小时内的 CRAO 患者进行溶栓治疗,但至今为止,尚无研究证实此方法的安全性和有效性。对于疑似 GCA 的患者,在等待颞动脉活检结果期间,可静脉内给予大剂量甲泼尼龙(1g/d),同时向患者解释原因。

治疗方法的选择也取决于其潜在病因。对于颈动脉狭窄的治疗存在争议。有前瞻性多中心研究表明,狭窄程度超过 70% 的患者进行颈动脉内膜切除术的效果优于药物治疗。但这个推断是基于围术期及术中低发病率和死亡率(<2%)的前提。接受手术治疗的患者应具有较好的身体状况,且预期存活多年。与大脑短暂性缺血发作(TIA)的患者相比,视觉相关 TIA 的患者脑卒中发病率更低,因此推荐采用更为保守的治疗方案。

眼部缺血综合征的治疗方法是颈动脉内膜切除术。全视网膜激光光凝或玻璃体腔注射抗 VEGF 药物可能是预防视网膜新生血管的必要手段。

在处理此类患者时,降低其脑卒中和心脑血管疾病的发病率十分重要。研究表明,大约 10% 的患者发病 3 个月内发生脑卒中,且大部分发生在发病后 48 小时内。远期也存在上述风险,约 40% 的患者合并 10 年脑卒中、心肌梗死及血管性死亡(每年 4%)。应区分这些高危患者的危险因素,包括:男性、年龄在 75 岁及以上、既往有脑卒中病史、间歇性跛行、狭窄程度为 80%~94%,以及脑血管造影显示侧支血管缺如。颈动脉狭窄的治疗药物包括抗血小板药物,如阿司匹林、阿司匹林-双嘧达莫或氯吡格雷。

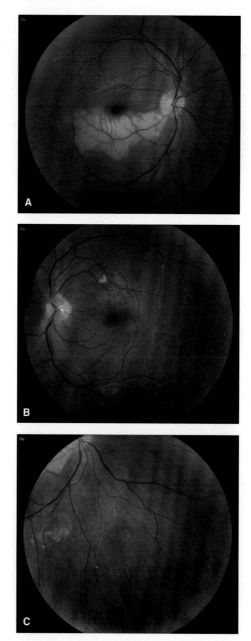

图 4–13　Susac 综合征。(A)Susac 综合征患者右眼 BRAO。(B)左眼梗死灶。(C)中周部视网膜沿小动脉分布的黄色沉积物(Gass 斑块)。

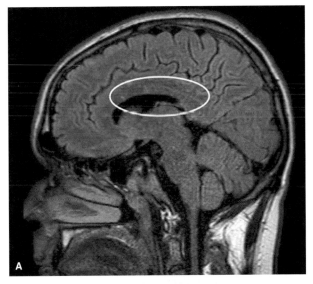

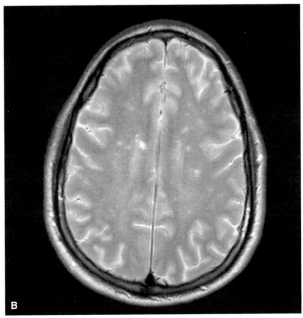

图 **4-14** Susac 综合征。(A)矢状位 MRI 可见胼胝体处病灶(椭圆形)。(B)脑室周围脑白质病灶。

(李超然 译 华夏 校)

视神经疾病

视神经病变通常分为前部和后部视神经病变,前者表现为视盘水肿,后者虽然视神经功能受损,但视盘外观正常。

视神经炎

视神经炎是指视神经的炎症病变。"视神经炎"一般指与脱髓鞘疾病相关的视神经病变。这是 45 岁以下人群最常见的急性视神经病变,也是多发性硬化(MS)常见的表现。脱髓鞘性视神经炎可以分为 3 类:急性、慢性进行性和无症状性(也称为亚临床性)。其中,急性视神经炎是最常见的类型。

病因学和流行病学

- MS:视神经炎可以是 MS 的首发表现。
- 发病年龄:20~50 岁,平均年龄 30~35 岁。
- 性别:多见于女性(女:男比例为 3:1)。
- 发病率:(1~5)/100 000。
- 患病率:大约 115/100 000。

临床特征

症状

- 大约 90% 的患者有单侧眼周疼痛或不适感,或伴眼球运动时出现,上述症状可以先于视力下降出现或与视力下降同时出现。
- 视力下降:视力下降的程度差别很大,且经常表现为单眼视力下降。但少数患者,尤其是儿童,可双眼同时受累。
- 色觉障碍。
- 其他:阳性视觉现象(闪光幻觉),如闪光感、"眼冒金星",或表现为闪烁的黑色方块等,这些症状可自发产生或者在噪声诱发下产生。

- Uhthoff 现象:视功能因体温升高或运动而进一步下降。

体征

- 相对性传入性瞳孔功能障碍(RAPD):单侧或双侧病变程度不一致时,RAPD 阳性。
- 视力下降:是视神经炎的常见体征,但有时可不出现。
- 获得性色觉异常:色觉障碍的程度常比视力下降严重。
- 视神经炎可出现任何类型的视野缺损(图 5-1),且对侧眼也常发现有视野缺损。
- 所有视神经炎患者均会出现对比敏感度下降。
- 约 2/3 的视神经炎患者视盘外观正常(球后视神经炎)。20%~40%的患者可出现视盘肿胀,但视盘肿胀(图 5-2)的程度与视功能受损的严重程度无关。视盘或盘周出血并不常见。
- 部分患者可出现玻璃体细胞,常见于视盘前方,但玻璃体细胞通常很少。
- 部分脱髓鞘性视神经炎患者可出现周边视网膜静脉鞘。睫状体扁平部炎症常与脱髓鞘性视神经炎相关。

诊断

- 神经影像学:MRI 平扫及强化是检查视神经炎的重要手段。MRI 检查可以排除压迫性视神经病变或确诊视神经炎(视神经炎是基于临床诊断)。

MRI 检查可发现:

- 亚临床性脱髓鞘斑块(图 5-3)。
- 协助确定进展为 MS 的预后情况。
- 评估患者静脉滴注甲泼尼龙和疾病修饰疗法的潜在获益。
- 脑脊液(CSF)检查可以做,但并非必须,且操作频率不高。但在非典型的病例中,脑脊液检查对诊断有很大的帮助。视神经炎患者的脑脊液检查可出现以下异常,但下述任何一项表现都不足以诊断 MS:
- 细胞增多和蛋白升高。
- 寡克隆区带。
- 髓鞘碱性蛋白。
- IgG 指数高。
- 视觉诱发反应(VER):几乎都会出现异常,表现为受累视神经的潜伏期延长。
- 除非患者的病程不符合典型视神经炎的表现,或者患者的病史或临床检查提示有潜在的系统性疾病,否则无须进行血清学或 CSF 检查(表 5-1)。

治疗

- 单次视神经炎发作后,即使不治疗,视力也会有所恢复。约 90%的患者在发病后数周内视力恢复到 20/40 及其以上。视神经炎治疗试验(ONTT)评估了糖皮质激素治疗的获益,并确定以下几点:

表5-1　视神经炎治疗试验研究结果

病因学研究

13%的患者 ANA 滴度低于 1∶320；1 位患者在发病 2 年内发展为结缔组织病

胸部影像学检查：未发现结节病或结核病

CSF 分析：腰椎穿刺没有提供任何已经确定的信息

FTA-ABs：未检查出活动性梅毒病变

■ 口服泼尼松治疗。

▸ 对视力恢复无益。

▸ 可致同一眼或对侧眼视神经炎发病风险增加 1 倍。

■ 静脉注射甲泼尼龙（250mg，每 6 小时 1 次，连续 3 天），继以口服泼尼松[1mg/(kg·d)]11 天，随后 3 天逐渐减量。

▸ 可使视力恢复加快 2 周。

▸ 不会改变最终视力恢复的程度。

▸ 有助于控制眼周疼痛。

▸ 2 年内可延缓 MS 神经系统症状和体征的出现，但上述作用在 2 年后消失。

自然病程

● 视力下降可在发病后数天至 2 周内加重。

● 初期视力改善迅速，一般在发病 3 周后视力开始恢复。

● 发病 5 周后视力接近完全恢复。

● 视力改善可能会持续 1 年。

● 尽管视神经炎预后良好，但患者在康复后仍经常自觉患眼存在视力缺陷。

● ONTT 显示，在 10 年内，35%的病例患眼或对侧眼复发。大多数复发病例的视力可恢复正常或接近于正常。

目前推荐视神经炎检查和治疗方案是基于早期的两项多中心研究：ONTT 和高风险多发性硬化患者 AVONEX 预防试验（CHAMPS）。上述两项研究均评价了孤立性视神经炎患者（ONTT）或者首次脱髓鞘疾病发作可能是视神经炎的患者（CHAMPS）发展为临床典型的 MS（CDMS）的风险。ONTT 详细信息见表5-2，患者视功能损害情况及针对不同方案的治疗效果分别见表5-3 和表5-4。ONTT 也总结了视神经炎患者发展为 CDMS 的风险。针对上述风险进行治疗的影响分别见表5-5 和图5-4。表5-6 显示随访期间发展为 CDMS 的年累积概率。

基线 MRI 检查存在颅内脱髓鞘病灶是预测患者 CDMS 风险增加的唯一准确指标（图5-5）。CHAMPS 研究扩展了 ONTT 研究的范围，纳入了其他神经系统发作事件（50%的患者发生视神经炎），同时评价了 β-1a 干扰素和安慰剂治疗对 CDMS 发生、发展，以及 MRI 脱髓鞘病灶演变的影响

表 5-2 视神经炎研究试验(ONTT)

多中心、对照性临床研究

纳入389例年龄在18~46岁的急性、孤立性单眼视神经炎患者

入选标准

临床症状与单眼视神经炎一致(包括受累眼RAPD和视野缺损)

视觉症状出现时间不超过8天

受累眼既往无视神经炎发作病史

既往无使用激素治疗视神经炎或MS史

没有证据表明存在除MS之外可导致视神经炎的其他系统性疾病

患者被随机分入3个治疗组

口服泼尼松组:1mg/(kg·d),治疗14天,随后3天逐渐减量

静脉注射甲泼尼龙(250mg,每6小时1次,连续3天),继以口服泼尼松 [1mg/(kg·d)]

11天,随后3天逐渐减量

口服安慰剂14天

表 5-3 ONTT基线数据

性别:77%女性

民族:85%白种人

年龄:平均(32±7)岁

症状

闪光感,30%

眼眶痛,92%

眼球转动时眼痛加剧,87%

体征

基线视力

20/20,11%

20/50~20/40,25%

20/50~20/190,29%

20/200~20/800,20%

指数,4%

手动,6%

光感,3%

无光感,3%

色觉

石原色盘异常,88%

FM100色觉检查异常,94%

视野

局限性缺损(水平偏盲,弓形暗点、鼻

侧阶梯、中心或旁中心暗点),52%

弥漫性缺损,48%

对比敏感度:异常,98%

眼底表现

视盘水肿,35%

视盘或盘周出血,6%

对侧眼异常

视力,13.8%

对比敏感度,15.4%

色觉,21.7%

视野,48%

表5-4　视功能恢复情况

1年时,3个治疗组在视力、色觉、对比敏感度或视野等方面没有显著差异

静脉注射甲泼尼龙组视力恢复明显快于其他两组,上述作用在开始治疗的15天内更为明显

大部分视力恢复出现在发病后的6周内,但可以持续1年

口服泼尼松治疗组受累眼或对侧眼的视神经炎复发率增加

3个治疗组患者的视力中位数为20/16

只有不到10%的患者视力≤20/50

在基线视力低于20/200的患者中,6%的患者6个月后仍保持该视力水平

在最初视力为光感或无光感的患者中,64%的患者最终视力≥20/40

随访15年后,72%的患者受累眼视力为20/20

在第15年时,MS患者的视功能更可能出现异常

表5-5　MS进展的累积风险

基于初次MRI检查结果(与随访15年后的结果相比)

15年后全部患者发展为MS的风险大约为50%

如果MRI检查正常,不伴有T2加权像脑白质病灶,则15年后发展为MS的风险为25%

如果MRI显示一个(或更多)直径>3mm的T2加权像脑白质病灶,则5年后发展为MS的风险为56%,15年后风险为72%

仅在初诊发现静脉注射甲泼尼龙组患者有异常脑部影像时,才会在治疗后最初2年内有降低发展成MS风险的作用

表5-6　治疗组CDMS的累积概率

随访时间	治疗组		
	静脉注射组 N=133(%)	安慰剂组 N=126(%)	口服泼尼松组 N=129(%)
6个月	3.1	6.7	7.1
1年	6.4	12.6	10.4
2年	8.0	17.6	17.0
3年	18.5	21.0	24.5
4年	24.6	26.3	27.8
5年	26.4	31.1	32.1

(图 5-6)。CHAMPS 的研究结果和结论见表 5-7。后续研究已经表明,其他疾病修正治疗药物有望代替 β-1a 干扰素。

进展为 MS

视神经炎发病 15 年后发展为 MS 的累积风险为 50%,并且和最初发病时脑部 MRI 病灶的存在呈强相关。如果初诊时患者脑部 MRI 正常,则发展为 MS 的风险为 25%;如果初诊时脑部 MRI 存在一处及以上的病灶,则患者发展为 MS 的风险为 72%。然而,MRI 结果正常且在第 10 年末转化为 MS 的患者,在第 15 年 MS 转化风险仅为 2%(图 5-5B)。

表 5-7　多发性硬化高风险患者AVONEX预防研究(CHAMPS)

设计

多中心、随机、双盲、对照性临床研究入选

入选标准

　18~50岁

　首次发作、孤立性、明确累及视神经(视神经炎)、脊髓(不完全横贯性脊髓炎)、脑干或
　　大脑的神经系统脱髓鞘事件

　MRI异常:颅内具有两处及以上、直径超过3mm、符合MS特征的静默病灶

发病后14天内给予静脉滴注激素治疗,随机分组不超过27天

治疗组

　干扰素β-1a 每周30μg,肌内注射,静脉注射甲泼尼龙1g/d,3天;随后口服泼尼松
　　1mg/kg,11天

　每周肌内注射安慰剂,静脉注射甲泼尼龙1g/d,3天;随后口服泼尼松1mg/kg,11天

结果

3年随访期间,干扰素β-1a治疗组发展为CDMS的累积概率明显降低(校正RR值=
　0.49;95%CI:0.33~0.73)

随访18个月时的MRI变化:干扰素β-1a治疗组病灶体积平均增加1%,而安慰剂对照
　组平均增加16%

治疗副作用

　流感样症状:干扰素β-1a治疗组占54%;安慰剂组占26%

　抑郁:干扰素β-1a治疗组占20%;安慰剂组占13%

结论

在MRI提示先前存在亚临床脱髓鞘病灶的患者中,首次脱髓鞘事件发作时,给予每周1
　次肌内注射干扰素β-1a治疗,CDMS进展的风险可以降低大约50%

干扰素β-1a具有很好的耐受性,未出现与治疗相关的严重副作用

视神经炎发病 10 年后,那些初诊时未发现脑部病灶的患者发展为 MS 的风险非常低,但初诊时存在脑部病灶的患者 MS 转化风险仍相当高。对于初诊时未发现脑部病灶的患者,其他基线因素,如男性、视盘水肿,以及某些非典型性视神经炎特征也与低 MS 转化率相关。

非典型视神经炎

非典型视神经炎的特征包括:缺乏疼痛、持续性疼痛、发病 1 个月后视力仍未恢复、视盘高度水肿并伴有盘周出血或渗出、眼部炎症特征(如葡萄膜炎、静脉炎、脉络膜炎等)、双眼视力丧失、累及其他脑神经(CN)及糖皮质激素依赖性视神经病变。这类患者需要根据临床病史检查的结果进行更广泛的调查。

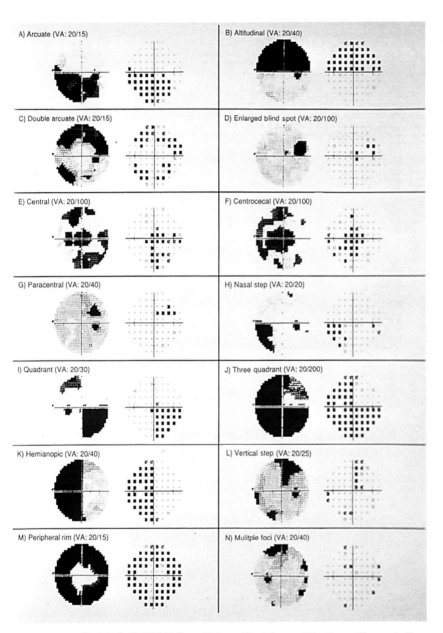

图 5-1　ONTT 发现的各种视野异常。(Keltner JL, Johnson CA, Spurr JO, et al. Baseline visual field profile of optic neuritis: the experience of the Optic Neuritis Treatment Trial. *Arch Ophthalmol*.1993; 111:233, with permission.)

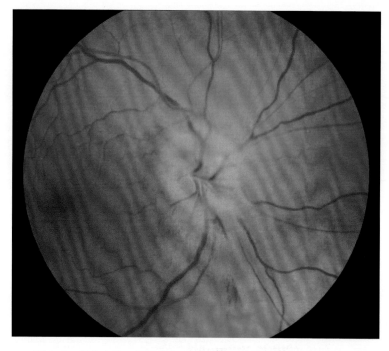

图 5-2 **视盘水肿**。视盘隆起、充血,伴有视网膜神经纤维层混浊。

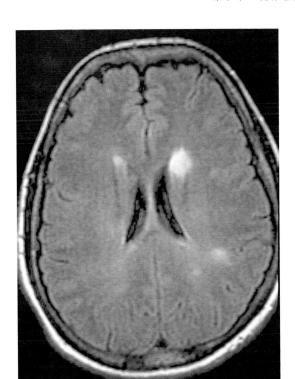

图 5-3　**多发性硬化**。水平位 MRI 显示具有 MS 特征的侧脑室周围强化斑块。

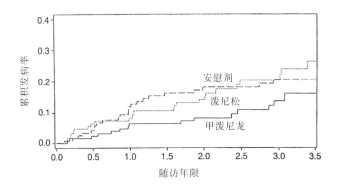

图 5-4　ONTT 研究最初几年内各研究组的 CDMS 发病率比较。(Beck RW, et al., for the Optic Neuritis Study Group. A randomized controlled trial of corticosteroids in the treatment of acute optic neuritis. *New Engl J Med*. 1992;326:581–588, with permission.)

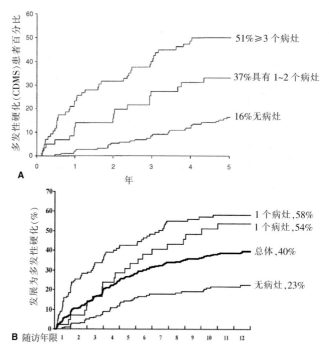

图 5-5　(A)发展成 CDMS 的患者比例与 MRI 检查发现的脱髓鞘病灶的数目直接相关。(Optic Neuritis Study Group. The 5-year risk of MS after optic neuritis: experience of the Optic Neuritis Treatment Trial. Optic Neuritis Study Group. *Neurology*.1997;49:1404-1413, with permission.)(B)随访 13 年后各研究组的 CDMS 百分比。

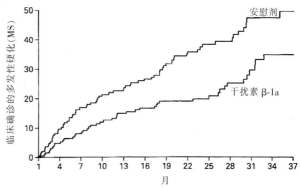

图 5-6　随访 37 个月后，干扰素治疗组的 CDMS 发生率明显低于安慰剂组。[Jacobs LD, et al. CHAMPS (Controlled High-Risk Subjects AVONEX Multiple Sclerosis Prevention study). *New Engl J Med*. 2000;343:898-904, with permission.]

视神经脊髓炎

部分表现为急性视神经炎的患者可能患有视神经脊髓炎（NMO），或称为 Devic 病。NMO 是一种少见、特发性、自身免疫性、严重的炎性疾病，可导致星形胶质细胞丢失，以及视神经和脊髓的脱髓鞘性病变。NMO 也可能因病变复发而被误诊为 MS。

病因学和流行病学

- 水通道蛋白 4（AQP4）是中枢神经系统（CNS）星形胶质细胞上的一种水通道，目前认为本病是由于机体内存在针对 AQP4 的特异自身抗体（NMO-IgG）所致。
- 确切发病机制尚不清楚，可能的机制为 NMO-IgG 破坏视神经和脊髓周围髓鞘的完整性，从而导致明显的视觉和神经系统损害。
- NMO 更易发生于女性和亚洲人群。

临床特征

- NMO 的临床病程是多样的。
- NMO 的临床特征包括单眼或双眼视神经炎、横贯性脊髓炎，或两者并存。脊髓病变可以先于或在视神经病变之后发生。
- 与 MS 相关的视神经炎比较，NMO 视神经炎更常累及双眼，尽管部分 NMO 视神经炎可表现为双眼先后发病。
  - 神经眼科特征包括：
    - 眼球转动痛。
    - 中心视力下降。
    - 严重的视野缺损。
    - 色觉异常。
    - OCT 显示视网膜神经纤维层变薄。
  - 其他神经系统特征包括：
    - 协调能力下降。
    - 截瘫或四肢瘫痪。
    - 感觉功能损害。
    - 膀胱和肠道功能障碍。
    - 危及生命的呼吸衰竭。

自然病程

- NMO 的预后一般较差，复发和缓解的周期越来越趋向于频繁和严重。视力下降严重且常为永久性，并伴有截瘫。
- 治疗方案为静脉应用大剂量的激素并缓慢减量。近期研究证据提示，长期免疫抑制剂治疗或单克隆抗体治疗是有益的。血浆置换可以在严重或伴有截瘫的急性期患者中应用。

诊断

- 如果急性视神经炎伴有下列情况，应考虑检测 AQP4-IgG（表 5-8）：
  - 双眼视力丧失。
  - 严重视力丧失。

表5-8 NMOSD诊断标准

	表现
临床表现	急性视神经炎、脊髓炎、极后区综合征(不明原因地呃逆、恶心或呕吐)、急性脑干综合征、症状性嗜睡或MRI出现典型NMOSD表现的急性间脑综合征
影像学检查	脑部 MRI 正常
	视神经MRI出现T2高信号的病灶或T1强化病灶,并且病灶累及一半以上的视神经或累及视交叉
	极后区综合征:延髓背侧/极后区部位需要相应的病灶
	急性脑干综合征:需要有室管膜周围的脑干病灶
	脊髓 MRI 显示累及至少3个连续椎体节段的脊髓中央扩大或空洞形成
CSF检查	血清/CSF白蛋白比率下降,IgG 合成率正常,一般没有寡克隆区带
血清学检查	NMO-IgG 自身抗体阳性

■ 无痛性视力丧失。

■ 不可逆性视力丧失（发病1个月后视力仍无改善）。

■ 复发性视神经炎。

■ MRI 显示视神经长节段的强化。

■ 合并系统性自身免疫疾病。

■ 亚裔人群。

■ 出现呃逆的症状。

● 神经影像学检查:NMO 的诊断一般是基于异常颈椎 MRI （T2 高信号病灶超过 3 个节段）和正常的颅脑 MRI 表现。颅脑 MRI 也可能表现为非 MS 特征性、呈现 T2 高信号的病灶,如未累及脑室周围的脱髓鞘病变（图 5-7）。

● 血清学检查：通常表现为 NMO 免疫球蛋白（AQP4 抗体）阳性。AQP4-IgG 单独检测的敏感性为 76%,特异性为 94%。

NMO 临床表现的多样性导致 NMO 谱系疾病（NMOSD）概念的提出。NMOSD 的国际分类是：

● 存在 AQP4-IgG:

■ 至少一项临床核心特征。

■ AQP4-IgG 检测阳性。

■ 排除其他诊断。

● 不存在 AQP4-IgG 或者未知 AQP4-IgG 状态:

■ 至少有以下两项临床核心特征:

▶其中一项临床特征必须为视神经炎或急性脊髓炎。

▶空间多样性(两项或以上不同的临床核心特征)。

▶需要满足 MRI 额外的诊断条件。

▸排除其他诊断。

● CSF：CSF 通常表现为中性粒细胞为主的白细胞(WBC)计数升高(大于 50 个/mL)和蛋白含量升高。此外，约 75% 的患者寡克隆带表现为阴性。

● 血清学检查：血清 NMO-1gG 阳性对诊断 NMO 具有高度特异性。

治疗

● 急性发作期：采用大剂量静脉滴注甲泼尼龙(1g/d，3~5 天)。如果激素无反应，部分患者还需要进行血浆置换或静脉滴注免疫球蛋白。急性期后应联合其他免疫抑制剂治疗(如硫唑嘌呤或利妥昔单抗)。难治性或进展性病例可以采用血浆置换疗法。

● 预防复发：长期应用泼尼松、硫唑嘌呤或利妥昔单抗治疗已被证实有助于预防疾病复发。

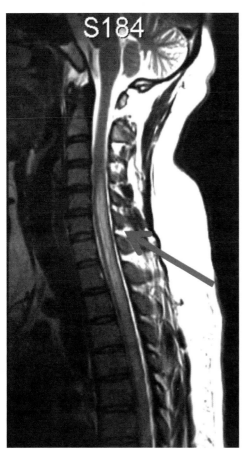

图 5-7 NMO。NMO 患者颈髓 MRI 矢状位 T2 加权像显示病灶累及 3 个以上连续椎体节段(箭头所示)。

抗髓鞘少突胶质细胞糖蛋白（抗 MOG）综合征

抗 MOG 是一种在中枢神经系统的少突胶质细胞和髓鞘表面特异表达的蛋白，其抗体（抗 MOG 抗体）阳性的视神经炎已被确定为视神经病变的一个新亚型。抗 MOG 抗体在儿童和成人脱髓鞘病变中都起到重要的作用。MOG 抗体相关性脱髓鞘的患者似乎具有独特的临床、影像学和治疗特征。最近的研究表明，抗 MOG 抗体在慢性复发性炎症性视神经病变患者中的阳性率较高。

病因学和流行病学

本病发病率无性别差异，而 NMO 女性的发病率显著高于男性。最近在抗 MOG 抗体阳性的 NMO 或 NMOSD 患者中的发现，对这类疾病的命名和分类产生了一定的争议。修订后的 NMO 诊断标准使得患者可在 AQP4 抗体阴性的情况下明确诊断为 NMO（表 5-9）。因此，抗 MOG 和 AQP4 抗体阳性的视神经炎和（或）脊髓炎都被归类为 NMO/NMOSD 综合征。然而，AQP4 抗体相关性疾病是一类具有独特组织学和免疫学特征的星形胶质细胞病，而 MOG 抗体相关性疾病则以少突胶质细胞为靶点。

抗 MOG 抗体也与儿童炎性脱髓鞘病有关，包括急性播散性脑脊髓炎（ADEM）。

临床表现

视神经炎是最常见的临床表现，

表 5-9 修订后的NMO诊断标准

临床特征	抗MOG抗体阳性	抗AQP4抗体阳性
视神经炎	双眼多见	单眼
视盘	伴视盘肿胀的前部视神经炎为主	球后或前部
眼痛	50%	少见
对脉冲性类固醇治疗的反应	良好	差（常出现激素抵抗）
视神经MRI	眶内T2高信号伴延长，不累及视交叉；神经周围增强	常累及视神经管内段、视交叉、视束
脑MRI	类似ADEM那种边界模糊的脑损伤	病灶呈长T2高信号
视神经炎复发率	高（尤其当类固醇快速减量时）	尽管多变，但没有抗MOG抗体阳性疾病频繁
CNS症状	少见	横贯性脊髓炎更常见
CNS症状复发率	低	较高

尤其是双眼视神经炎。一些研究报道，与特发性视神经炎和 NMO 相比，本病眼痛的发病率更高。抗 MOG 抗体阳性的患者，脊髓炎和 CNS 的复发率低于 NMO 患者。

自然病程

抗 MOG 抗体阳性视神经炎虽然对静脉滴注类固醇的治疗反应迅速且显著，但往往残留视野缺损。该病有较高的复发风险，尤其当类固醇快速减量时。通常这些患者被诊断为脱髓鞘性视神经炎，只有当患者按照 ONTT 方案进行类固醇减量，并迅速复发时才考虑抗 MOG 抗体综合征的诊断。虽然已知抗 MOG 抗体阳性视神经炎经常复发，但至今没有报道表明脊髓炎本身也有复发的趋势。

诊断

- 采用全长人 MOG 蛋白为抗原的活细胞分析（CBA）已被证实是检测人类脱髓鞘疾病生物学相关 MOG 抗体的金标准。
- 眼眶 MRI：广泛 T2 高信号和 T1 信号增强，以视神经前部为主。
- 颅脑 MRI：一般正常或显示非特异的 T2 高信号。
- OCT：抗 MOG 抗体阳性视神经炎患眼 RNFL 的平均厚度大于抗 AQP4 抗体阳性的视神经炎。

治疗

目前尚无针对抗 MOG 抗体阳性视神经炎的治疗指南。抗 MOG 抗体阳性的患者对类固醇和血浆置换治疗敏感。但当激素减量或停药时有迅速复发的趋势。因此，需要维持较长的类固醇口服治疗，部分患者需要采用霉酚酸酯或硫唑嘌呤等免疫抑制剂进行维持治疗。

一些用于控制 MS 的治疗药剂，如干扰素、那他珠单抗、芬戈莫德，被证明对抗 AQP4 抗体阳性相关性疾病的控制不利；但这些药物在抗 MOG 抗体相关脱髓鞘病变中的作用尚未明确。

Leber 星芒状视神经视网膜炎

Leber 星芒状视神经视网膜炎的特征性表现为视力下降伴视盘水肿和黄斑区星芒状硬性渗出(图 5–8)。黄斑星芒状渗出可在首诊或就诊后数天内出现。尽管 Leber 星芒状视神经视网膜炎主要是视网膜疾病,将其纳入本章描述是因为其经常与视神经炎混淆。

病因学和流行病学

- 视神经视网膜炎被认为是感染性或免疫介导的疾病,高达 50%的患者在视觉症状发生前数周,常有累及呼吸道的前驱病毒感染史。
- 尽管视神经视网膜炎可发生在任何年龄的人群中, 但通常影响儿童和年轻人。
- 绝大部分视神经视网膜炎的患者没有明确的病因,或者与猫抓病(巴尔通体)有关。其他可能与之有关的感染包括梅毒、莱姆病和弓形体病。
- 很多原因可导致视盘水肿,如视盘水肿和高血压性视神经病变,均可以导致视网膜星芒状硬性渗出,但其星芒状外观一般是不完整的(图 5–9;图 5–23)。因此,视盘水肿和黄斑星芒状渗出并不是视神经视网膜炎的特发性表现。

临床特征

症状

- 无痛性视力下降。

体征

- 视力:从 20/20 到光感。
- RAPD:如果是单眼发病或双侧发病不对称,可出现阳性。
- 色觉下降。
- 典型的眼底改变:
  - 视盘水肿:轻至重度。
  - 黄斑星芒状渗出沉积在 Henle 层,形成典型的星芒状或半星芒状外观。黄斑星芒状渗出通常出现在视盘水肿之后。
- 荧光素眼底血管造影显示视盘血管荧光素渗漏,而黄斑血管通常正常。该检查非诊断本病所必需。

自然病程

- 视神经视网膜炎通常是自限性疾病,视盘水肿会在 6~8 周后消退,黄斑星芒状渗出需要数月,甚至 1 年才会消失。大部分患者视力恢复良好。
- 如果视力症状持续存在,患者通常主诉视物变形或中心视力模糊。

诊断

- 患者有被猫抓的病史,因而极有可能患猫抓热。在这种情况下,需要检测患者的巴尔通体滴度。

● 视神经肿胀和渗出,合并黄斑区星芒状或半星芒状渗出,也可见于其他情况,如高血压性视神经病变或视盘水肿(见图 4-7;图 5-9)。在上述情况下,黄斑区星芒状渗出经常局限于黄斑鼻侧,提示黄斑渗出来源于视盘水肿。因此,应该对患者进行血压检查。

● 需要指出的是,上述眼底改变并不能视作等同于视神经炎,也不会增加发展为 MS 的风险。

治疗

● 治疗取决于病因。

● 抗生素可用于猫抓病患者的治疗。

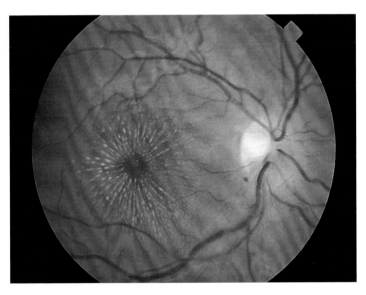

图 5-8　**Leber 星芒状视神经网膜炎。**视盘水肿伴视网膜神经纤维层水肿,视盘外侧 7 点位有一处出血斑。黄斑渗出呈星芒状外观。

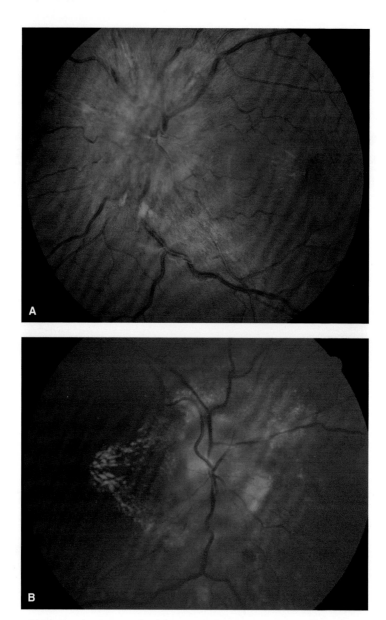

图 5-9　**视盘水肿。**(A)由于摄入米诺环素而导致假性脑瘤的患者,其眼底显示视盘水肿伴黄斑半星芒状渗出。(B,C)高血压性视神经病变患者的半星芒状渗出。(待续)

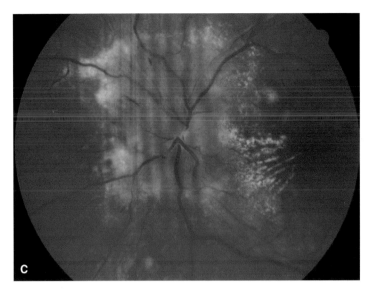

图 5-9(续)

结节病性视神经病变

结节病是一种侵犯多系统的肉芽肿性炎症,常累及眼部、神经系统并伴有神经眼科表现。视神经病变可发生在全身结节病病程中的任何时间,视神经病变也可是结节病的首发表现。

病因学

- 结节病是以非干酪性肉芽肿为病理特征的肉芽肿性炎性疾病。组织病理学检查可见特征性的上皮样细胞和巨细胞。
- 结节病性视神经病变由以下 3 种可能的机制引起:
  - 肉芽肿(图 5-10)或硬脑膜炎(图 5-11)导致的压迫。
  - 炎症细胞浸润,视盘处可见结节性肉芽肿(图 5-12)。
  - 闭塞性动脉炎导致的缺血。

临床特征

症状

- 通常为缓慢进展的单眼或双眼视力下降,但视力下降也可迅速进展。
- 色觉下降。

体征

- 视力下降。
- 单侧或双侧非对称性病变可出现RAPD 阳性。
- 获得性色觉障碍。
- 视野检查可见中心暗点或其他神经纤维束缺失性视野改变。
- 前部肉芽肿性葡萄膜炎的表现:房水闪辉、房水细胞或羊脂状 KP。
- 如病变位于眼球后,视盘可表现正常;如视盘发生炎性病变或结节性肉芽肿,视盘可表现为充血、肿胀。上述病变最终导致视神经萎缩。
- 有时可见玻璃体内炎症反应,视网膜色素上皮(RPE)层病变可导致眼底白色改变(图 5-13)。过去描述为视网膜静脉鞘样(蜡滴样)改变,实际上是融合的视网膜或脉络膜病灶(图5-14)。
- 结节病的非视神经表现见表 5-10。
- 结节病的其他眼部表现见表 5-11。

诊断

- MRI 可见受累的视神经或前视路信号增强(图 5-15)。可见脑膜增厚和异常的造影剂增强信号。
- 血清 ACE 水平异常升高。
- 胸部 X 线片或胸片常见肺门淋巴结肿大或肺部结节或浸润。
- 肺功能检查异常。
- 许多患者镓扫描可见肺部和泪腺受累。
- 确诊需要病理活检,常取受累的泪腺或通过支气管镜获取肿大的肺门淋巴结(图 5-16)。结膜盲检的检

表 5-10　结节病的其他神经眼科表现

视觉传入通路

视交叉受累

双颞侧偏盲,交界性暗点,双侧视神经受累

视交叉后视觉通路:视野缺损的类型取决于视路受累的部位;视路损伤的机制包括
　压迫、浸润或血管炎相关的血管阻塞

视觉传出通路

展神经麻痹最为常见;可为单侧或双侧核

核上性注视麻痹和眼球扑动曾有报道

瞳孔(不常见)

强直性瞳孔

眼眶受累

眼眶占位(肉芽肿)

眼外肌浸润

眼眶弥漫性浸润

表 5-11　结节病其他眼部特征

眼睑和眼前段

冻疮样狼疮:受累眼睑出现紫色结节性硬化性皮疹

泪腺浸润和肿大

带状角膜病变

结膜滤泡

巩膜外层炎和巩膜炎伴结节

葡萄膜

前葡萄膜炎:通常为伴羊脂状KP(一种常见的表现)的肉芽肿

睫状体平坦部炎

玻璃体炎

眼后段

脉络膜炎伴黄色或白色结节

视网膜新生血管

脉络膜肉芽肿

出率极低,而裂隙灯下对肉眼可见的
结膜病变(肉芽肿)进行活检检出率
更高。

治疗

● 皮质类固醇是主要的治疗方法,
应全身给药治疗结节病性视神经
病变。

● 如果合并葡萄膜炎,应行局部
激素点眼及球旁注射皮质类固醇
治疗。

● 如果皮质类固醇未能控制或逆转
病情,应尝试甲氨蝶呤治疗。

● 近来,越来越多的证据证实利妥昔
单抗、抗 CD20 抗体有益于结节病性视
神经病变的治疗。

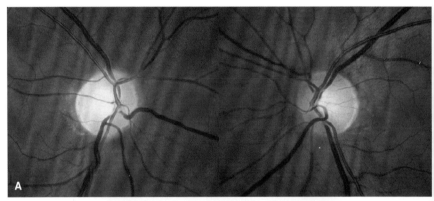

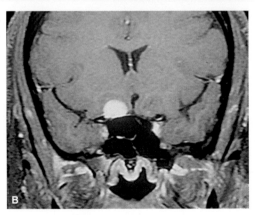

图 5–10　**结节病**。(A)右眼视盘苍白,伴视网膜神经纤维层大量丢失。左眼视盘未见异常。(B)MRI 显示蝶骨平面可见一个造影剂增强的肿块压迫右侧视神经。

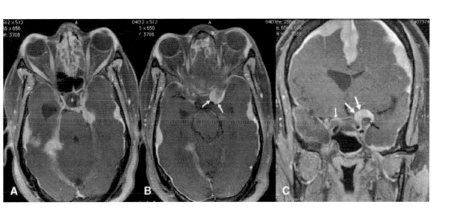

图 5–11　**神经结节病合并硬脑膜炎患者**。42 岁非洲裔美国女性患者,既往因神经结节病导致右眼无光感(NLP),现主诉左眼进行性视力下降 2 周余。(A)T1 钆增强和脂肪抑制图像可见一个增强的病变(B 和 C,宽白色箭头所示)压迫,并且浸润左侧视神经管处的视神经,其表现与结节样肉芽肿一致。尽管其脑膜鞘轻度增强(C,白色细箭头所示),但对侧视神经萎缩未受累。黑色箭头所示为前床突。颅内所有区域均可见弥漫性、体积增大的硬脑膜肉芽肿病变。通过静脉注射皮质激素,患者视力改善并转诊至风湿病专科进行抗代谢药物维持治疗。(Courtesy of MD. Jurij Bilyk,MD.)

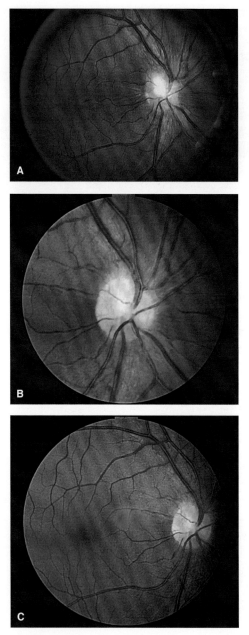

图 5-12　**结节病**。(A)右眼视盘肉芽肿经活检证实为结节病。(B,C)全身给予皮质类固醇治疗 2 年后肉芽肿消失。

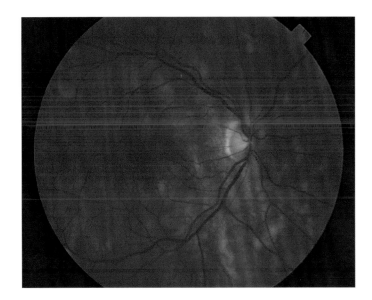

图 5-13　**结节病**。后极部视网膜色素上皮水平处白色病灶。(Courtesy of Tamara Vrabek, MD.)

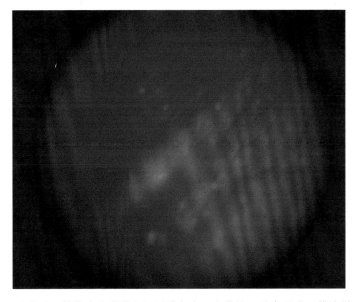

图 5-14　**结节病**。结节病患者眼底视网膜色素上皮萎缩，融合形成"蜡滴样"外观。(Courtesy of Tamara Vrabek, MD.)

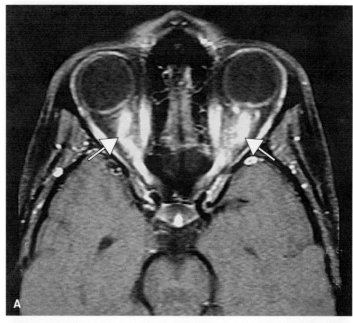

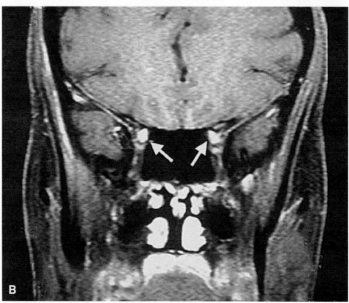

图 5-15　**结节病**。双眼视力下降,(A)水平位和(B)冠状位 MRI 显示双侧视神经全程增强信号。

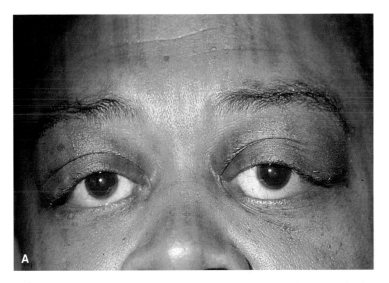

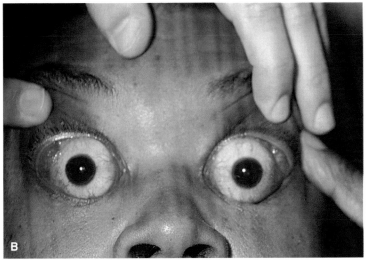

图 5–16　**结节病**。(A)结节病致双侧眼泪腺区饱满。(B)抬高眼睑可见增大的泪腺脱垂。

（杨旸　译　李志清　校）

梅毒性视神经病变

二期和三期梅毒均可以出现视神经病变。梅毒所致的视神经病变可以是视神经炎、视神经视网膜炎，或者视神经周围炎。梅毒性视神经病变可以单独发生，也可以伴随眼内其他部位炎症。

病因学

● 视神经炎一般发生于二期和三期梅毒。我们认为，梅毒性视神经病变提示神经梅毒的存在。

临床特征

● 梅毒的一般眼部表现见表5-12。

症状

● 单眼或双眼视力下降。
● 色觉下降。

体征

● 中心暗点。
● 如果单眼发病或者双眼不对称发病，可出现RAPD(+)。
● 有时可有玻璃体细胞反应存在，尤其是合并视盘炎和HIV阳性的患者。
● 视神经视网膜炎发生于二期和三期梅毒。在二期梅毒，视神经视网膜炎作为梅毒性脑膜炎的一部分存在，可以单眼独立发病(可伴有或不伴有葡

表5-12　梅毒的眼部表现

一期
眼睑硬下疳
二期
葡萄膜炎
全葡萄膜炎
脉络膜炎
脉络膜视网膜炎
视神经炎
视网膜炎和视网膜血管炎
视盘水肿
眼前节病变
浅层巩膜炎
巩膜炎
泪腺炎
泪囊炎
角膜基质炎
虹膜丘疹和树胶肿
三期
视神经病变
Argyll Robertson瞳孔(阿罗瞳孔)
角膜基质炎
慢性葡萄膜炎
眼球运动神经病变，尤其是动眼神经

萄膜炎)，也可以双眼同时发病。
● 脑膜炎可引起其他脑神经病变或者脑膜刺激症状。
● 此外，梅毒患者可以有以下视神经病变表现：
■ 视神经周围炎：视盘水肿，但视力正常，没有其他视神经病变的临床体征。这通常是二期梅毒的一种表现。
■ 视盘炎：这种前部视神经炎与

脱髓鞘性神经炎不易鉴别(图 5-17)。通常视力下降迅速,但继发于梅毒的视盘炎不会自发缓解。视盘炎可见于二期和三期梅毒。

■ 视神经视网膜炎:可伴有玻璃体炎,见于二期和三期梅毒。

■ 球后视神经炎:表现与典型的视神经病变一样,但没有急剧且严重的视力下降,一般在二期梅毒出现。而在三期梅毒,球后视神经炎是一个缓慢发展的病变过程。

■ 视盘水肿:一般见于二期和三期梅毒,可伴有脑膜炎。临床表现与视神经周围炎容易混淆,腰椎穿刺显示颅内压升高有利于鉴别诊断。

诊断

• 证明梅毒感染最好的方法是在组织活检或者脑脊液中检查出梅毒螺旋体。由于这些方法在临床中并不可行,因此通常使用间接的检测方法来诊断梅毒。梅毒性视神经病变提示神经梅毒的可能,可疑患者应行脑脊液检查分析。

• 梅毒的血清学检测见表 5-13。特异性检测推荐见表 5-14。

治疗

• 由于尚未建立神经梅毒诊断的统一标准,强烈建议在感染性疾病专家的指导下或会诊后,对梅毒进行分期和治疗。以下是治疗指征和治疗方法

的总概述。

治疗指征

• FTA-ABS 阳性和 VDRL 阴性。

■ 梅毒体征处于活跃期且合并 CSF 异常。

■ 并发 HIV:患者 FTA-ABS 和 VDRL 可能阴性(诊断基于临床证据)。

• FTA-ABS 阳性和 VDRL 阳性。

■ 如果经过 1 年适当的治疗后,VDRL 滴度(>1:8)未较治疗前下降 4 倍。

■ 如果无法获取先前的检测滴度,当前滴度>1:4,且近几年没有接受治疗。

治疗方案

• 血清 FTA-ABS 阳性,再加上以下任意一项阳性可诊断神经梅毒。

■ 脑脊液–VDRL 阳性。

■ 脑脊液中白细胞含量>5 个/mm^3。

■ 脑脊液中蛋白>45mg/dL。

• 治疗方法包括:

■ 静脉滴注水溶性青霉素 G 200~400 万单位,每 4 小时 1 次,连续 10~14 天,然后改为肌内注射苄星青霉素 240 万单位,每周 1 次,连续 3 周。

■ 如果脑脊液正常,则仅需要肌内注射苄星青霉素 240 万单位,每周 1 次,连续 3 周。

■ 如果合并 HIV 阳性,青霉素的剂量需要更高。

表5-13　**梅毒检测**

螺旋体检测

适用范围

对所有阶段的梅毒都有高度特异性和敏感性

一旦出现阳性反应,检测不会恢复正常

适用于梅毒的确定性诊断

常规用于疑似晚期梅毒的检测

如有其他螺旋体感染,可出现假阳性

HIV感染时可出现假阴性

检测方法

免疫荧光:FTA-ABS,荧光螺旋体抗体吸收试验

红细胞凝集试验

MHA-TP:梅毒特异性螺旋体微量红细胞凝集试验

HATTS:螺旋体微量红细胞凝集试验

TPHA:被广泛应用于加拿大和欧洲,但未被应用于美国

非螺旋体(反应素)检测

适用范围

用于梅毒初筛或血清反应素抗体滴度的定量检测,但是在初期、潜伏期和晚期的患者中有显著的假阳性

反映疾病的活动性:例如,在初期和二期之间可以看到反应素滴度升高;治疗后反应素滴度持续下降,则表明治疗有效

非螺旋体检测在治疗后通常表现为阴性,但在有些患者中低滴度反应素可长时间存在

检测方法

VDRL:性病研究实验室试验

优点:脑脊液标准检测手段,价格低廉

缺点:使用热血清,必须每天准备新鲜试剂

非螺旋体检测假阳性结果可发生于:自身免疫性疾病、妊娠、疫苗接种后、静脉药物滥用、结核和非梅毒性螺旋体感染

假阴性见于合并HIV感染者

RPR:快速血浆反应素

优点:操作简单;血清无须加热;可作为快速血清诊断的选择

缺点:较VDRL贵

表 5-14　**梅毒视神经病变的脑脊液检测**

腰椎穿刺适应证

　血清学检测阳性的患者,伴有神经系统或神经眼科症状和体征时

　病程未知的患者,未曾接受驱梅治疗时

　HIV 阳性同时梅毒血清学检测阳性时

脑脊液检测项目

　脑脊液 VDRL

　　如果脑脊液没有被血液污染,则具有非常高的特异性

　　低敏感性:在有症状的进展期梅毒患者中,可能不会出现阳性反应

　脑脊液蛋白、细胞计数

- 随访:神经梅毒患者需要每 6 个月进行一次腰椎穿刺,直到白细胞计数恢复正常。如果白细胞计数没有下降,则需要进行重复治疗。

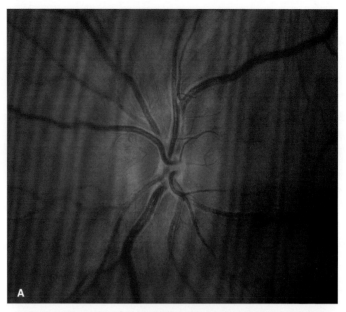

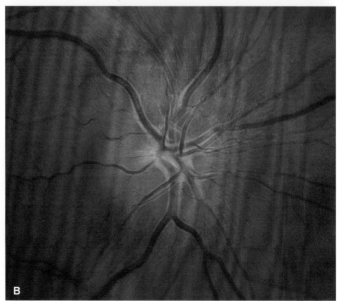

图 5-17   **梅毒**。(A)梅毒引起的双侧视盘炎。(B)患者静脉滴注青霉素治疗结束后,视盘恢复正常。

非动脉炎性前部缺血性视神经病变

非动脉炎性前部缺血性视神经病变(NAION)是一种常见的视神经疾病,其特点是无痛性视力下降伴视盘水肿。由疾病命名可见该病不是由巨细胞性动脉炎(GCA)引起的。

病因学和发病机制

● NAION 被认为是后睫状循环供血不足影响视神经末梢所致,但目前还没有办法证实。

● 在 50 岁以上人群中,NAION 的发病率为(2~10)/10 万,平均发病年龄在 55~65 岁(范围:40~70 岁)。越来越多具有危险因素的年轻患者被诊断为该疾病。

● 重要的危险因素包括:

■ 小杯/盘比和小视盘(也称先天性异常视盘或者"危险视盘")(图5–18),这可能是 NAION 最重要的危险因素。

■ 高血压。

■ 糖尿病。

■ 高胆固醇血症。

■ 其他血管危险因素:与小血管疾病和凝血系统疾病有关的因素可能很重要,但目前无确切证据。

■ 严重的失血(自发失血、手术导致的失血、重度低血压)可能会导致后部缺血性视神经病变(PION)。除了在这些临床情况或 GCA 中,PION 的诊断应该谨慎,因为导致 PION 的其他病因通常是压迫(图5–19)。

■ 白内障术后。

■ 视盘玻璃疣（更可能引起NAION)(图5–20)。

■ 5–磷酸二酯酶药物 [西地那非(伟哥)、他达拉非(西力士)]与 NAION 的关联仍有争议,WHO 认为可能相关。

■ 睡眠呼吸暂停。

临床特征

症状

● 患者表现为无痛性视力下降,尽管部分患者也可以无症状。视力下降的程度可从 20/20 伴随视野缺损至光感。

● NAION 很少导致无光感。

体征

● 视力下降:在缺血性视神经病变减压治疗试验(IONDT)中,约 50%的患者基线视力好于 20/64,1/3 的患者视力低于 20/200。

● RAPD:除非对侧眼已有视神经病变或有严重的视网膜病变存在,否则患眼 RAPD 阳性。

● 色觉障碍:色觉障碍的程度与视力下降的水平一致,这一点与视神经炎不同,视神经炎患者的色觉与视力变化通常不成比例。

- 前部视路病变视野缺损：最常见的视野缺损是下方水平视野缺损，尽管各种视神经损伤的视野缺损类型都可以见到。
- 视盘水肿（图 5-17A）：视盘水肿可以是弥漫的，也可以是区域性的。视盘水肿为充血较苍白多见，常伴随火焰状出血。视盘水肿发生于视力下降之前，或同时发生。视盘外观正常时，一般不诊断为 NAION。
- 对侧眼先天异常视盘（"危险视盘"）。
- 双眼先后发生的 NAION，通常间隔几周或几个月。因表现为单侧视盘水肿和对侧视神经萎缩，临床被称为"假性 Foster Kennedy 综合征"（图 5-21B）。

诊断

- 本病基于视盘充血、水肿伴有盘周出血和视神经病变的体征做出临床诊断。需要排除其他导致前部视神经病变的病因（如 GCA、炎症性视神经病变）。
- 55 岁以上的患者均需要排除 GCA 导致的 AION。主要包括完整的病史和适当的实验室检查（红细胞沉淀率、C 反应蛋白、颞动脉活检），以确定 GCA 的其他症状和体征。

- 其他可能有用的检测旨在识别潜在的血管危险因素（血压、空腹血糖、胆固醇水平），虽然没有证据证明控制这些危险因素能够避免对侧眼发病。其他与 NAION 有关的危险因素包括睡眠呼吸暂停综合征和同型半胱氨酸血症。
- NAION 的视盘水肿通常在 6~8 周消退。如果视盘水肿超过 2 个月，需要查找其他引起视神经病变的原因。

自然病程

- 视力下降通常在发病时降至最低，35% 的患者可能在发病数天甚至数周后视力恶化。IONDT 研究显示，大约 40% 的患者视力最终恢复 3 行或 3 行以上。
- 视盘水肿数周后消退，伴随视盘边缘小动脉减少出现视神经萎缩。
- 对侧眼发生 NAION 的风险为 12%~40%。同一眼再次发生 NAION 的风险不足 5%。
- 虽然 NAION 病程中视神经纤维层变薄，但并不会出现明显的视杯凹陷（图 5-22A~D）。

治疗

- NAION 尚无有效的治疗。一些专家推荐使用糖皮质激素，尽管这种做法没有充分的科学数据支持。

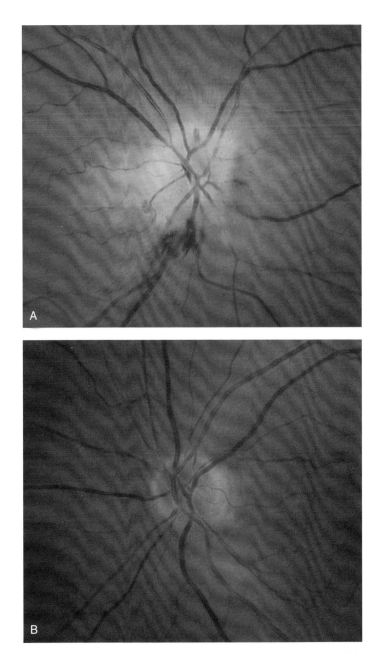

图 5–18　**非动脉炎性前部缺血性视神经病变。**(A)右眼视盘隆起,伴视网膜神经纤维层水肿及视盘下方出血。(B)左眼为"危险视盘"。

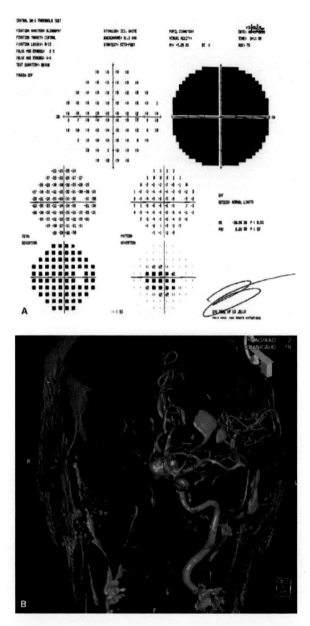

图 5-19　**79 岁女性患者白内障术后 OD 视力下降。**起初视盘正常,诊断为后部缺血性视神经病变。(A)视野检查结果为 OD 绝对性中央视野缺损和 OS 视野正常。(待续)

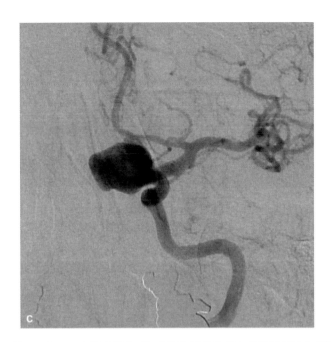

图 5-19(续)　(B)MR 血管成像和(C)动脉造影显示颅内动脉瘤压迫右侧视神经。

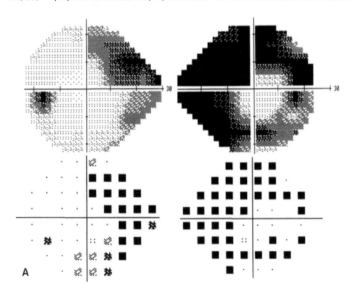

图 5-20　35 岁女性患者 OD 突然视力下降。(A)视野显示 OD 视野重度缺损和 OS 鼻侧阶梯。(待续)

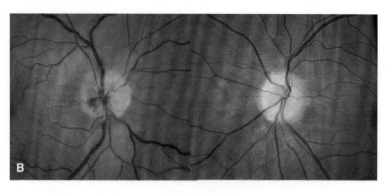

图 5-20(续)　(B)右眼视盘急性出血性梗死,双眼视盘埋藏玻璃疣。

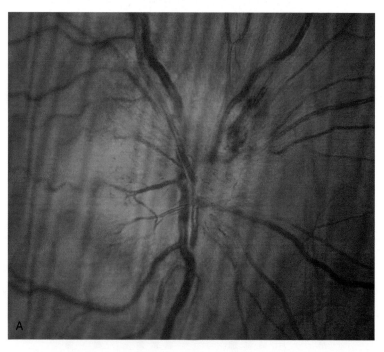

图 5-21　**假性 Foster Kennedy 综合征**。假性 Foster Kennedy 综合征伴单侧急性 NAION 及对侧眼之前发生 NAION 后导致的视神经萎缩。(待续)

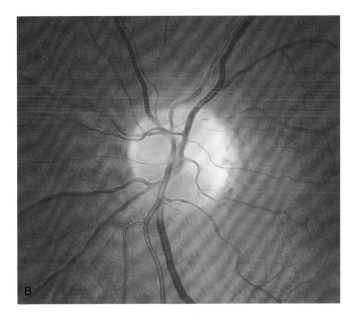

图 5-21(续)

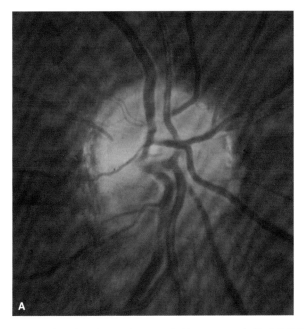

图 5-22　**非动脉炎性缺血性视神经病变。**(A)右眼 NAION 6 个月后的视神经。(待续)

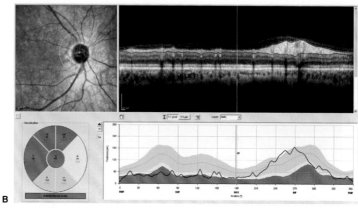

B

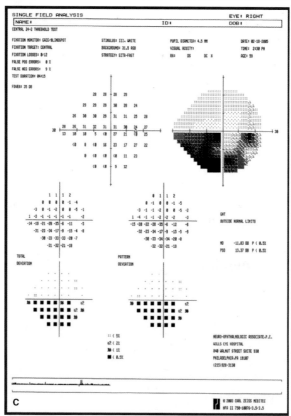

C

图 5–22(续) (B)视盘 SD–OCT 检查显示视神经纤维层变薄。(C)右眼 NAION 的 Humphrey 视野检查(SITA 24–2)。(© 2003 Carl Zeiss Meditec.)(待续)

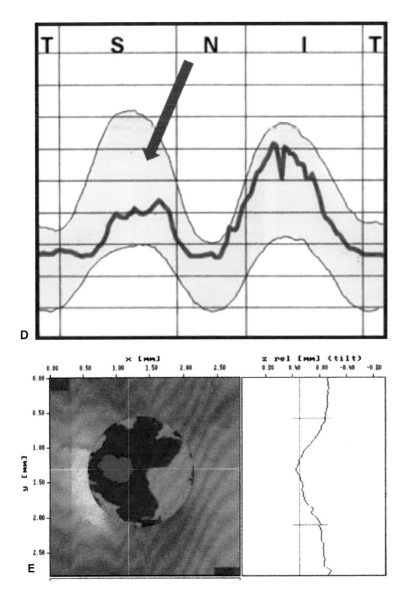

图 5-22(续)　(D)相应的激光偏振光扫描证明上方视网膜神经纤维层变薄(箭头所示)。(E)海德堡视网膜地形图显示,左眼 NAION 发病 6 个月后与对侧眼比较,不存在明显不对称性。(待续)

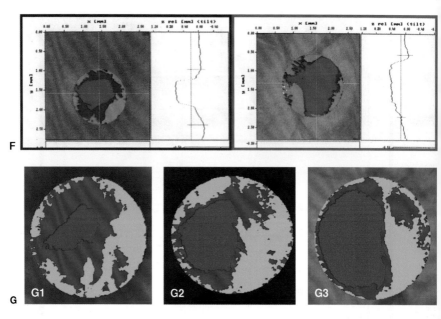

图 5-22(续) (F)比较右眼(健眼)和因 GCA 引起的动脉炎性前部缺血性视神经病变
(AAION)发病后 3 个月的左眼(患眼),显示左眼视盘凹陷扩大。(G)海德堡视网膜地形
图显示,AAION 发病后 1 个月、3 个月、4 个月,视盘连续测量显示视杯逐渐扩大。

巨细胞动脉炎

巨细胞(颞部、颅内)动脉炎是累及全身中、大动脉的坏死性血管炎性疾病,其有几种最重要的神经眼科受累表现。潜在病因仍然不清楚,最佳治疗也存在争议。

流行病学

美国明尼苏达州 Olmsted 县的一项研究显示,50 岁以上人群 GCA 的发病率男性为 17.8/10 万、女性为 24.2/10 万。但由于在西班牙裔、非洲裔和亚裔人群等非高加索人中,GCA 的发病率很低, 全美真正的发病率可能较上述低。一些报道也显示 GCA 发病率有季节性变化,但也有研究没有发现明显的季节波动。

年龄是最重要的因素。所有的发病率统计数据均为 50 岁以上的患者。GCA 在 50 岁以下的患者中罕见,而且大多数患者实际发病年龄在 60 岁以上。

病因学和发病机制

GCA 的确切病因尚不明确。一些证据表明 GCA 有遗传倾向,在北欧人及其后代中发病率增加,且与 HLA-DRB1 有较高的相关性。

虽然这种免疫疾病的启动因素并不明确,目前认为启动因素促使大量CD4 型 T 淋巴细胞通过血管滋养管进入血管外膜。这些 T 细胞产生 γ-干扰素,从而导致血管管腔闭塞。巨噬细胞也可通过血管滋养管进入血管外膜并分泌 IL-6 和 IL-1β。这些巨噬细胞在动脉壁的中层分泌金属蛋白酶类,这类酶可以消化动脉壁成分,导致平滑肌细胞的释放并向管腔内移行,从而导致血管内膜增生。因此,导致 GCA 缺血的主要过程不是动脉壁结构的破坏,而是血管内膜增生性反应导致的管腔闭塞。由抗原驱动的免疫反应引起的内膜增生需要中、大血管管壁三层结构内(血管中层、血管外膜、血管内膜)形成新的毛细血管来营养这些新生组织。这些炎性动脉产生血小板衍生因子(PDGF A 和 PDGF B),这类因子的表达与管腔阻塞有关。这些生长因子由位于血管中层和内层交界处的巨噬细胞和巨细胞分泌。狭窄病变也可见较高浓度的血管内皮生长因子(VEGF)。

临床特征

GCA 是一种与全身风湿性多发性肌痛(PMR)紧密相关的疾病。约 50% 经组织病理活检证实的 GCA 患者将罹患 PMR。有一种被称为隐匿型的 GCA 可表现为突发视力下降,但不伴有任何与 GCA 和 PMR 相关的全身症状和体征。据估计,大约 20% 经活检证实的 GCA 可能是隐匿型。

症状

- 视力下降:突然发作且通常很严重。
- 复视:10%~15% 的 GCA 患者出现这种症状。
- 短暂性视力下降:单眼或双眼受累,持续数分钟至数小时。
- 头痛:一般见于新发病的患者。
- 头皮触痛:触痛可位于颞浅动脉分布区域,也可更广泛。患者常主诉梳头困难、无法佩戴眼镜,甚至无法用患侧枕枕头。
- 颌跛行:因咬肌缺血导致咀嚼时疼痛。该症状高度提示 GCA。
- 全身症状:患者食欲缺乏、体重减轻、盗汗和全身衰弱。
- PMR:主要表现为近端肌群疼痛和僵直,在早上和活动后更严重。

体征

- GCA 可发生各种眼部问题,但视力下降最令人苦恼,据估计约 50% 的 GCA 患者发生视力下降。视力下降的原因如下:

■ 动脉炎性前部缺血性视神经病变(AAION):AAION 是因为睫状后短动脉血管闭塞导致视神经筛板前和筛板区的梗死。AAION 是 GCA 患者视力下降最常见的病因。GCA 引起的 AAION 有一个特征性表现,即视盘梗死呈苍白样,并且常累及整个视盘,而不是表现为节段性梗死(图 5-23A)。通常,缺血的区域,如视盘缺血伴邻近视网膜持续变白(图 5-23B),或者视网膜内孤立的棉绒斑(图 5-23C),可能伴随 AAION。AION 伴视网膜缺血表现是 GCA 导致 AION 的强有力证据。AAION 所致视力下降通常较 NAION 更严重。视力可降至手动或无光感,这是 NAION 很少遇到的情况。AAION 通常累及双眼,即使患眼接受治疗,对侧眼也可在数天或数周内发病。因此,在累及对侧眼之前,诊断 GCA 并进行恰当的治疗至关重要。随着视盘水肿的消退,AAION 导致的视盘外观与 NAION 不同。后者在疾病后期表现为视盘部分或全部色淡,而 AAION 通常表现为视杯凹陷扩大(见图 5-22E)。

■ 视网膜动脉阻塞:视网膜中央动脉阻塞(CRAO)(视网膜分支动脉阻塞更为少见)是一种少见的导致 GCA 视力下降的病因。临床上,其表现与其他原因引起的视网膜动脉阻塞类似,即视力突然下降和视网膜变白。老年人出现 CRAO,但视网膜动脉内未见血栓,须警惕 GCA。

■ 后部缺血性视神经病变(PION):GCA 可发生视盘后部至筛板的动脉梗死。单眼或双眼突发视力下降,初期视盘正常,随后视盘变苍白。PION 不是 GCA 的常见表现,但 GCA 是 PION 最常见的病因之一。

■ 脉络膜缺血:有时视力严重下降,但眼底表现正常或接近正常。荧光血管造影可能显示脉络膜明显缺血（图 5-24）。

■ 眼缺血综合征：本病不是 GCA 常见表现，但视力下降、低眼压、眼前节炎症的患者应考虑本病。本病是炎症累及眼动脉所致。

■ 眼位偏斜：复视可由眼外肌、第Ⅲ、Ⅳ、Ⅵ脑神经或脑干梗死所致，作为脑卒中的一部分表现。

■ 颞浅动脉异常：可表现为硬结、突出、无脉搏和疼痛（图 5-25）。

● 其他与 GCA 有关且继发于动脉炎的系统性表现包括：

■ 脑干卒中。

■ 夹层动脉瘤。

■ 主动脉瓣关闭不全。

■ 心肌梗死。

■ 其他器官梗死：肠道和肾脏。

诊断

● 红细胞沉降率（ESR）：ESR 是 GCA 的一项传统检查，通常会升高。但 ESR 不具有特异性，也可在非 GCA 的情况下升高或患有 GCA 时不升高。我们建议使用 Westergren 法，因为它在高值时更为准确。我们使用公式"男性=年龄/2，女性=（年龄+10）/2"来确定 Westergren 法 ESR 的正常值。当然，极少数 ESR 正常的患者，通过组织活检也证实 GCA 的存在，所以 ESR 正常的患者并不能除外 GCA。

● C 反应蛋白（CRP）是比 ESR 提示 GCA 更敏感的指标。只有不到 2% 的 AION 为颞浅动脉组织活检（TAB）阳性而 CRP 正常。

● 血小板增多：GCA 患者血小板计数常超过 $400×10^9/\mu L$。

● 静脉荧光血管造影常显示 GCA 患者脉络膜灌注延迟。

● 彩色多普勒超声检查颞浅动脉显示特征性的暗回声环，提示动脉壁水肿。超声不可以替代颞浅动脉活组织检查来诊断 GCA。彩色多普勒超声还可提示受累颞浅动脉血流速率下降。

● TAB 是诊断 GCA 的金标准。活检阳性包括在破坏的血管内弹力层中可见炎性单核细胞。可能出现血管中层坏死和多核巨细胞，但未见这些改变也可诊断 GCA（图 5-26）。统计数据显示，单侧 TAB 阴性可确认患者未患 GCA。但由于漏诊存在严重后果（尽管统计学显示这种情况不太可能），对临床高度怀疑的 GCA，仍应行 TAB。活检是同时进行、先后进行还是在冰冻切片指导下进行对结果无明显影响。即使临床表现明显，所有疑似 GCA 的患者也应进行 TAB。这样可以避免糖皮质激素治疗出现并发症时，过早终止治疗。同时，也可避免在接受治疗几个月后通过 TAB 找寻 GCA 的证据，因为"痊愈 GCA"很难被寻找。

治疗

治疗 GCA 唯一的方法就是全身应用糖皮质激素。避免视力丧失所需糖皮质激素的准确剂量和疗程尚不明确。GCA 患者治疗的首要目标是在视力下降前明确诊断,避免任何一只眼的视力丧失;若在视力下降后做出 GCA 诊断,则治疗目标是避免对侧眼视力下降。第二个目标是恢复视力,但这更成问题。因为,目前尚无不同糖皮质激素治疗方案在恢复视力方面的前瞻性随机研究。

最近,抗 IL-6 受体的单克隆抗体(托珠单抗),被批准作为皮质类固醇治疗的替代药物,但它可能无法替代皮质类固醇治疗。

我们建议,有明确视力下降的患者每天静脉滴注 1g 甲泼尼龙。在激素治疗的 3 天内,应进行 TAB 检查,如果阳性,治疗改为每天口服泼尼松 1mg/kg。对于没有视力下降的患者,可先口服泼尼松治疗,同时等待 TAB 结果。所有疑似 GCA 的患者均应在收集包括 TAB 在内的诊断信息的同时,进行糖皮质激素治疗。

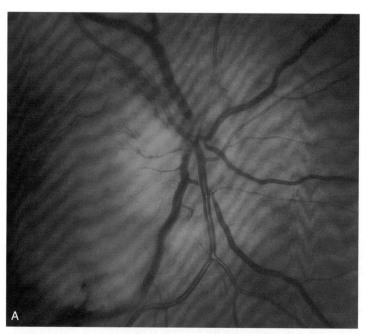

图 5-23 巨细胞动脉炎。(A)视盘梗死,表现为苍白色,伴有一些视网膜神经纤维层出血。(待续)

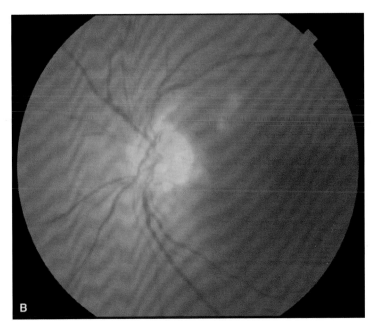

图 5-23(续) (B)伴有视网膜梗死和以巨细胞动脉炎为特征的前部缺血性视神经病变。

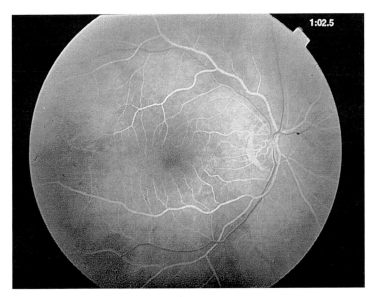

图 5-24 GCA。荧光血管造影显示 1 分钟后脉络膜灌注仍延迟。

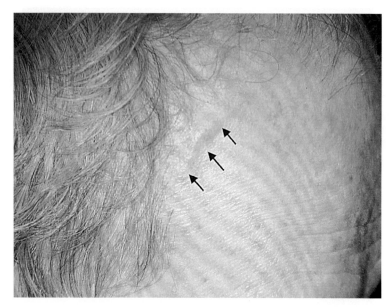

图 5-25　**GCA**。GCA 患者颞浅动脉变硬、无搏动(箭头所示)。

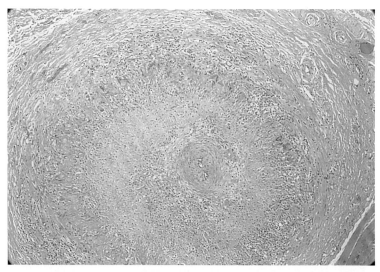

图 5-26　**GCA**。颞动脉活组织检查标本显示炎症伴动脉管腔闭塞,可见明显的多形核巨细胞浸润。(Courtesy of Ralph Eagle, MD.)

围术期缺血性视神经病变

非眼部手术(如脊柱、心脏或者头颈部手术)可能会引起 AION 或 PION。最常见的手术是冠状动脉旁路术和需要患者保持俯卧位的延长脊柱融合手术。临床表现为双侧(也可能是单侧)严重的视力丧失。确切原因尚未确定,可能包括严重失血、低血压、贫血或瘀血。

高血压性视神经病变

高血压性视神经病变以高血压患者双侧视盘水肿为特征。

病因学和流行病学

- 高血压通常很显著, 舒张压超过 100mmHg(1mmHg=0.133kPa)。

临床特征

症状

- 视力下降是唯一的症状。常规眼科检查或医学评估可发现视盘水肿。

体征

- 视力下降可能是由于视神经或视网膜受累。
- 视野缩小。
- 双侧病变不对称时可见 RAPD。
- 视盘水肿(图 5-27)。
- 眼底变化因高血压所致,特征为小动脉狭窄、动静脉交叉改变、视网膜渗出或视网膜/脉络膜梗死。

鉴别诊断

- 视盘水肿。
- 缺血性视神经病变。
- 尿毒症性视盘病变。

治疗

- 降低血压。目前认为血压过快降低可能会导致视神经梗死。

特别说明

高血压性视神经病变被认为是一种缺血性视神经病变。但是,也有一些例子表明高血压性视神经病变是由颅内压增加引起的,在这种情况下,患者通常会有弥漫性脑病的症状。

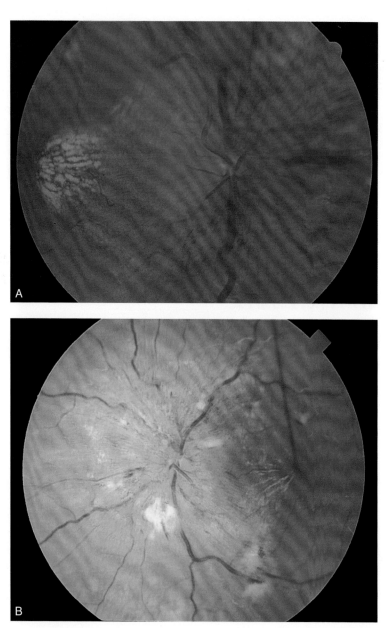

图 5-27　**高血压性视神经病变**。双侧视盘水肿伴视网膜梗死及黄斑区半星芒状渗出，患者血压为 210/130mmHg。

糖尿病性视盘病变

　　糖尿病性视盘病变是发生于糖尿病患者的单侧或双侧视盘水肿。它被认为是一种非典型的 NAION 形式。

病因学和流行病学

- 糖尿病性视盘病变最初报道于 1 型糖尿病患者中，但后来发现 1 型和 2 型糖尿病患者均可以发生。视盘水肿的原因尚不清楚。

临床特征

症状

- 视力下降常见，且是唯一的症状。

体征

- 单侧或双侧视盘水肿，视盘周围出血多于 NAION（图 5-28）。
- 单眼发病或双侧病变不对称时，RAPD 可阳性。
- 视野缺损，包括中央暗点、弓形视野缺损。
- 通常存在糖尿病性视网膜病变，极少数情况下也可没有。
- 常出现黄斑水肿。

自然病程

- 糖尿病性视盘病变的临床病程通常是良性的，许多患者完全可以恢复视力。视盘水肿可能需要几个月的时间才能消退。

治疗

- 仅需要控制糖尿病。

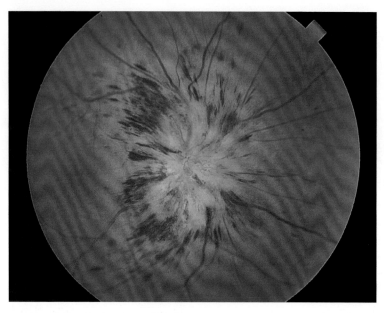

图 5-28 **糖尿病性视盘病变**。视盘隆起伴大量视盘旁出血,同时可见糖尿病性视网膜病变和黄斑水肿。

（李文君 译　李志清 校）

放射性视神经病变

放疗后出现的单眼或双眼视神经病变。

病因学和流行病学

放射性视神经病变通常发生在颅内、颅底或鼻旁窦肿瘤接受放疗的患者,放疗时视神经也包括在放射范围内。一次放疗总剂量超过 6000cGy 且每日剂量约 200cGy,可导致放射性视神经病变。此外,对原先患有糖尿病的甲状腺相关眼病患者进行放疗也可引起本病。需要注意,若同时给予化疗,较低剂量的放疗也可导致放射性视神经病变,可能是因为化疗加剧了放疗对视神经的损害。

确切的发病机制尚不清楚,但推测是放疗引起血管内皮细胞损伤,进而导致血管闭塞和坏死。主要表现为球后视神经病变,极少数可表现为伴有视盘水肿的前段视神经病变。

临床特征

症状

● 单眼或双眼急性、进行性视力下降,直至视力全部或大部分丧失。视力下降通常发生在放疗后,平均约 18 个月,但也可发生在 1 年内,亦有报道发生在 20 年后。

体征

● 视力下降。
● 视神经或视交叉起源的视野缺损。
● 最初视盘外观正常,之后变苍白。

鉴别诊断

● 原发肿瘤复发。
● 继发性空蝶鞍综合征伴视神经和视交叉脱垂。
● 放射诱发的鞍旁肿瘤。
● 蛛网膜炎。

诊断

● 对接受过一定剂量放疗并除外其他原因所致的视力下降,临床上可诊断本病。
● CT 扫描正常,增强扫描未见强化。但是,MRI T1 增强扫描可见视神经、视交叉,甚至视束均有明显增强(见图 6-12)。当视功能稳定,增强即消退。非增强的 T1、T2 加权像显示无异常。

治疗

● 血管坏死是视力下降的原因。有多种治疗方法,包括单独使用大剂量皮质类固醇,或联合高压氧治疗,或玻璃体内注射抗 VEGF 药物,但其有效性尚有疑义。
● 抗凝治疗对脑组织放射性坏死有效,但并没有研究表明它对放射性视神经病变有效。

预后

● 即使尝试了多种治疗方法,仍有近半数患者的最终视力为无光感。尚保存一些视力的患者,视力低于 20/200。

(董莹 译 赵朔 校)

胺碘酮性视神经病变

胺碘酮性视神经病变是由于全身给予抗心律失常药物胺碘酮所致。

病因学和流行病学

● 1%~2%使用胺碘酮的患者可发生胺碘酮性视神经病变。

● 此种视神经病变的确切病因不明。在一项视神经组织病理学研究中发现,患者具有胺碘酮特征的脂质包涵体,但此患者无视功能障碍病史。

临床特征

症状

● 视力下降起病隐匿,随着药物使用缓慢进行性下降。部分患者未诉存在视力问题。

体征

● 双侧视盘水肿(图 5-29)。有单侧视盘受累的报道,但单侧发病患者可能是碰巧服用胺碘酮的 NAION 患者。

● 视力下降,通常视力不低于 20/200。

● 视野缺损,随视神经的损伤而表现各异。

● 若双眼视力损伤不对称,RAPD可为阳性。

● 获得性色觉障碍。

● 漩涡状角膜病变:角膜内皮螺纹样混浊,可出现于服用胺碘酮的患者,但不影响视力。

鉴别诊断

● 视盘水肿:表现为双眼视盘隆起,但视力下降不伴有慢性视盘改变时,可排除视盘水肿。

● 缺血性视神经病变最常与胺碘酮性视神经病变混淆。二者鉴别要点见表 5-15。

诊断

● 没有研究可以直接证实胺碘酮性

表 5-15 **胺碘酮性视神经病变与NAION对比**

	胺碘酮性视神经病变	NAION
发病	隐匿	急性
特征	双眼、同时	单眼,如为双眼,多先后发病
水肿消退	数月	6~8周

视神经病变的存在。

- 服用胺碘酮的患者出现视盘水肿是怀疑该病的理由。

治疗

- 如有其他药物替代,对任何怀疑胺碘酮诱发视神经病变的患者均应停止使用胺碘酮。不存在可逆转视神经病变的其他疗法。
- 如果病情允许,建议处方医生停止给患者使用胺碘酮。患者在 6~8 周进行复查,如发现视盘水肿仍然存在,则胺碘酮性视神经病变诊断成立。

自然病程

- 停药后,视盘水肿缓慢消退,约 1/3 的患者视功能随视盘水肿消退而恢复,其余患者视力通常保持稳定。

特别说明

胺碘酮性视神经病变是作为一种独立诊断存在,还是 NAION 患者碰巧服用了胺碘酮,目前尚存在争议。这两种情况有时难以区分。我们认为主要通过视盘水肿消退的时间来区分这两种情况。NAION 的视盘水肿会在6~8 周消退,而胺碘酮性视神经病变导致的视盘水肿则可持续数周至数月。

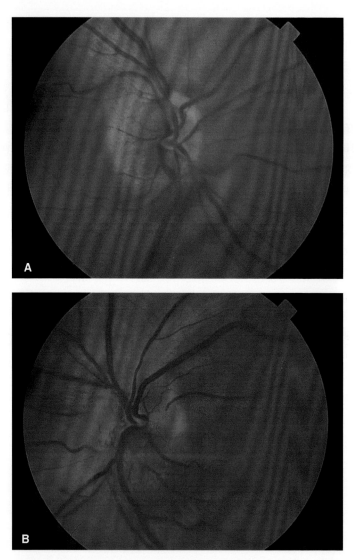

图 5-29 **胺碘酮性视神经病变**。服用胺碘酮的患者双眼视盘水肿,伴视力下降和视野缺损。在停止服用胺碘酮 4 个月后,该患者视盘水肿消退,视功能恢复。

营养不良性和中毒性视神经病变

营养不良性视神经病变

过去认为营养不良性视神经病变是指烟草酒精中毒性弱视。考虑这种视神经病变是烟草和酒精两种物质的毒性共同作用所致。目前公认该类疾病是营养不良性视神经病变。饮食中缺乏维生素 B_{12}、叶酸、铜和硫胺素等可能致病。

然而，有毒物质也可能导致与营养异常无关的视神经病变。此类药物包括乙胺丁醇、甲醇、乙二醇、有机溶剂、铅（对于儿童）、双硫仑、环丙沙星、抗肿瘤药物（顺铂和长春新碱）和抗肿瘤坏死因子（TNF）-α 药物（依那西普、英夫利昔单抗和阿达木单抗）。TNF-α 拮抗剂可能产生急性视神经炎。一些中毒性视神经病变通常会有视盘水肿。甲醇和乙二醇的毒性会导致双侧视力严重下降并伴有明显的视盘水肿。

病因学和流行病学

* 导致该病的特定元素尚不明确。致病原因可能是多因素的。
* 这类患者多吸烟、饮酒过度、饮食习惯不良，缺乏新鲜蔬菜的摄入。
* 烟草中所含的氰化物可能是导致吸烟者患视神经病变的原因。

临床表现

* 营养不良性或中毒性视神经病变的特点是双眼、同时、无痛性视力下降。

症状

* 进行性视力下降。
  * 双眼：早期发病可有双眼不对称性改变。
  * 下降速度：可能很快。
  * 视力损伤程度：变异较大，但中心视力多好于指数。
* 获得性色觉障碍：多在疾病早期出现，可能是首发症状。

体征

* 双侧中心或旁中心暗点，通常周边视野正常，是中毒性视神经病变特征表现。
* 瞳孔对光反射多迟钝。
* RAPD 阴性：双侧视神经对称性受累所致。
* 视神经萎缩出现在疾病后期，多累及乳头黄斑束（图 5-30）。在发病初期，视盘可正常或充血（图 5-31）。

诊断

* 详细的病史：特别关注饮食、吸烟、饮酒等生活习惯及相关服用药物史。其他可能导致双眼视力下降的疾病见表 5-16。

表 5-16 双眼视力下降的鉴别诊断

黄斑病变
视神经或视交叉的压迫性或浸润性病变
显性遗传性视神经萎缩
Leber视神经病变
转化症或癔症

- 通过体格检查发现其他营养缺乏的体征。
- 神经影像学检查:静脉注射 Gd-DT-PA 的头颅 MRI 常用来排除导致双侧视神经或视交叉受压的占位性病变。
- 特殊检查:
  - 维生素 B_{12} 水平:用于排除恶性贫血。
  - 红细胞叶酸水平可能正常。
  - 排除可能有类似临床表现的细微黄斑病变。

治疗

- 戒烟戒酒。
- 改善饮食习惯,尤其多摄入绿色和黄色蔬菜。
- 口服维生素 B_1 100mg,每天 2次,叶酸 1.0mg,每天 1 次。
- 建议有些患者可注射维生素 B_{12}。
- 治疗目标是防止视力进一步下降。多数患者是在出现视神经萎缩并已经有了明确的视力丧失时才就诊。如能在视盘正常或充血时得到诊断,早期治疗可能恢复一定程度的视功能。

维生素 B_{12} 缺乏

病因学

- 恶性贫血是最常见病因。
  - 自身免疫疾病在中老年高加索人中最常见。
  - 胃黏膜壁细胞不分泌内因子导致维生素 B_{12} 在回肠吸收障碍。
  - 巨幼红细胞贫血。
  - 神经系统症状:亚急性联合变性。
- 不良饮食:多见于严格的纯素食主义者。
- 其他导致吸收障碍的病因:
  - 胃肠道手术。
  - 肠道疾病。
  - 裂头绦虫病。
  - 肠绦虫病。

治疗

- 肌内注射羟钴胺(维生素 B_{12a})。

硫胺素(维生素 B_1)缺乏

尽管营养不良性视神经病变的患者会出现硫胺素缺乏,但不能确定硫胺素缺乏会导致视神经病变。目前,仍然推荐营养不良性视神经病变患者筛查硫胺素和叶酸,并对症治疗。

中毒性视神经病变:甲醇

详细内容见表 5-17 和表 5-18。

表 5-17　中毒性视神经病

化学物质	用途	全身表现	视神经病变	其他神经眼科表现
乙二醇	汽车防冻剂	恶心、呕吐、腹痛、昏迷	轻度至重度视力下降	眼球震颤、眼肌麻痹
卤化羟氯喹	抗阿米巴药	腹部不适、感觉异常、感觉迟钝	早期有色觉障碍	亚急性脊髓视神经病
双硫仑	慢性乙醇中毒	周围感觉运动神经病变	亚急性或慢性视力下降	

表 5-18　导致视神经病变的药物

顺铂异
烟肼
磺胺类药物
长春新碱
氯霉素
双硫仑

临床特征

- 患者多因把甲醇误认为乙醇意外摄入而致病。甲醇中毒为急性中毒事件。

症状

- 恶心、呕吐:进食后早期出现。
- 18~48 小时后,出现呼吸窘迫、腹部不适、头痛。患者也可表现精神错乱、全身乏力和嗜睡。
- 代谢性酸中毒。
- 视力急剧下降,可下降至任何水平。若尚存部分视力,中心和旁中心暗点为其典型表现。

体征

- 检眼镜检查(图 5-32)。
  - 早期:视盘充血,边界不清。
  - 晚期:视盘苍白或视杯加深;视网膜小动脉变细。
- 瞳孔:对光反射迟钝,视力完全丧失时表现为对光反射消失。

诊断

- 血清甲醇浓度高于 20mg/dL。

治疗

- 给予乙醇对抗甲醇代谢;治疗代谢性酸中毒。

预后

- 及时治疗,可将视力损失降到最低。

中毒性视神经病变:乙胺丁醇

一般特征

- 乙胺丁醇是一种抗结核药物。
- 乙胺丁醇左旋体是引起中毒性视神经病变的主要原因，乙胺丁醇右旋体对结核病有治疗作用。
- 眼部毒性与使用剂量相关。剂量超过 $25mg/(kg\cdot d)$ 时最有可能发生视神经病变,但也有报道在较低剂量时会发生视力丧失。
  - 发病:用药后不早于 2 个月,平均 7 个月。
  - 由于药物通过肾脏排泄,肾结核患者更易发生视神经病变。

体征

- 视野:中心暗点,双颞侧或视野向心性缩小。
- 视神经:发病初期正常,晚期视神经萎缩。

预后

- 视力通常会在停药后缓慢改善,但部分患者可出现永久性视力损伤。

中毒性视神径病变:烟草 (也称为烟草–酒精性弱视)

尚不能证明烟草可单独导致视神经病变。营养不良的患者可能更易出现烟草中毒性视神经病变。烟草可能影响维生素 B_{12} 的吸收。部分研究者认为,烟草中的氰化物是导致视神经病变的主要因素,但这尚未被证实。该病更易出现在用烟斗吸烟的人群中。

(王琦妙 译　王艳 校)

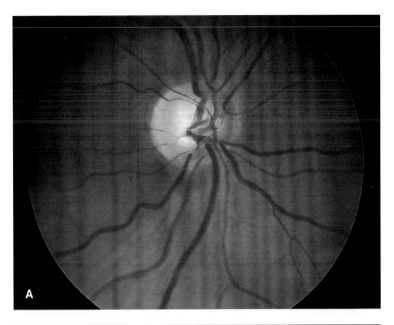

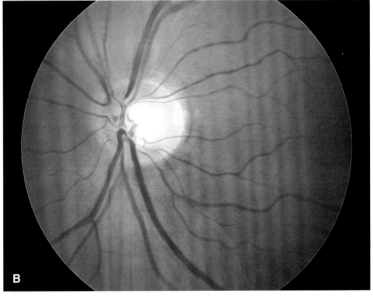

图 5–30　**营养不良性视神经病变**。考虑为营养不良性视神经病变,表现为双颞侧视盘苍白,伴双眼视力下降和中心暗点。

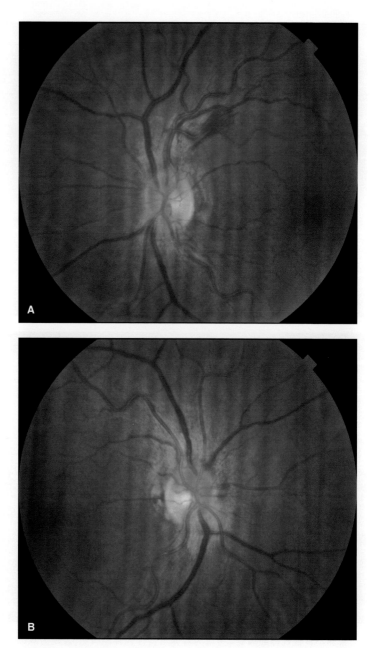

图 5-31　**中毒性视神经病变**。习惯使用漱口水的患者出现中毒性视神经病变,表现为双眼视盘充血。

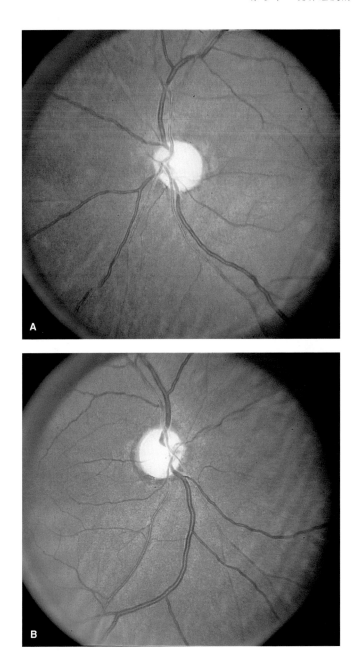

图 5-32 **中毒性视神经病变**。误服甲醇后患者视力丧失,表现为双眼视盘苍白。(Courtesy of Neil R. Miller, MD.)

视盘水肿

　　视盘水肿是指因颅内压升高而导致的视盘隆起,通常双眼发病。

病因学和流行病学

- 任何导致颅内压升高的情况均可能致视盘水肿。

视盘水肿的分期

　　根据病因不同,在视盘水肿发生的数日或数周内进展有如下几期。有些出版物使用 Frisén 分类法,一些神经眼科学家对眼底照片的盲法评估显示,这种分类的可重复性和鉴别能力有限。因此,我们提出以下分类:

　　1.初期(早期):视盘表现为轻度充血和视盘周围神经纤维层轻微肿胀(图 5-33A),自发性静脉搏动可消失。

　　2.急性期(形成期):视盘周围神经纤维层明显水肿,伴视盘周围神经纤维层出血(图 5-33B)。

　　3.慢性期:视盘水肿程度轻于急性期,少有出血,可出现视盘白色结节(假性玻璃疣),推测可能是由视盘水肿导致轴浆流受阻所致。视睫状分流血管可出现于该期。视力下降多由此开始加速(图 5-33C)。

　　4.萎缩期:此为该病终末期。该期可表现为视盘苍白,患者多表现为明显的视力下降和视野缺损(图 5-33D)。

临床特征

症状

- 患者可无症状。
- 可出现头痛。
- 短暂性视力下降,持续数秒,多出现于患者体位改变、蹲下后突然站起等情况。此为该病典型表现。
- 在慢性期可因视神经受损而出现视力下降。在急性期可因黄斑区水肿或皱褶而出现视力下降(图 5-34)。
- 复视:由单侧或双侧展神经麻痹造成。
- 恶心和呕吐。

体征

- 视盘改变:
  - 双侧视盘充血、隆起。
  - 视盘边界模糊和视盘神经纤维肿胀导致盘周视网膜血管模糊。
  - 视盘或盘周视网膜出血。
  - 静脉搏动消失。
  - 视网膜静脉扩张、迂曲。
- 视野缺损:由生理盲点扩大开始,当病程进入慢性期,视野缺损继续加重,继而发展成弓形视野缺损,最终累及中心视力。
- 视力:慢性视盘水肿晚期可出现视力丧失。在急性期视盘水肿导致的黄斑水肿、皱褶或者出血,也可导致视力下降。

- 单侧或双侧的展神经麻痹。

鉴别诊断

- 视盘水肿并非唯一导致视盘肿胀的疾病。炎症、缺血及浸润性病变过程均可导致视盘肿胀。检眼镜下,假性视盘水肿(先天性视盘肿胀)和视盘水肿难以鉴别。

- 视盘水肿的常见原因见表 5-19。

诊断

- 任何分期的视盘水肿均属急诊,需要立即行影像学检查以排除颅内巨大占位病变或脑积水。MRI 是最好的检查手段,但 CT 也可作为排除巨大占位的应急步骤。

治疗

- 视盘水肿应针对病因进行治疗。如不能实现,可针对视盘水肿行分流手术和视神经鞘减压术。

表 5-19　视盘水肿的常见病因

颅内肿瘤:原发性或转移性
假性脑瘤
矢状窦血栓形成
中脑导水管狭窄
硬膜下或硬膜外血肿
颅内动静脉畸形
蛛网膜下腔出血
其他:脑脓肿、脑炎、脑膜炎

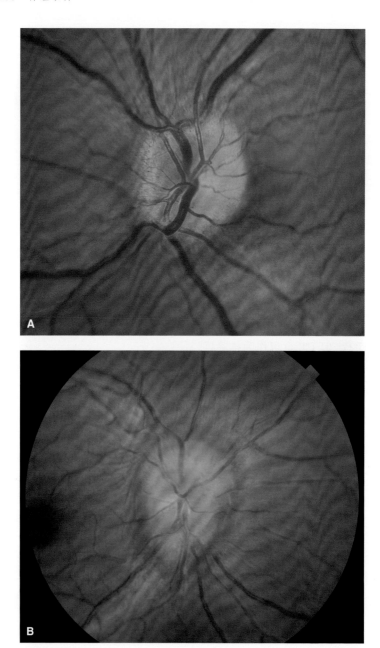

图 5–33 (A)视盘水肿初期表现为盘周神经纤维层肿胀。(B)视盘水肿急性期表现为重度盘周神经纤维肿胀和皱褶。(待续)

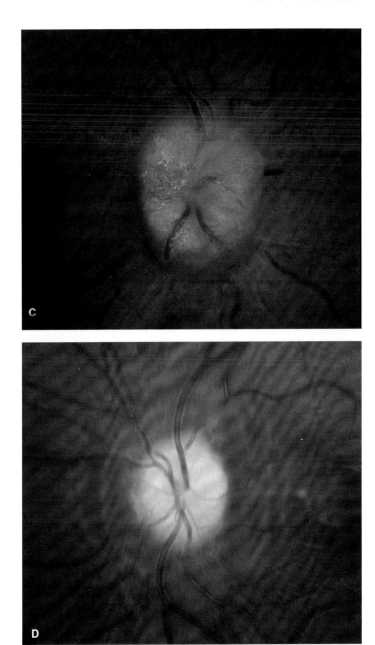

图 5-33(续)　(C)慢性视盘水肿伴假性视盘玻璃疣,视网膜神经纤维层丢失和周边视网膜皱襞。(D)视盘水肿萎缩期表现为盘周萎缩环,提示视盘水肿的范围。

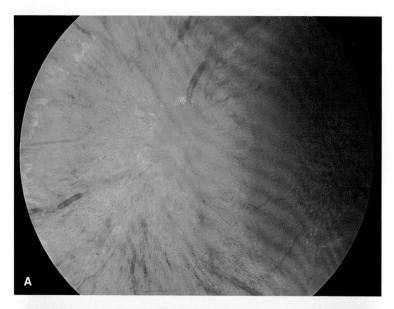

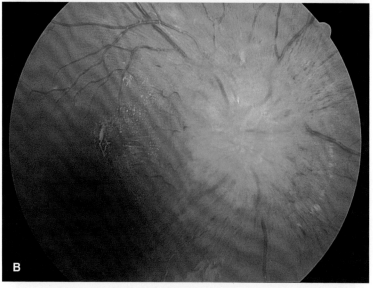

图 5-34   视盘水肿引起黄斑部水肿和渗出,继而导致视力下降。

大脑假瘤

大脑假瘤[PTC，或特发性高颅压(IIH)]是一组颅内压(ICP)升高，但神经影像学及脑脊液(CSF)成分正常的症候群。虽然此病常见于超重的年轻女性，但在男性或瘦的男女患者中均可发病。然而，此病的患者通常伴有超重或有近期体重增加的病史。

PTC 的诊断标准：

- 脑部 CT 或 MRI 未见异常。
- 腰椎穿刺 CSF 压力升高，而 CSF 成分正常。
- 除第Ⅵ脑神经(展神经)麻痹，缺乏其他局灶性神经系统体征。

病因学

- PTC 有两大类：
  - 多种特发型 PTC。有人称之为 IIH，但也有人称之为 PTC 综合征。在这些患者中未能发现视盘水肿的确切病因。
  - 某些疾病或药物可引起颅内压升高，包括睡眠呼吸暂停综合征，慢性贫血，过量摄入维生素 A、四环素、异维 A 酸、环孢素和皮质类固醇。此外，颅内静脉窦血栓形成的患者可伴视盘水肿。

临床特征

症状

- 常有头痛，但也可不出现头痛。

- 一过性视物模糊。
- 如病情为慢性及进展性，可出现视力下降。
- 复视：因第Ⅵ颅神经麻痹(图 5-35)。
- 耳鸣。
- 眩晕。
- 恶心和呕吐。

体征

- 双侧视盘水肿。
- 视野缺损，可由轻度(生理盲点扩大)至重度。慢性视盘水肿可有神经纤维束性视野缺损或中心视力下降。
- 单侧或双侧第Ⅵ颅神经麻痹。

诊断

- 详细询问病史，确定是否有可导致此综合征的药物或毒素。
- 所有患者，即使临床特点符合 PTC，亦应行 MRI 以除外颅内占位或脑积水(图 5-36)。
- 磁共振静脉成像(MRV)或 CT 静脉成像(CTV)是除外颅内静脉窦血栓形成的最佳检查手段。我们认为，对所有怀疑 PTC 的患者均需行 MRV/CTV 检查(图 5-37)。
- 所有除外颅内占位或脑积水的患者，需要进行腰椎穿刺术。这可以证明其 CSF 压力升高，但其组成正常。

治疗

- 对于有确切相关药物使用者，如

服用四环素或摄入过量维生素 A, 建议立即停药。

- 对颅内静脉窦血栓形成的治疗尚存争议, 但多数专家倾向于积极的抗凝治疗。对这些患者尚需要进行凝血障碍的相关检查。有时也可行静脉窦支架介入治疗。
- 对因视盘水肿而视力下降的 PTC 患者, 其治疗包括:
  - 减轻体重(超重的患者需要减体重的 10%~15%)是有效的。
  - 乙酰唑胺从 1g/d 开始, 耐受后逐渐加量。目前尚无确切证据证明其他利尿剂治疗 PTC 有效。托吡酯(一种治疗癫痫和偏头痛的药物)也是一种碳酸酐酶抑制剂, 可用于不能耐受乙酰唑胺治疗的患者。此药物也可导

致厌食症, 但对于 PTC 的治疗是有益的。

  - 如就诊时视力下降严重或慢性视盘水肿出现进行性视力下降, 并且无明显头痛, 可行视神经鞘开窗术。
  - 如头痛严重, 可选择腰大池-腹腔引流术或脑室-腹腔分流术。
  - 反复脊椎穿刺不能作为 PTC 的常规治疗。只有在极少数情况下可考虑此方法, 如视力正在下降的妊娠女性, 不能进行药物治疗及视神经鞘开窗术或分流术。
  - 对其他治疗方法无效的患者, 减肥手术是一种治疗选择。
  - 应避免全身使用皮质类固醇, 除非进行性视力下降的患者, 手术干预前短期应用可以降低颅压。

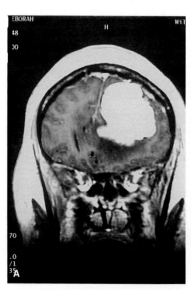
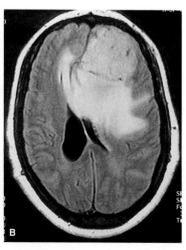

图 5-35 1 例年轻肥胖女性患者, 表现为慢性视盘水肿, 水平位(A)和冠状位(B)MRI 证实视盘水肿的原因为巨大脑膜瘤而非大脑假瘤。

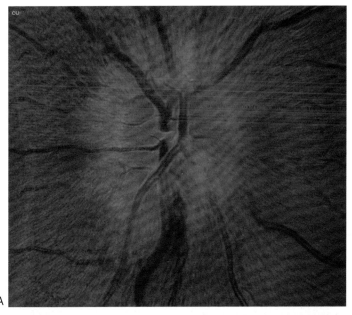

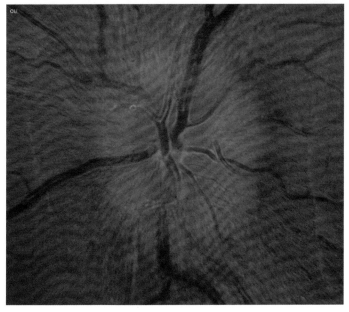

图 5–36　大脑假瘤患者伴发双侧视盘水肿 (**A**) 和内斜视 (**B**)，第一张图为原在眼位像，第二张图是由双侧第 Ⅵ 神经麻痹导致的双侧外展受限像(瞳孔药物性放大)。(待续)

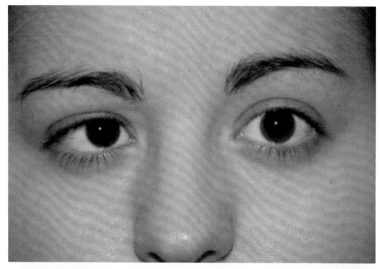

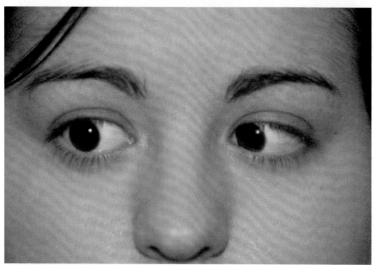

图 5-36(续)

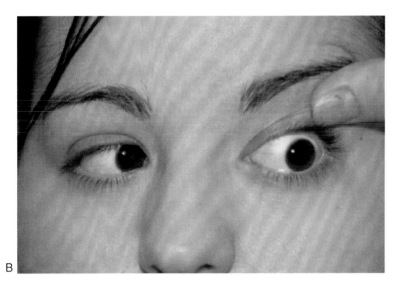

图 5-36（续）

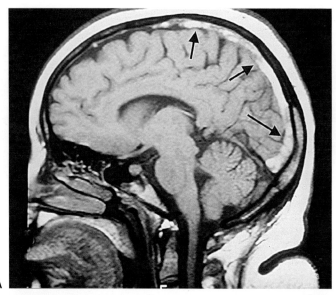

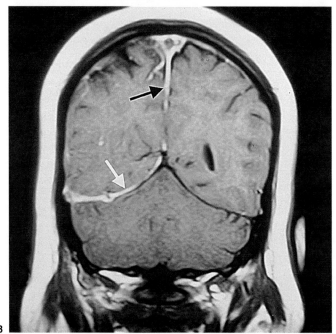

图 5-37　**静脉窦血栓形成**。视盘水肿患者显示矢状窦(A,黑箭头所示)和横窦(B,白箭头所示)血栓形成致信号增强。

(陈伟 译　王艳 校)

视神经胶质瘤

这种视神经的良性肿瘤多见于儿童且常伴发Ⅰ型神经纤维瘤病（NF-1）。

病因学和流行病学

- 此类肿瘤为视神经的真性肿瘤，绝大多数为青少年性毛细胞型星形细胞瘤。本病通常（30%）合并Ⅰ型神经纤维瘤病。
- 视神经胶质瘤为最常见的视神经浸润性肿瘤。

临床特征

症状

- 视力下降：绝大多数视神经胶质瘤患者在 10 岁前出现相关症状和体征，超过 90% 的患者在 20 岁前出现相应表现。
- 当肿瘤大部分位于眶内时，突眼为其表现特点。突眼常伴有前部视神经病变的特征。

体征

- 如病变双侧不对称或为单侧，则 RAPD 阳性。
- 视神经型视野缺损。
- 进行性突眼。
- 眼球运动障碍：常为知觉性外斜视。
- 视盘表现如下（图 5-38）：
  - 水肿。
  - 苍白：此为最常见的视盘表现。
  - 偶尔可见视睫状分流血管。
- NF-1 伴发的症状和体征（表 5-20）。

诊断

- 视神经和颅脑 MRI 扫描是首选的诊断方法。它显示肿瘤的特点为孤立性，或为更广泛的颅内疾病的一部分。
- 视神经胶质瘤的典型 MRI 特点如下（图 5-39）：
  - 伴或不伴视神经管扩大的视神经梭形膨大。
  - T1 加权像呈低信号或等信号。
  - 注射钆后可能有强化，但增强不如脑膜瘤的强化明显。
  - 眶内段视神经"扭结"仅见于 NF-1 患者。
  - 视神经周围的 T2 加权像信号增强（假性 CSF 信号）。
- 所有诊断为视神经胶质瘤的患者需寻找 NF-1 相关的证据。相应的，所有 NF-1 患者也需要筛查视神经胶质瘤，因为有 30% 的视神经胶质瘤发生在 NF-1 患者中。

治疗

- 视神经胶质瘤的治疗尚存争议。
- 外科手术切除的适应证：
  - 神经胶质瘤已蔓延到颅内，但未累及视交叉。
  - 严重突眼致角膜溃疡。

表 5-20 Ⅰ型神经纤维瘤病的临床特征

皮肤

牛奶咖啡斑:扁平淡褐色斑

成人常多于6个

1岁时出现,逐渐增大、增多

腋下雀斑:10岁左右变得明显

纤维瘤样软疣:带蒂的软性色素结节,可广泛分布全身

丛状神经纤维瘤:较纤维瘤样软疣大,但边界欠清晰

骨骼

先天性骨缺陷:蝶骨大翼发育不全(可产生搏动性眼球内陷或突出)

获得性脊柱侧凸

单侧面萎缩

身材矮小

轻度巨头畸形

眼部特征

眼睑和眼前节

眼睑丛状神经瘤

角膜神经突出

Lisch虹膜结节:95%的患者存在

先天性葡萄膜外翻

其他

青光眼:少见,但如有常为单侧及先天性;约半数有同侧的单侧面萎缩和上眼睑神经纤维瘤

脉络膜错构瘤

其他特征

神经系统肿瘤:可发生在脑、脊髓及脑神经、周围神经和交感神经

恶性肿瘤

儿童胚胎性肿瘤或神经纤维肉瘤(5%)

嗜铬细胞瘤

高血压:继发于肾动脉狭窄或嗜铬细胞瘤

■ 普遍认为就诊时无光感并非是手术切除视神经的指征。

● 如果视力很差或视力进行性下降,治疗方案则需根据患者的年龄制订。

■ 5岁以下儿童不应接受放疗,但可接受化疗。化疗可能会停止或延

缓肿瘤的生长,直到患儿达到可以安全接受放射治疗的年龄。

　　■ 对于 5 岁以上患儿,可考虑进行放疗来治疗视神经胶质瘤。但应注意放疗产生的副作用(表 5-21)。

预后

　　● 孤立性视神经胶质瘤的视力预后较好,多数患者视力可稳定维持多年。多数视神经胶质瘤局限于单侧视神经。据我们的经验,极少有孤立性视神经胶质瘤蔓延至视交叉或对侧视神经。

　　● 较广泛的颅内胶质瘤患者,尤其

表 5-21　视神经胶质瘤儿童放疗的副作用

诱导继发恶性肿瘤、内分泌病变
发育迟缓
血管炎
Moyamoya病
大脑颞叶放射状坏死
脑白质病

是累及下丘脑者,病变易发展,常可致失明和(或)死亡。

　　● 如胶质瘤累及视束或视交叉,视力会下降,但生存不受影响。

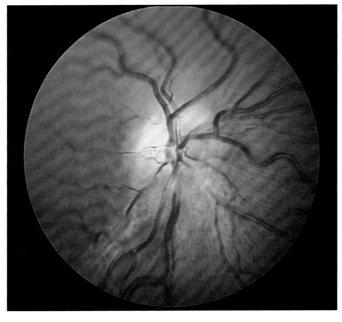

图 5-38　**视神经胶质瘤**。视盘下 2/3 隆起伴充血,上 1/3 苍白。视盘 9 点位有视-睫状分流血管形成。

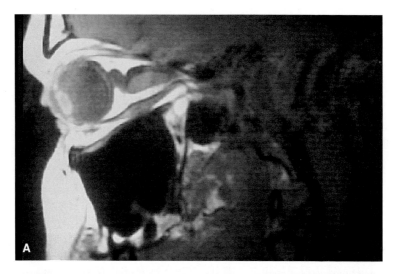

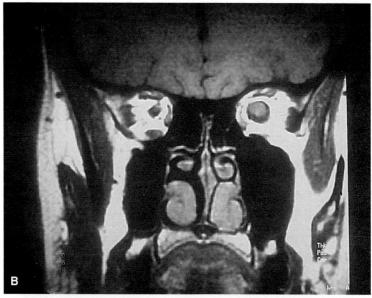

图 5-39　视神经胶质瘤。矢状位(A)和冠状位(B)MRI 显示左侧视神经胶质瘤。

成人恶性胶质瘤

本病为累及视神经的少见的恶性胶质瘤。成人恶性胶质瘤可以是孤立性病灶或呈多中心性病灶。该病多见于老年患者,以视力迅速进行性下降为特征。

病因学和流行病学

- 一种大脑的恶性胶质瘤。

临床特征

症状

- 单眼或双眼视力下降,视力下降在数周或数月内迅速进展。

体征

- 进行性视力下降。

- 如病变为单侧或双侧不对称,则RAPD 阳性。
- 视神经性视野缺损,视力可很快进展至无光感。
- 患者最初表现为视盘水肿而被诊断为 AION 或正常眼底(误诊为 PION)。继而常发生视网膜中央静脉阻塞,并常进展为 CRAO(图 5-40)。

诊断

- MRI 显示视神经强化病灶。强化病灶是视神经恶性胶质瘤的特征,当病灶为多中心存在时,该特征还可见于脑的其他部位(图 5-41)。

治疗

- 可尝试放疗或化疗,但视力和生存预后均很差。绝大多数患者在确诊后 1 年内死亡。

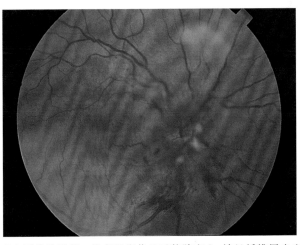

图 5-40　**成人恶性胶质瘤**。患者眼底像显示静脉充血、神经纤维层出血和视盘缺血,符合视网膜动、静脉阻塞。(Courtesy of Robert C. Sergott, MD.)

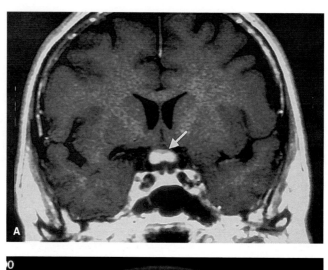

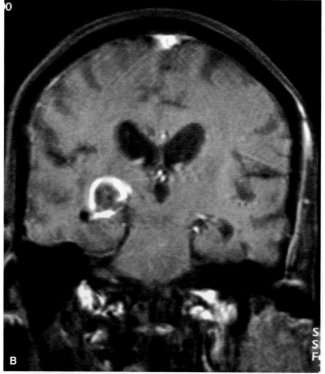

图 5-41　成人恶性胶质瘤。(A)恶性胶质瘤向视交叉扩散,冠状位 MRI 显示视交叉增大并强化(箭头所示)。(B)右外侧膝状体区有第二个环形强化肿瘤。

视神经鞘(视神经周)脑膜瘤

视神经鞘脑膜瘤为包绕视神经的良性肿瘤,可致进行性视力下降。

病因学和流行病学

- 视神经鞘脑膜瘤是由蛛网膜的脑膜内皮细胞引起的原发肿瘤。通常累及眶内视神经,但也可延伸至视神经管并通过视神经管在颅内生长。
- 脑膜瘤多见于 40 岁以上女性,常导致进行性视力下降。

临床特征

症状

- 本病的唯一症状为单眼或双眼慢性进行性视力下降。
- 通常直至病程晚期,肿瘤才会导致突眼或眼球运动障碍。

体征

- 视力下降。
- 获得性色觉障碍。
- 中心视野缺损,中心暗点,或神经纤维束性视野缺损。
- 如病变不对称或单眼发病,则 RAPD 阳性。
- 视盘通常肿胀,视神经头的血管系统(视睫/视脉络膜分流血管)有特征性改变(图 5-42)。随着肿瘤的生长,水肿消退,继而出现视神经萎缩。

诊断

- CT 扫描可见视神经钙化及视神经管状增厚,呈"轨道"征(5-43A)。
- MRI 扫描可见脑膜瘤常表现为视神经增粗(图 5-43B),钆造影剂增强后可见强化。

治疗

- 如视力下降没有进展,可暂不治疗。如果视力持续恶化,优先考虑采用等角三维技术放射治疗。
- 尚无其他有效的替代疗法。
- 试图手术切除脑膜瘤可能会导致患眼失明。

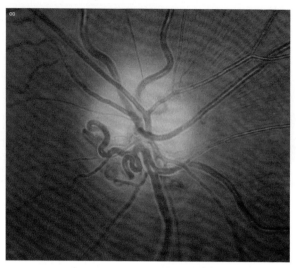

图5-42　视神经鞘脑膜瘤。失明眼可见视盘苍白、隆起伴视神经睫状分流血管。这是视神经鞘脑膜瘤的典型表现。

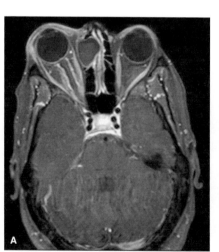
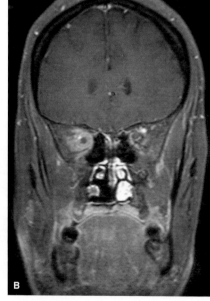

图5-43　视神经鞘脑膜瘤。(A)造影剂增强后水平位 MRI 显示典型的视神经鞘强化信号。邻近的筛窦受累。(B)造影剂增强后冠状位 MRI 显示眶内段视神经周围增厚。(Courtesy of Jennifer Hall, MD.)

Leber 遗传性视神经病变

Leber 遗传性视神经病变(LHON)是一种母系遗传性线粒体疾病，表现为双侧先后或同时发生的视神经病变。

病因学

- LHON 是一种线粒体 DNA 相关疾病，在 mtDNA 中有几个突变位点被认为是主要突变，它们单独存在即可致病。这些原发性线粒体突变位点包括：11778、3460 和 14484，约 90% 的 LHON 患者是由这 3 个原发突变位点所致。此外，大量的继发性突变位点也已经得到鉴定。
- 遗传方式：母亲可以将性状传递给所有孩子，但只有女性后代可以将性状传递给下一代。男女均可发病，但男女患者的比例为 9:1。发病时年龄通常较小，大多数患者在十几岁或二十几岁时发病，一些患者可在中年或老年发病，但相对少见。

临床特征

症状

- 视力下降是 LHON 的唯一眼部症状。通常双眼先后视力下降，第二眼在一眼发病后的数周至数月出现视力下降。双眼同时发病或仅一眼发病的情况相对罕见。

体征

- 视力下降，通常下降至 20/200 或更差。视力下降可突然发生或在数天内逐渐下降。
- 如病变为单侧或双侧不对称，则 RAPD 阳性。
- 色觉障碍。
- 视盘改变是这种疾病的特征(图 5-44)。
- 视野缺损，通常出现中心暗点或盲中心暗点，周边视野相对完好(图 5-45A)。
- 急性期：通常出现视盘肿胀充血。常出现视盘周围毛细血管扩张，此为 LHON 的特征性改变。神经纤维层出现混浊改变，但在眼底荧光血管造影检查中无视盘荧光素渗漏。
- 慢性期：视盘苍白，通常为乳斑束对应区域。

鉴别诊断

- 视神经炎：多数患者因单眼视力下降、视盘水肿及发病年龄小而最初被误诊为视神经炎。但短期内另一眼发病在视神经炎中并不常见。
- 缺血性视神经病变：LHON 患者常见发病年龄段内很少发生缺血性视神经病变。
- 视盘水肿：双侧视神经肿胀时常考虑视盘水肿，但视盘水肿时视力严重下降，而非双眼慢性视盘水肿表现，可以提示视盘水肿非正确诊断。

诊断

● 基因突变筛查：相关实验室检查可筛查原发突变和继发突变。3 个原发性线粒体突变位点（11778、14484 和 3460）可用于筛查 LHON，其中 11778 位点突变最为常见。

● 荧光素眼底血管造影可见视盘周围毛细血管扩张，但无荧光渗漏。

● MRI 可能会出现受累视神经轻微增强的改变，但神经影像学检查对于 LHON 的诊断并非必须。

相关的临床特征

● 一些 LHON 患者可伴有心脏传导障碍，通常为预激综合征。

● 部分 LHON 患者可出现多发性硬化样改变。

预后

● 通常 LHON 发病后患者视力愈后不佳。但一些患者可在发病后数月至数年出现自发性视力恢复。可表现为中心暗点逐渐变淡，或中心暗点中央出现小片清晰区域（图 5-45B）。14484 位点原发突变的患者视力恢复的概率最大（60%），而 11778 位点突变的患者视力恢复最差（4%）。患者发病年龄越小，视力恢复的概率越大。

● 并非所有上述突变位点检测阳性者均出现视力下降，但有 20%~60% 的男性携带者和 4%~32% 的女性携带者可出现视力下降。

治疗

● LHON 尚无有效的治疗手段。最近一项随机试验表明，艾地苯醌是一种强效抗氧化和抑制脂质过氧化的药物，对 LHON 发病早期可能有一定的治疗作用。

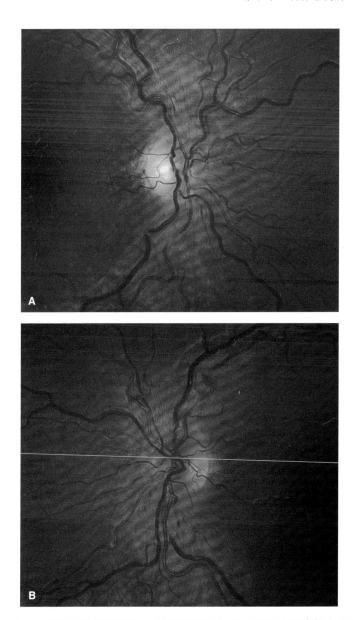

图 5-44 **Leber 遗传性视神经病变。** 17 岁男性患者,在右眼视力下降伴中心暗点后 2 周左眼发病。双侧视盘隆起。(A)右眼视盘处视网膜神经纤维层混浊伴盘周毛细血管扩张。乳斑束区(颞侧视盘)苍白,对应区域视网膜神经纤维层缺失。(B)左眼发病晚于右眼,乳头黄斑区水肿、视网膜神经纤维层混浊伴盘周毛细血管扩张。

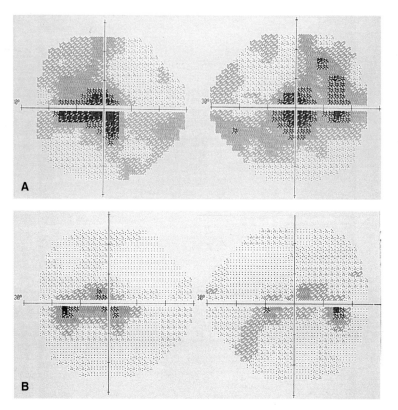

图 5-45 **Leber 遗传性视神经病变**。(A)LHON 患者双眼视野显示中心暗点,双眼视力均为 20/400。(B)发病 2.5 年后,右眼视力提高至 20/25,左眼视力提高至 20/40。双眼视野中心暗点缩小。

显性视神经萎缩

显性视神经萎缩(DOA)是最常见的遗传性视神经病变。患者通常出现中度的视力下降,因此诊断常被延误。DOA 具有视力对称性下降且进展缓慢的特点。

病因学和流行病学

- DOA 的患病率约为 1:50 000,其遗传方式为显性遗传。遗传学分析已分离出一种 DOA 基因(OPA1),此基因位于 3 号染色体长臂 28-29 区(3q28-29)。在不同的 DOA 家系中,患者的视力损害程度有差别。男女患病率无差别。

临床特征

症状

- 患者常在 10 岁左右出现视力下降,视力损害程度可以很轻,且数年内不被患者所察知。
- 获得性色觉障碍,同其他视神经病变导致的第二型(红/绿)色觉障碍不同,多数 DOA 患者表现为以第三型(蓝/黄)色盲为主的色觉障碍。一些DOA 患者会出现非特异性的色觉混淆。

体征

- 双侧进行性视力下降,但常不低于 20/200。
- 累及乳头黄斑束的颞侧视盘苍白(图 5-46A~D)。
- 双侧中心暗点或盲中心暗点(图 5-46E 和 F)。

鉴别诊断

- 其他双侧视神经病变,主要是中毒性或营养不良性视神经病变。

诊断

- 行 D-15 或 Farnsworth-Munsell 100 色觉检查,记录第三型色盲(蓝/黄色盲)(图 5-46G),基因检测可由商业机构完成。

治疗

- 遗传咨询,目前尚无有效治疗方法。

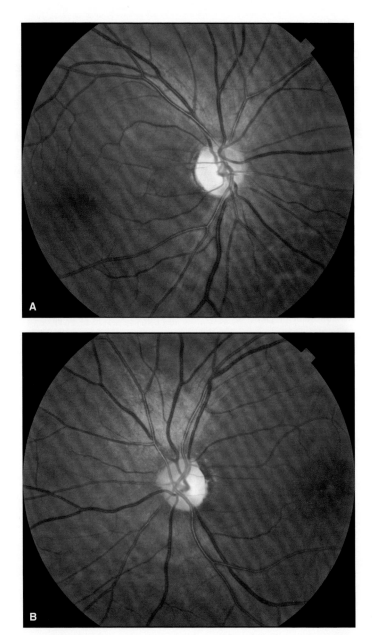

图 5-46　**显性视神经萎缩**。(A,B)乳斑束对应处视盘节段性苍白,并可见乳斑束缺失。黄斑区视网膜色素异常。(待续)

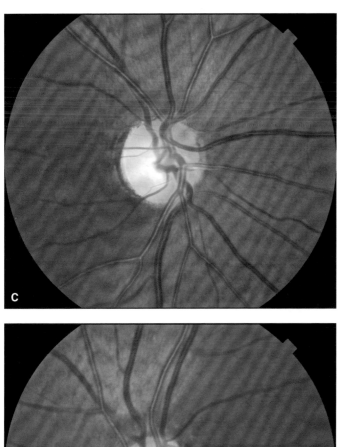

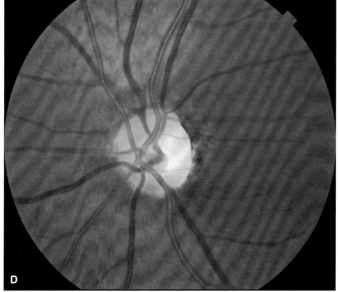

图 5-46(续)　(C,D) 乳斑束区域的放大图像。(待续)

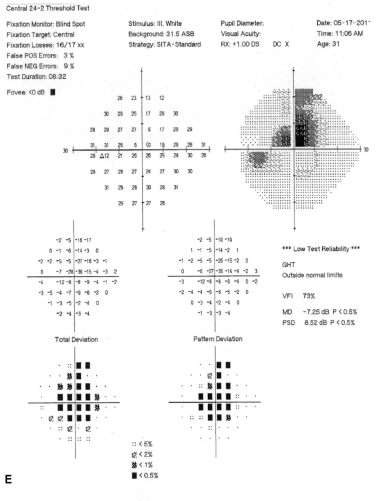

Central 24-2 Threshold Test

Fixation Monitor: Blind Spot	Stimulus: III, White	Pupil Diameter:
Fixation Target: Central	Background: 31.5 ASB	Visual Acuity:
Fixation Losses: 16/17 xx	Strategy: SITA-Standard	RX: +1.00 DS DC X

Date: 05-17-201⌐
Time: 11:06 AM
Age: 31

False POS Errors: 3 %
False NEG Errors: 9 %
Test Duration: 08:32

Fovea: <0 dB ■

*** Low Test Reliability ***

GHT
Outside normal limits

VFI   73%

MD   -7.25 dB P < 0.5%
PSD   8.52 dB P < 0.5%

Total Deviation

Pattern Deviation

∷ < 5%
▨ < 2%
▩ < 1%
■ < 0.5%

E

图 5-46(续)　(E,F)视野显示双侧中心暗点。(ⓒ 2007 Carl Zeiss Meditec.)(待续)

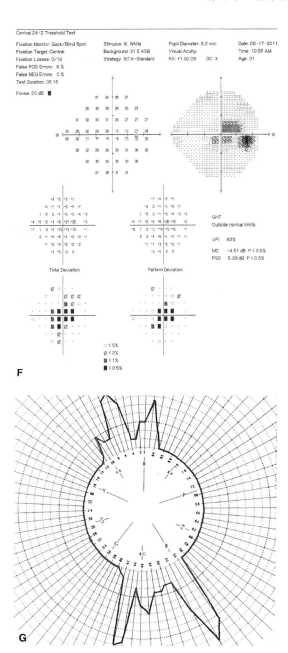

图 5-46（续）　（G）Farnsworth-Munsell 100 Hue 轴向示蓝-黄色觉障碍，此为 DOA 的特征性表现。

先天性视盘异常（假性视盘水肿）

正常视盘为眼底一圆形结构,通常中央有一杯状凹陷。相对于视网膜表面,视盘是平坦的。视盘高于视网膜平面可能是一些疾病的继发表现(视神经炎、视盘水肿),但也可能为先天性。这种情况可为双侧,易与颅内压增高所致的视盘水肿相混淆,因此称为"假性视盘水肿"。

病因学

• 这是一种先天性改变,有家族倾向。

临床特征

• 典型的先天性视盘异常的特点(图 5-47A 和 B)如下:

  ▪ 缺乏生理性视杯。

  ▪ 血管自视盘中央发出。

  ▪ 视盘呈现黄色或灰色,无充血。

  ▪ 有大血管的异常,如环状、线圈状及多分枝状。

  ▪ 视盘斜行嵌入眼球(图 5-47C 和 D)。

  ▪ 一些先天性视盘异常伴有玻璃疣(Drusen)(图 5-48)。

  ▪ 正常的视网膜神经纤维无髓鞘,有时视神经髓鞘自筛板水平延伸至视网膜,形成视网膜神经纤维层不透明的混浊区(图 5-49),当混浊区紧邻视盘周围时可与视盘水肿混淆。

鉴别诊断

• 先天性异常视盘可与获得性视盘水肿相鉴别,表 5-22 列出了先天性视盘异常与真性视盘水肿的区别。

表 5-22 先天性视盘异常与视盘水肿的临床表现

	先天性视盘异常	视盘水肿
单、双侧	1/3患者为单侧	双侧
视盘颜色	黄白色	充血
血管	大血管的异常:环状、线圈状及多分枝状	视盘表面毛细血管增多
视杯	缺失	存在,直至病变晚期
出血	少见	常见
其他	视盘见玻璃膜疣(Drusen)	小结节(假性Drusen),一种慢性水肿的表现
视网膜神经纤维层	清晰	混浊

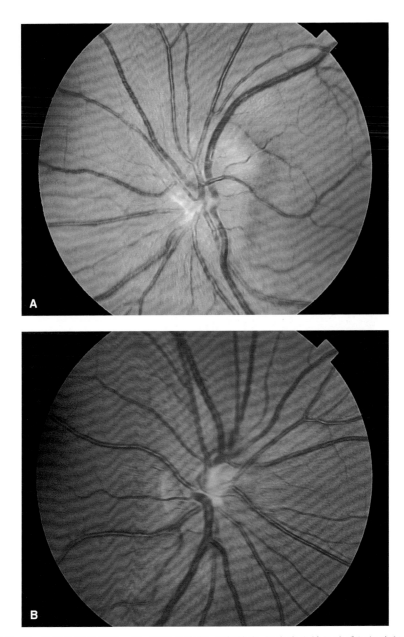

图 5-47　**先天性视盘异常**。(A,B)视盘隆起、视杯缺失,视盘中央神经胶质组织残留,视网膜神经纤维层混浊。(待续)

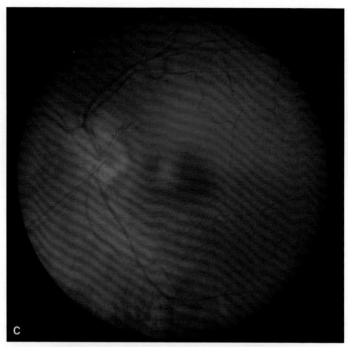

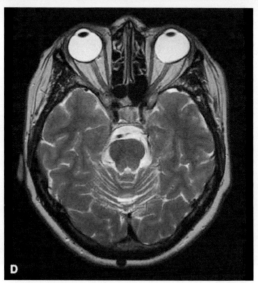

图 5-47(续) （C)视盘倾斜表现出类似视盘水肿的外观。(D)MRI 显示左侧眼球畸形，伴视神经斜行插入眼球。

诊断

- 如果眼底表现为典型的先天性视盘异常和(或)存在视盘玻璃疣,或有髓神经纤维,则不需要进行进一步的检查。

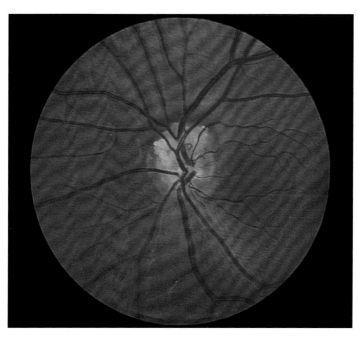

图 5-48　**先天性视盘异常,上方可见视盘玻璃疣**。注意:视盘上方视网膜神经纤维层的条纹缺失,视盘下方视网膜神经纤维层的条纹存在,无玻璃疣。

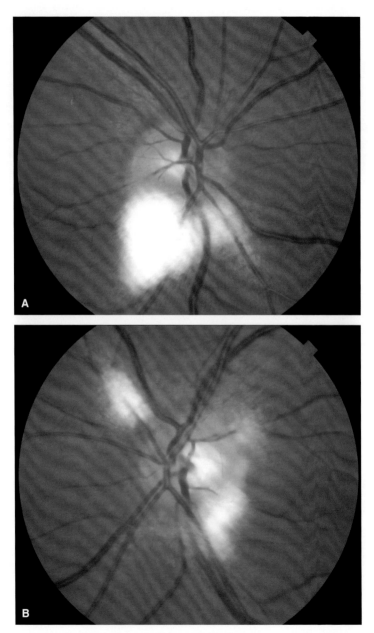

图 5-49　有髓神经纤维。(A,B)双侧视盘周围可见白色髓鞘。(待续)

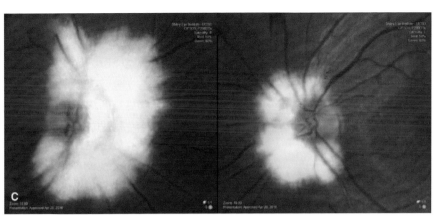

图 5-49(续)　(C)25 岁女性患者因视盘水肿就诊 ER,眼底显示双侧有髓神经纤维。

视盘玻璃疣

视盘玻璃疣是玻璃样物质在视盘内的堆积,它随患者年龄增长而逐渐变大、增多。

病因学和流行病学

- 遗传:虽然视盘玻璃疣被认为是不完全外显的显性遗传性疾病,但确切的遗传模式还不清楚。
- 玻璃疣几乎是高加索人所特有的疾病,发病率约为 1%。
- 大约 70%的患者为双眼发病。

临床特征

症状

- 患者通常没有明显症状,玻璃疣多在眼科常规检查时被发现。少数患者伴有相应视野缺损的症状。

体征

- 通常患者的视力不受影响。
- 如果是单眼发病或双眼病变不对称,可伴有相对性传入性瞳孔功能障碍(RAPD)阳性的体征。
- 视野缺损通常呈弓形,特别是在下方视野。视盘玻璃疣造成的视野缺损可以缓慢进展,但很少累及中心视力。
- 视盘可见特征性的反光样物质(图 5-50)。对于儿童患者,视盘玻璃

疣通常包埋在视盘内,视盘呈粉红色。在未来的数十年中,玻璃疣会变得越来越明显(图 5-51)。视盘边界模糊,可出现异常的视网膜中央静脉分支(见先天性视盘异常)。

- 可造成以下几种类型的视盘出血:
  - 视盘周围神经纤维层出血。
  - 视盘玻璃疣表面出血(图 5-51,中间右图)。
  - 视盘周围新月形出血,可位于视网膜下或 RPE 下。这种视盘周围色素上皮层典型的改变发生在 RPE 下出血的消退期(图 5-52)。
  - 玻璃体积血。
  - 视网膜下新生血管膜造成的出血,可分布在视盘周围或远离视盘区域(图 5-53)。
  - 并发于视盘玻璃疣的前部缺血性视神经病变,可导致视盘周围出血。

鉴别诊断

- 视盘水肿通常双眼发病,而视盘玻璃疣可包埋在视盘内,检眼镜下无法观察到。

诊断

- 采用检眼镜观察到视盘玻璃疣者,可明确诊断,无需做进一步检查。
- 如果用检眼镜观察不到埋藏性视盘玻璃疣,借助 B 超探测到视盘玻璃

疣者,也可确诊(图 5-54)。

- CT 检查也可以探测到视盘玻璃疣的存在(图 5-55)。

- 眼底荧光血管造影检查时,注射荧光素钠前,视盘玻璃疣可产生自发荧光。自发荧光检查也是目前检查玻璃疣的有效方法(图 5-56)。

- OCT 检查是显示埋藏性玻璃疣大小的有效方法 (图 5-57 和图 5-58)。

治疗

- 目前尚无有效的治疗方法。

特殊说明

如果患者眼压升高,通常不可能判断视野进行性丢失是由于视盘玻璃疣还是青光眼,因为在青光眼中,伴有玻璃疣的视盘通常不会出现典型青光眼杯。

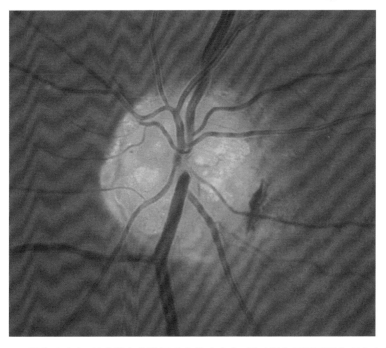

图 5-50 **视盘玻璃疣。**整个视盘布满了反光的玻璃疣。同时视盘周围可见色素上皮萎缩与增生。

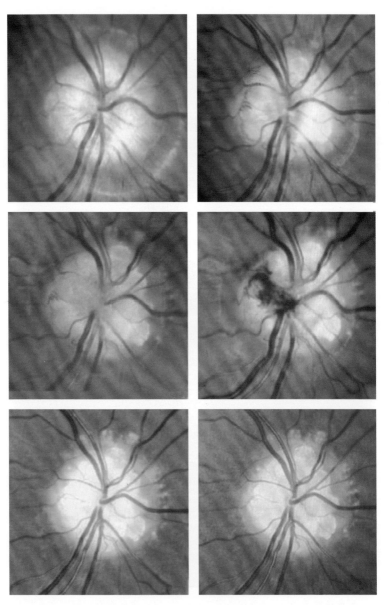

图 5-51 **视盘玻璃疣**。视盘玻璃疣患者的玻璃疣随年龄增长而进展的眼底图。图中标记为患者的年龄。

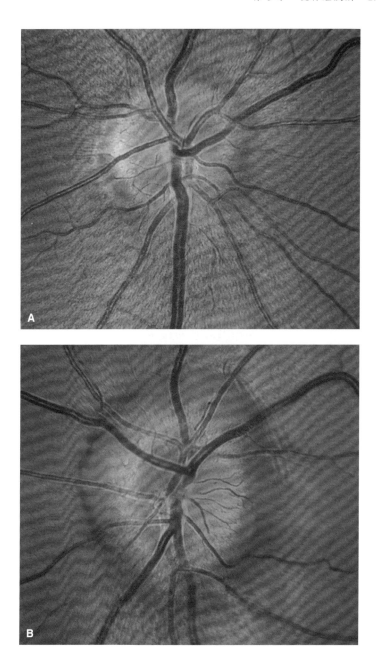

图 5–52 **视盘玻璃疣**。(A)视盘周围可见色素上皮萎缩灶。(B)视盘周围可见环绕视盘的视网膜下出血。

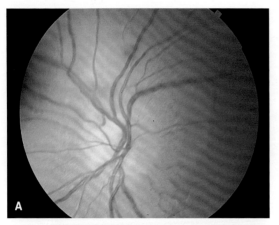

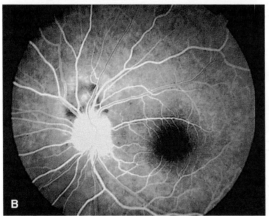

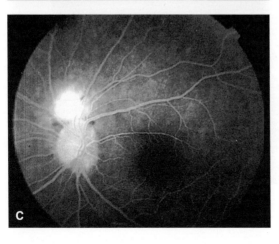

图 5-53 视盘玻璃疣。(A)视盘玻璃疣合并先天性视盘异常。视盘上方可见新月形视网膜出血,伴视网膜神经纤维层水肿。(B,C)眼底荧光造影显示:造影早期(0.21.8 秒)视盘上方 12 点位可见出血及水肿造成的遮蔽荧光。晚期荧光渗漏伴荧光着染是视网膜下新生血管膜形成的典型表现。

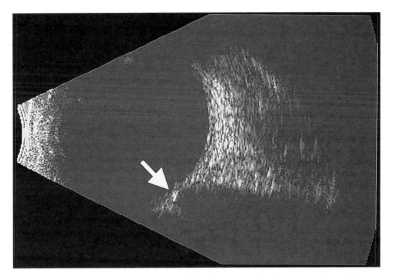

图 5-54　**视盘玻璃膜疣**。B 超显示钙化的视盘玻璃膜疣(箭头所示)。

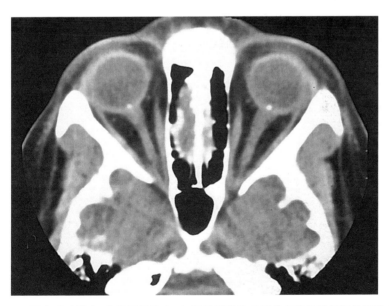

图 5-55　**视盘玻璃膜疣**。非增强轴位 CT 扫描显示视盘玻璃膜疣表现为双侧视盘区域内的
白点。

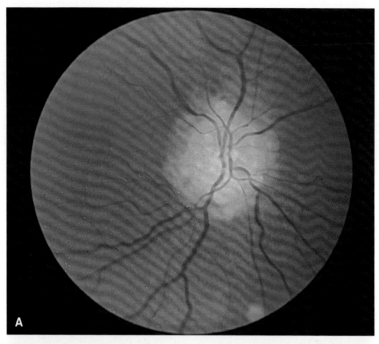

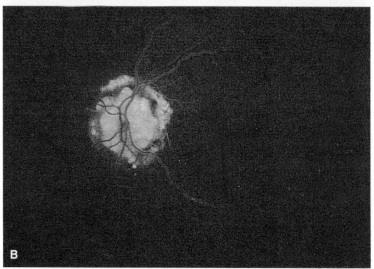

图 5-56　**视盘玻璃疣**。视盘玻璃疣(A)及其自发荧光(B)。

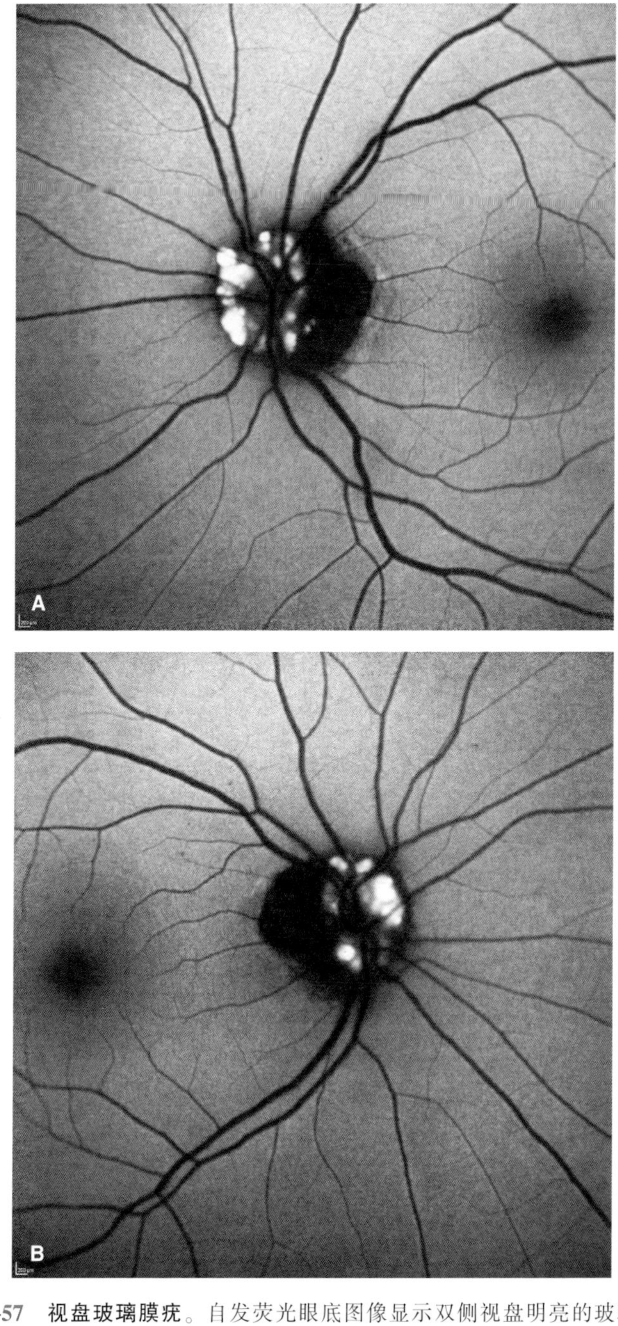

图 5-57　**视盘玻璃膜疣**。自发荧光眼底图像显示双侧视盘明亮的玻璃疣。

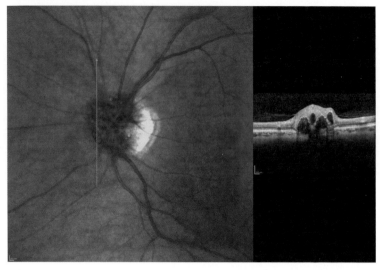

图 5-58 **视盘玻璃膜疣**。OCT 显示扫描区域内可见典型埋藏性视盘玻璃膜疣。

(后小云 李志清 译 王艳 校)

视神经发育不全

视神经发育不全是一种先天性视神经发育异常,视乳头比正常者偏小。这种发育异常与生俱有,不会进展。它常常合并其他中枢神经系统发育异常。但是,视盘完全缺如在临床上很少见。

病因学和流行病学

- 以下几个危险因素考虑与视神经发育不全有关。包括母亲生育年龄小、早产及母亲患有胰岛素依赖性糖尿病。
- 一些(不是所有)研究表明:妊娠期有饮酒史(婴儿酒精综合征)及某些用药史(违禁药物、奎宁及部分抗癫痫药),可导致视盘发育不全。
- 妊娠期过度消瘦和妊娠早期阴道出血,也被认为与视神经发育不全相关。

临床特征

症状

- 单眼或双眼视力下降。
- 视力损伤程度可由视力正常伴有视野缩小到无光感。
- 患者可伴有发育迟缓和激素水平失调。

体征

- 如果是单眼发病或双眼病情不一致,则 RAPD 阳性。
- 常伴有斜视。
- 视盘较正常视盘小,常被脉络膜环包绕(双环征)(图 5-59)。在病理组织病学上,外环对应正常筛板与巩膜的连接。内环对应视网膜和 RPE 在筛板上的止点。
  - 散光常与视神经发育不全相关。

诊断

- 视神经发育不全的患者首先应关注其内分泌方面的问题。因为这些患者往往伴有发育迟缓和促肾上腺皮质激素缺乏。因此,需要转诊给儿科内分泌专家。
- 视盘发育不全可伴有颅内发育异常,所以需要进行 MRI 扫描。颅内发育异常包括:
  - 脑半球移位异常(脑裂畸形、皮质异位)。
  - 宫内或围生期损伤(脑室周围白质软化、脑软化、脑穿通畸形)。
  - 脑垂体后叶异位。

治疗

- 遮盖疗法是治疗视神经发育不全和(或)斜视造成的弱视的唯一方法。

特殊类型

半侧视盘发育不全:上方视盘发育不全

- 一种特殊类型的视盘发育不全,

多发生于母亲患有胰岛素依赖性糖尿病的患儿。这种类型的特殊表现是单眼或双眼视盘上方发育不全(图 5-60A)，以及下方相当致密的弓状或垂直视野缺损(图 5-60B)。

● 因为出生时视野缺损就存在，所以患者常无自觉症状。

视-隔发育不全：de Morsier 综合征

● 视-隔发育不全是指：

■ 前视路细小(图 5-61)。

■ 胼胝体发育不全。

■ 透明隔缺如。

■ 其他相关特征：

▶ 垂体性侏儒。

▶ 尿崩症。

● 这可能不像以往认为的那样，是一种具体的综合征。

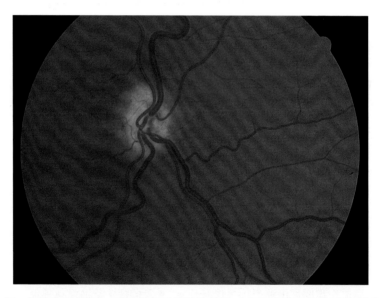

图 5-59 视神经发育不全。视盘处几乎无视盘组织，中央白色区为巩膜。可见视网膜神经纤维层缺如，而视网膜血管管径正常。

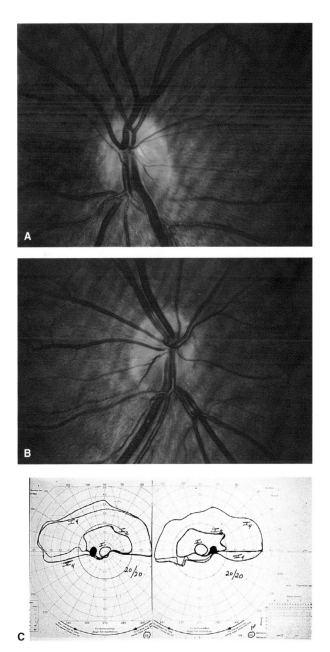

图 5-60　**视神经发育不全。**(A,B)上方视盘发育不全,视网膜血管管径正常,从视盘顶端(而不是视盘中央)发出。(C)动态视野检查显示双眼下方垂直视野缺损,但中心视力正常。

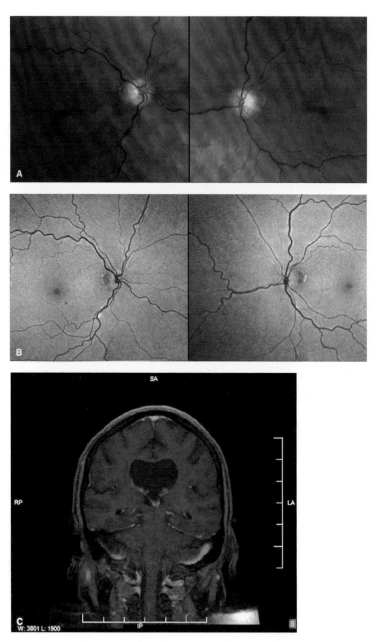

图 5-61 视-隔发育不全。(A)双侧视隔发育不良,右眼无光感,左眼光感。(B)眼底自发荧光显示小视盘。(C)MRI 显示透明隔缺失。

视盘缺损

视盘缺损是先天性视盘异常。表现为视盘发育不良或视盘扩大,以及检眼镜下可见其他异常。

病因学和流行病学

- 视盘缺损发生在妊娠第 5 周到第 6 周,是胚裂融合失败的结果。
- 视盘缺损常孤立出现,很少伴随其他颅内疾病,如经蝶骨脑疝及中线裂综合征等。
- 常累及双眼。

临床特征

症状

- 不同程度的单眼或双眼视力下降,或无症状。

体征

- 如单眼发病或双眼病损程度不一,则 RAPD 为阳性。
- 视神经型视野缺损,病情不会进展。
- 通常缺损位于下方,可影响视盘、视网膜、脉络膜、下方虹膜及晶状体。
- 常见的检眼镜下表现(图 5-62):

- 视盘扩大,部分或完全内陷。
- 常见视盘周围色素上皮改变,可表现为色素沉着或色素脱失。
- 缺损处呈白色外观。
- 视网膜血管正常。
- 浆液性视网膜脱离:非孔源性视网膜脱离。
- 与视盘缺损有关的其他眼部异常(表 5-23)。

诊断

- 视盘缺损很少伴有蝶骨脑疝,所以颅脑 MRI 不是常规检查。但牵牛花综合征常伴有蝶骨脑疝(图 5-63)。

治疗

- 目前没有有效的治疗方法,只能针对视盘缺损引起的弱视进行遮盖治疗。

表 5-23　视盘缺损相关的眼部表现

晶状体后圆锥
先天性视盘小凹
永存原始玻璃体动脉
(角膜)后胚环
近视
斜视(儿童)

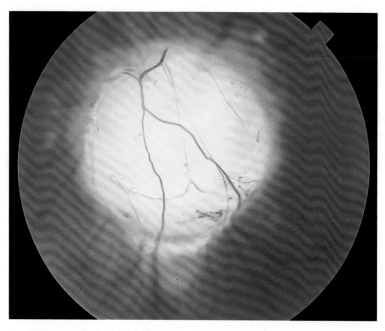

图 5-62 **视盘缺损**。视盘扩大,但其上方仍可见视盘组织,色素上皮改变不明显。缺损延伸至胚裂闭合的下方处,视网膜血管正常。

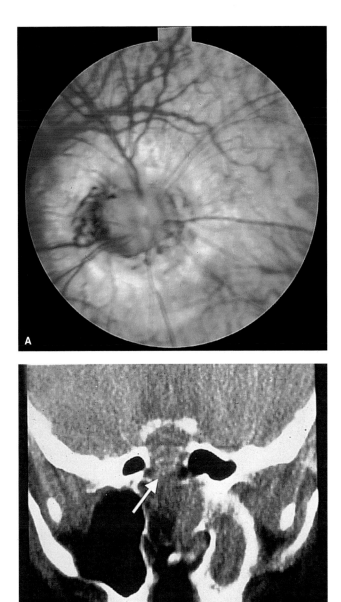

图 5-63 **牵牛花综合征**。(A)牵牛花综合征患者伴唇腭裂中线结构的缺损。(B)冠状位 CT 扫描显示蝶骨中线缺损,并有组织疝入鼻咽部(箭头所示)。

视盘小凹

视盘小凹表现为视盘上的深色凹陷。多发生在视盘的颞下方,与视网膜下腔(蛛网膜下腔)相通。

病因学和流行病学

- 视盘小凹是视盘发育不全的一种类型。它被认为发生在神经视网膜和视盘发育分化之前。事实上,它是一种筛板发育缺陷,此处的筛板被发育不良的视网膜组织取代。
- 目前造成视盘小凹的确切病因不详。

临床特征

- 85%的患者为单眼发病。
- 在正常大小的视盘上出现圆形或椭圆形的凹陷,可伴有色素沉着(图5-64)。
  - 凹陷大小不一,一般为视盘直径的 1/4 至 1/2。
  - 通常只有一个小凹出现(图5-65)。小凹常位于视盘颞下方。
- 目前确切病因尚不明确。
- 凹陷不累及盘沿(区别于视盘缺损),有明显的生理性视杯。
- 凹陷所处象限的视盘周围视网膜脉络膜萎缩,伴有色素上皮改变。
- 血管异常:
  - 小凹边缘可见睫状视网膜动脉走行。
  - 视网膜血管穿过视盘小凹。
- 视网膜隆起:见于 30% 的病例,可造成视野缺损(图5-66)或视物变形。

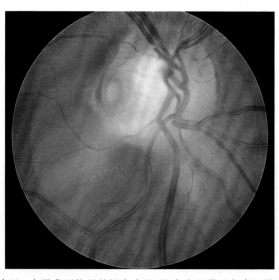

图 5-64 视盘小凹。右眼典型位置的视盘小凹,注意小凹附近色素沉着和邻近的脉络膜视网膜和视网膜色素上皮缺损。

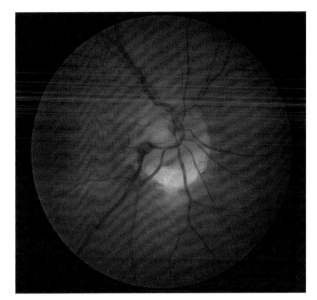

图 5-65　**右侧视盘上可见 3 个视盘小凹**。最大的小凹处可见一个视网膜动脉和静脉跨过,其他两个小凹分别在 6 点和 10 点位。

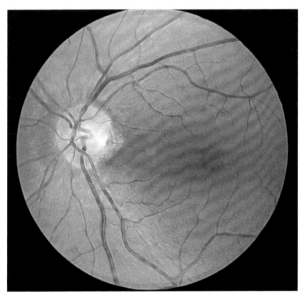

图 5-66　**左眼视盘小凹**。位于 3 点位的视盘小凹伴有明显的睫状视网膜动脉。黄斑水肿是造成视力下降的主要原因。

外伤性视神经病变

Jurij R. Bilyk ■

外伤性视神经病变(TON)的发生机制多种多样,通常发生在闭合性头部创伤的情况下。TON 最常见的原因是眼眶腔室综合征和眼眶出血引起的压迫性视神经病变。

病因学和流行病学

● TON 常见于青年男性,这类人群最常发生穿通性或非穿通性外伤。

● TON 的发生机制包括以下几方面:

　■ 头部钝挫伤,通常位于前额部,产生减速性损伤。当撞到坚硬的物体时,头骨和面部的骨头突然静止,而软组织(大脑、眼球、视神经等)则继续向前移动,直至绷紧点。视神经鞘与视神经管的骨膜融合,从而对视神经起到固定作用,但在减速伤发生时,可导致软脑膜滋养血管在剪切力作用下受到损伤。第二种致病机制也可能起一定的作用。一项尸检研究指出,撞击前额的外力以冲击波的形式传播并聚焦在眶尖部的视神经管区域,也可以造成视神经损伤。如果除外眼眶出血,后部间接性 TON(PITON)是 TON 最常见的类型。

　■ TON 可以由视神经管骨折产生的骨折碎片压迫所致(图 5-67);或由密闭空间(如眼眶)内的活动性出血引起。眶间隔综合征属于眼科急症,需要紧急处理。同时,它也是 TON 最常见的原因。

　■ 穿通伤是导致直接性 TON 相对少见的原因,这是由于眶内段视神经相对松弛,可以吸收穿通物体的冲击力。此外,视神经鞘的硬脑膜较厚,也可以抵抗外来的撕裂作用。如果确实发生了视神经硬脑膜的穿通伤,那么,多种机制可导致 TON 的发生,如神经纤维的横断,或出血、水肿导致的压迫,或异物对视神经的冲击(图 5-68)。最后,需考虑的致病机制是:如果异物位于眶尖,视神经可因 Zinn 环的束缚而活动受限。

　■ 外界直接作用于眼球的旋转力,通常会导致完全性或部分性视神经撕脱伤。在大多数视神经撕脱伤的病例中,视盘前的玻璃体积血发生较快,使视盘的观察视野模糊,导致诊断困难。视神经在眶尖或眶尖以后的撕脱伤也可能发生,并与显著的颅底或颅内损伤有关(图 5-69)。

　■ 视神经鞘血肿是导致直接性 TON 的一个罕见原因。典型表现为进行性视力下降和视神经病变,眼底检查常伴有视网膜静脉瘀滞或阻塞。也可看到动脉损伤。CT 扫描可能出现视神经鞘扩张,但这种情况也可见于眶内出血。因为视神经鞘周围眶脂肪内的出血可以产生视神经鞘血肿的假象。

临床特征

症状

- TON 的主要症状是单眼或双眼视力下降。视力下降程度不一,可以是部分视力下降,或完全失明或非常轻微。
- 若条件许可,患者需进行双眼视野检查以明确视野缺损。
- 视力下降的速度对于病因诊断十分重要。剪切力损伤引起的后部间接性视神经损伤可导致视力即刻下降。出血导致的压迫性 TON 发展较慢,患者最初视力正常,数小时后视力丧失。视神经撕脱伤则表现为伤后视力即刻丧失。

体征

- 视力下降。
- 色觉障碍。
- 单眼损伤或双眼损伤不对称时,则存在 RAPD 阳性表现。
- 眼眶出血可以表现为眼睑皮下淤血和水肿。常伴眼球突出和眼外肌麻痹(图 5-70)。眼眶触诊很紧,需要借助开睑器分开眼睑。眼内压可能会升高,眼底检查可能会出现血管搏动。
- 检眼镜检查可见部分或完全的视神经撕脱,视神经撕脱位置可见环形出血。视力严重下降合并视盘前玻璃

体积血也提示视盘撕脱伤的可能。

诊断

- 头部钝性外伤后,患者应该首先进行 CT 检查,充分观察视神经管,以发现任何撞击性视神经管骨折(图 5-71)。同时,也应进行头颅 CT 检查,以排除颅内损伤(注意应同时进行头颅和眼眶专用的 CT 检查。单纯头颅 CT 不能提供足够观察眼眶的视图,反之亦然)。如排除金属异物后,可考虑进行 MRI 检查排除可能导致压迫的潜在血肿,但这不是必需的。如果患者在外伤当时视力尚可,随后出现视力下降,在这种情况下,CT 及 MRI 这两项检查就非常重要了。值得注意的是,如果是眶间隔综合征引起的 TON,则需要紧急治疗,不应该为等待 CT 结果而延误治疗。
- 虽然对头部外伤后立即丧失视力的患者可以不进行影像学检查,因为这很可能是剪切性损伤所致,但我们建议至少应该进行 CT 检查,以排除颅内损伤和骨折碎片对视神经的压迫。

治疗

- 视神经撕脱伤目前尚无有效的治疗方法。如果存在眼外肌麻痹或明显的玻璃体积血导致检查视野模糊,可行 B 超检查,以排除眼球破裂或眼外肌撕脱伤。如果超声检查也不能明确是否存在眼球破裂或眼外肌撕脱,可

能需要进行手术探查。

• 如怀疑后部视神经撕脱伤,需要紧急行颅底和头部影像学检查,以排除垂体、颈动脉或脑损伤,以及颅内出血。

• PTTON 的治疗效果是有限的。没有证据表明静脉大剂量激素治疗有效。一项关于类固醇皮质激素在创伤性脑损伤(TBI)中应用的大型前瞻性研究表明,与对照组相比,接受类固醇皮质激素的 TBI 患者的长期发病率和死亡率有所增加。因此,PTTON 和 TBI 患者都不应给予激素治疗。一项关于急性脊髓损伤的研究发现,在创伤后的最初 8 小时时间窗内给予大剂量类固醇皮质激素治疗可能是有益的。这个结论被一些专家外推用于治疗急性 TON。但是,基于 TON 动物模型的有限研究也表明,与不治疗的动物相比,使用类固醇皮质激素更容易出现神经轴索损伤。因此,在处理 PITON 时,现阶段最安全的方法是不使用大剂量的激素治疗(或者不给予任何剂量的激素治疗)。

• 有报道,对 PITON 进行视神经管减压术,即便患者 CT 扫描正常,也能提高视力。这些研究结果是有争议的,在美国,大部分的神经眼科专家和眼眶外科专家不采取这种治疗方法。此外,由于手术固有的并发症和死亡率,视神经管减压手术应由十分了解颅底解剖和有丰富手术经验的颅底外科医生来完成。最近,由循证医学协作组织完成的一项荟萃分析表明,并没有发现视神经管减压手术有任何确切效果。此外,最近的一项尸检研究认为,视神经管减压手术可能会导致视神经的额外损伤。

• 下眦松解术可有效缓解眼眶出血引起的眶室综合征(图 5-72)。单纯外眦切开术疗效并不好。视神经病变时应尽快行眼睑松解术,以最大限度地恢复视力。静脉滴注激素治疗可能有助于软化眼眶软组织,但只能在不合并 TBI 的情况下使用。最近的一项研究还发现,静脉注射甘露醇可以有效(尽管是暂时的)降低眼眶内压。当下眦松解术有任何延迟(如因患者转移而不能实施时),应该考虑先静脉给予甘露醇。任何与静脉注射甘露醇和皮质类固醇相关的禁忌证都应首先与主要团队讨论。

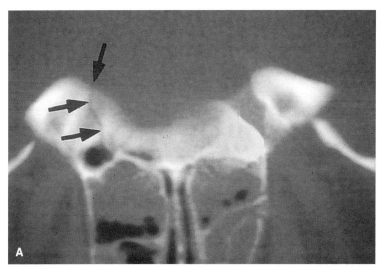

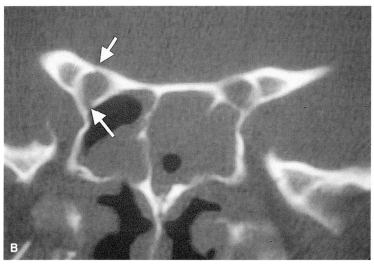

图 5-67　**视神经管骨折。**(A)轴位和(B)冠状位 CT 显示视神经管骨折(箭头所示)。

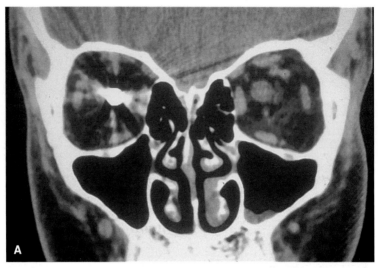

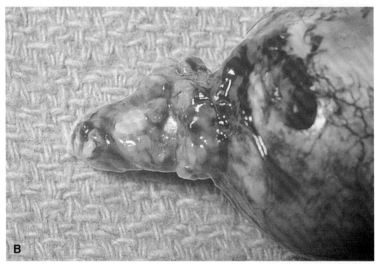

图 5-68　BB 弹丸击穿眼球,造成眼球即刻视力丧失。(A)冠状位 CT 显示 BB 弹丸靠近视神经。(B)眼球摘除标本显示 BB 弹丸卡在视神经内。

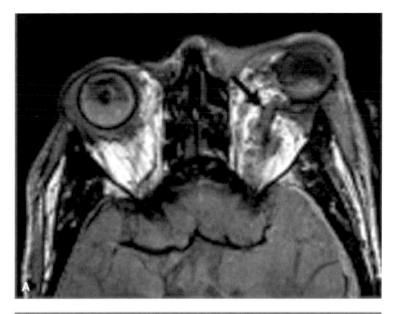

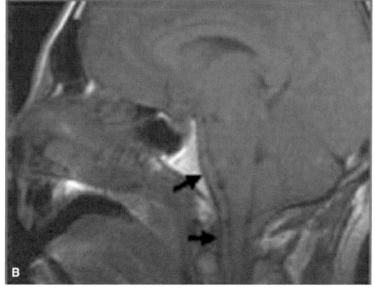

图 5-69　**视神经撕脱伤伴颅内出血和脑卒中。**(A)轴位 MR 液体衰减反转恢复序列图像显示左侧眶内视神经异常弯曲(箭头所示),与撕脱一致。(B)非增强的矢状位 T1 加权像显示沿脑干部位的硬膜下有大量血液(箭头所示)。(待续)

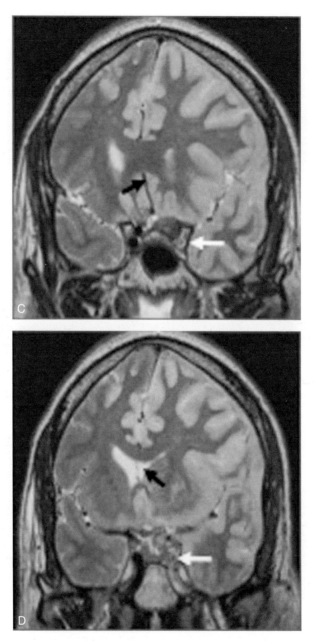

图 5-69(续)　(C,D)冠状位 T2 加权像显示海绵窦下方左侧颈内动脉血栓(白色箭头所示)。伴有明显的左侧脑水肿、中线移位和侧脑室受压(黑色箭头所示)。

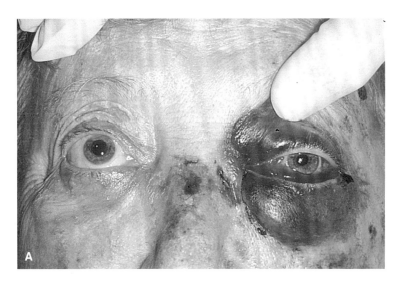

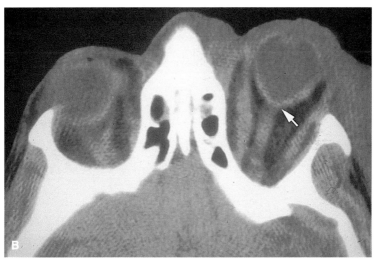

图 5-70　**眼眶出血引起视神经病变**。(A)注意眼睑皮肤瘀青、眼睑绷张、眼球突出和眼外肌麻痹。(B)水平位 CT 显示眼球的"帐篷征"；眼球因眼球向前突出和后部被视神经牵拉而变形(箭头所示)。

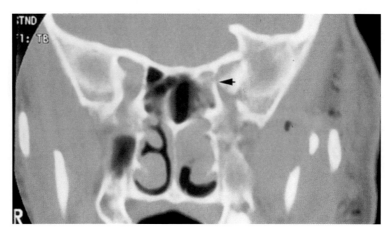

图 5–71　**眶壁骨折**。外侧壁骨折向内侧移位,眶内侧壁与外侧壁共同压迫位于眶尖的视神经(箭头所示)。

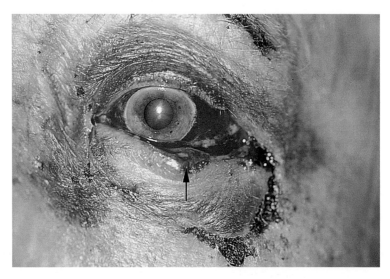

图 5–72　**眼眶出血,成功施行下眦松解术**。注意有标记的外眦向内侧移位(箭头所示)。如及时实施此手术,视力可迅速恢复。

（宋福艳　李志清　译　王艳　校）

第 **6** 章

视交叉

视神经在向颅内延伸时向内侧提升和移动,从而形成视交叉。视交叉是视神经的汇合,位于鞍背上方约10mm处。在视交叉中,来自颞侧视野的鼻侧视神经纤维交叉至对侧。而来自鼻侧视野的颞侧视神经纤维沿着同侧视交叉向后走行,与对侧交叉而来的鼻侧视神经纤维共同形成同侧视束。位于视交叉之后的视束,由来自同侧眼的颞侧视神经纤维及对侧眼的鼻侧视神经纤维组成。

视交叉的解剖学特征决定了特定部位病变可引起特征性的视野缺损改变。鉴于视交叉位于垂体窝上方10mm处,因此垂体微腺瘤或小的大腺瘤不会产生视野缺损(图6-1)。黄斑纤维占视神经纤维的90%,其在视交叉后部交叉至对侧视束。来自上方视野的下方视网膜神经纤维走行于视交叉下方。

视交叉的位置特点决定了视交叉周围的病变可以导致特征性的视野缺损。视交叉最常位于鞍膈投射到鞍背的位置上(约80%)。在视交叉前置型(15%)中,其位于鞍结节或鞍膈上;而在后置型(5%)中,视交叉位于鞍背窝后。视交叉旁区域的另一个重要结构是海绵窦。海绵窦位于蝶骨两侧脑膜层和骨膜层之间的静脉腔。它从眶上裂的末端延伸到岩骨的顶端,其内包含颈动脉和Ⅲ、Ⅳ、Ⅵ三对颅神经。视交叉旁肿瘤可引起视野缺损和眼球运动障碍。

视力下降可以是视交叉病变的首发症状。视交叉源性视力下降的临床表现有助于临床医生采取合适的检查手段和正确诊断。确定视交叉是否受累导致视力丧失的唯一重要的非放射学检查是视野检查。视神经的汇合和鼻侧视网膜神经纤维在视交叉部位交叉至对侧,加上视觉纤维从视网膜走行至视交叉处发生了 90°的旋转,使视觉纤维在此处沿着垂直子午线方向排列。因此,视交叉及其后部病损引起的视野改变的典型表现为垂直子午线方向的视野缺损。

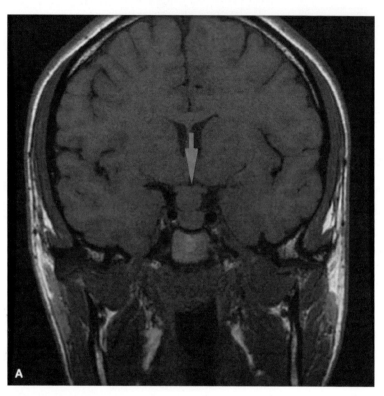

图 6-1　垂体小腺瘤。 25 岁男性患者因车祸就诊于急诊,偶然发现垂体瘤。(A)垂体腺瘤延伸至视交叉(箭头所示),但未抬高或挤压视交叉。(待续)

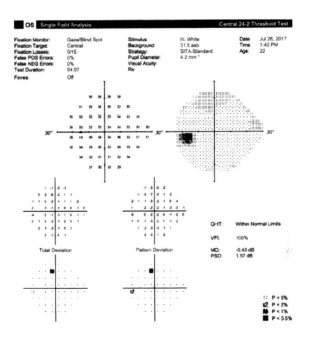

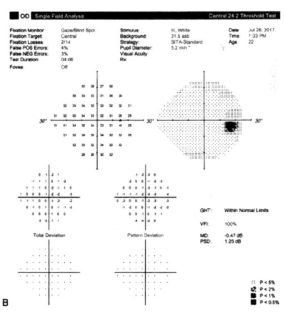

图 6-1(续)　(B)视野正常。

视交叉疾病视野缺损的类型

交界性暗点

典型表现为一眼中心暗点或其他视神经视野缺损伴另一眼颞侧偏盲（图6-2）。这种视野缺损位于中心暗点一侧的视神经与视交叉交界处。导致这种视野缺损最经典的理论是Wilbrand膝的存在。Wilbrand膝是来自一眼鼻下象限的视网膜神经纤维交叉向前延伸至对侧视神经形成的结构。因此，右侧视神经损伤会产生右眼中心暗点和左眼颞上方视野缺损。然而，近年来对猴子的研究并未证实Wilbrand膝解剖结构的存在。但是，交界性暗点仍然是视神经与视交叉结合处病变的有效体征。

病灶也可仅累及视交叉前角，此时仅交叉至对侧的视神经纤维受累，导致一眼颞侧视野偏盲，而对侧眼无视野缺损。

双颞侧偏盲

教科书中描述，双颞侧偏盲是视交叉体部疾病产生的典型视野缺损。视野缺损可完全（图6-3A）或不完全（图6-3B），但它们总是以垂直子午线为界。然而，在大多数病例中，单纯的双颞侧偏盲并不常见。通常表现为单眼或双眼视力下降。由于黄斑区神经纤维位于视交叉后部，前置型视交叉或视交叉后的肿瘤压迫的患者可出现中心性双颞侧偏盲。

同向偏盲

鞍区旁病变累及视束时可产生非一致性的同向偏盲。这种改变见于视交叉后方的占位性病变或前置型视交叉。同向偏盲常伴占位病变同侧眼中心暗点和相对性传入性瞳孔功能障碍（RAPD）。此现象称为视束综合征。

双鼻侧视野缺损

这种情况一般见于后置型视交叉，当病灶位于视交叉前部的双侧视神经之间时，导致视神经向床突上的颈内动脉或大脑前动脉A1段移位。此类视野缺损非常罕见，我们从来没有遇到过。

任何不明原因的视力下降患者均应进行视野检查。当视野检查结果与视交叉病变相关时，下一步应行MRI检查。

病因

• 几乎90%的视交叉综合征由占位性病变引起。常见疾病见表6-1。

临床特征

症状

• 视力下降是视交叉旁病变最常见

表 6-1 垂体肿块病变的发生率*

类型	百分比
垂体腺瘤	50%~55%
颅咽管瘤	20%~25%
脑膜瘤	10%
神经胶质瘤	7%

*动脉瘤和其他压迫性病变是引起交叉综合征较少见的原因。

和最重要的体征。当然，视交叉旁病变也可伴随其他症状，但在无视力下降时出现其他症状的情况很少见。

● 头痛可见于垂体肿瘤，提示此处脑膜受牵拉。

● 复视：视交叉旁病变可能通过以下几种方式引起复视：

■ 占位性病变累及一侧或双侧海绵窦，导致单侧或双侧第Ⅲ、Ⅳ或Ⅵ颅神经（图6-4）受累。复视的形式取决于颅神经受累的情况。

■ 一种不伴眼位偏斜的复视形式，即所谓的半场滑动现象。此现象见于丧失融合功能的患者，此时由于双眼颞侧偏盲，导致视野中无重叠或交叉的双眼视区域。因此，眼球可在垂直平面滑动。这些患者在做一列数字加法时会很困难，因为一行中的数字突然出现在上或下一行上。但是，很难解释在未出现眼部失调的情况下如何发生这种情况。

● 注视后失明：这是一种令视交叉

疾病患者苦恼的特殊类型视力障碍。双颞侧偏盲患者注视近处物体时，紧邻固视点后会出现盲区（图6-5）。这是由于当双眼会聚于一点时，此点以外的区域落在双颞侧偏盲区内。

● 深度觉障碍：患者会抱怨深度觉障碍、视近困难或使用精细工具困难。

● 畏光可见于鞍旁肿瘤患者。推测可能的机制包括三叉神经末梢超敏反应或者下丘脑-丘脑轴损伤所导致的化学性脑膜炎或"中枢性眩晕"。

体征

● 通常会出现视力下降。视力正常的情况下出现双颞侧偏盲或其他类型的视野缺损时极为少见。

● 单眼或双眼获得性色觉障碍。

● 视野缺损（见前文）。

● 不对称性视力下降或单眼视力下降时可出现RAPD。

● 视盘可正常或苍白。视盘水肿虽然并不常见，但也可以出现，尤其是在颅咽管瘤中。鼻侧视网膜神经纤维受压可出现双颞侧偏盲。这些视神经纤维沿着水平方向汇入视盘。所以双颞侧偏盲会产生特征性带状视神经萎缩（图6-6）。

● 海绵窦内第Ⅲ、Ⅳ、Ⅵ颅神经受累可引起斜视。

● 视交叉疾病可引起内分泌系统的症状和体征，包括垂体功能不全、女性闭经溢乳综合征、男性阳痿、肢端肥大症、性早熟和尿崩症等。

● 海绵窦血栓形成可引起眼球突出，但并不多见。

● 眼球震颤比较少见，一般见于鞍区旁的病变。

● 跷跷板型眼球震颤比较罕见，多与鞍区旁病变有关。表现为一眼眼球内旋并向上运动，另一眼则外旋并向下运动。跷跷板型眼球震颤最常发生于颅咽管瘤。

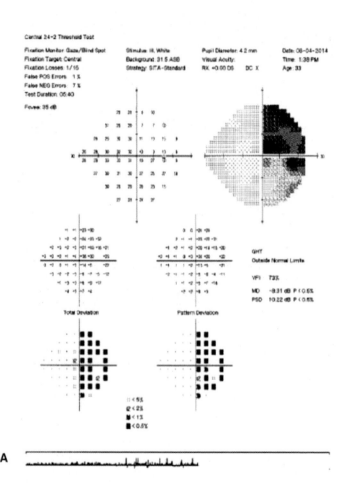

图 6-2　交界性暗点。(A)右眼颞侧视野缺损，左眼无光感。(待续)

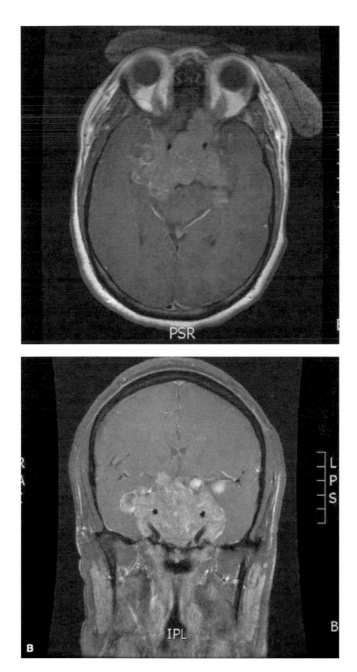

图 6-2(续) (B)轴位和冠状位 MRI 显示视交叉旁垂体大肿瘤。(待续)

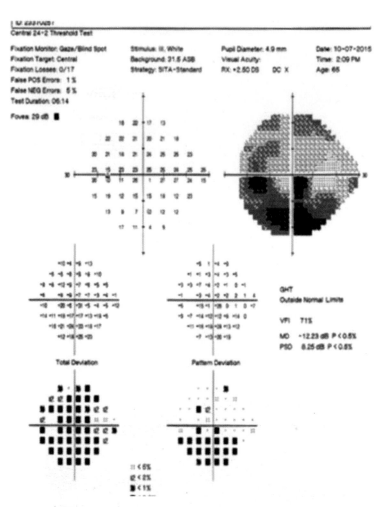

图 6-2(续) （C)左眼视神经视野缺损(下弓状暗点)和右眼颞侧视野缺损。(待续)

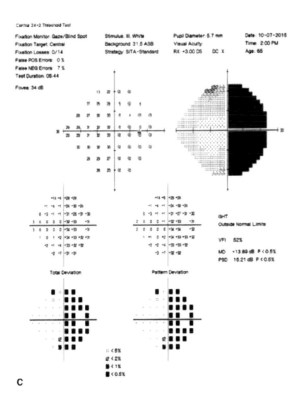

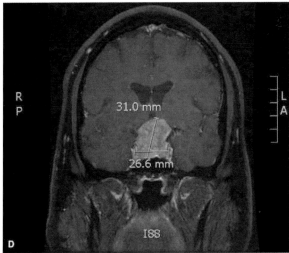

图 6-2(续) (D)冠状位 MRI 显示垂体瘤。

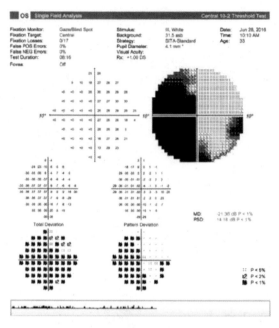

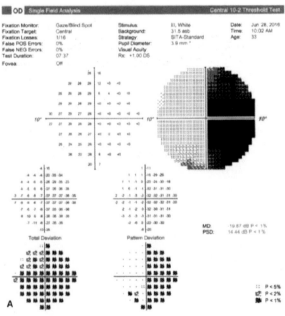

图 6-3　(A)完全性双颞侧偏盲(中央 10-2)。(待续)

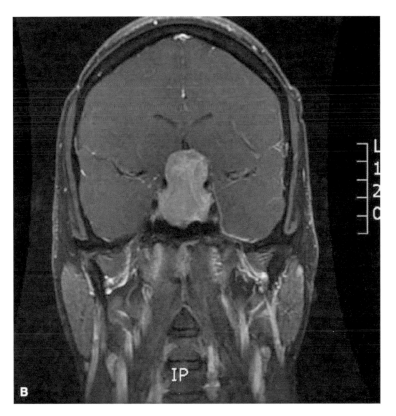

图 6-3(续)　(B)冠状位 MRI 显示大垂体瘤。(待续)

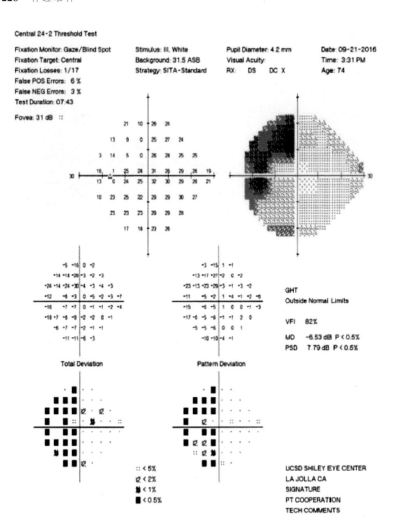

图 6-3(续)　(C)不完全性双颞侧偏盲。(待续)

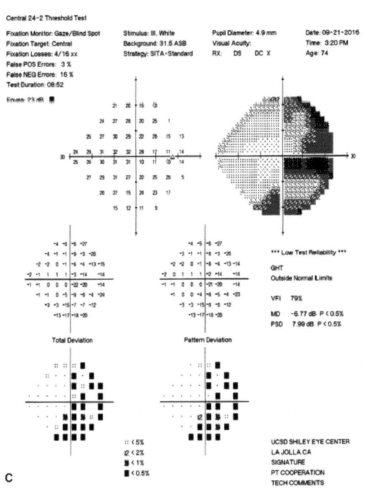

C

图 6-3（续）

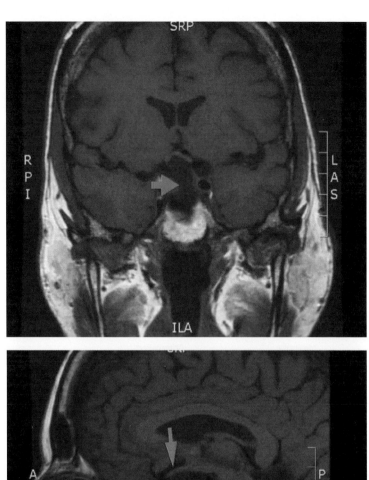

图 6-3(续) (D)冠状位和矢状位 MRI 显示囊性病变(箭头所示)抬高视交叉。

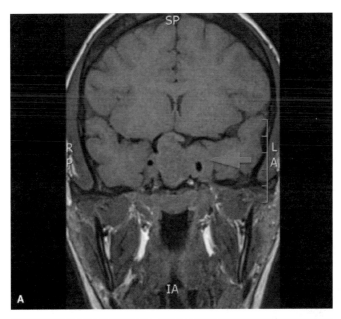

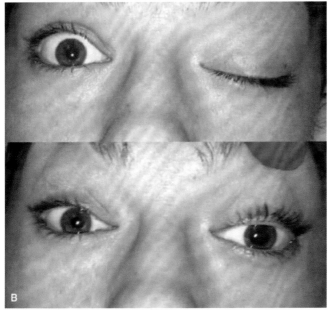

图 6-4　**大垂体瘤**。(A)轴位 MRI 显示大的垂体瘤延伸到左侧海绵窦(箭头所示)。(B)患者表现为左眼瞳孔散大及左眼动眼神经麻痹。

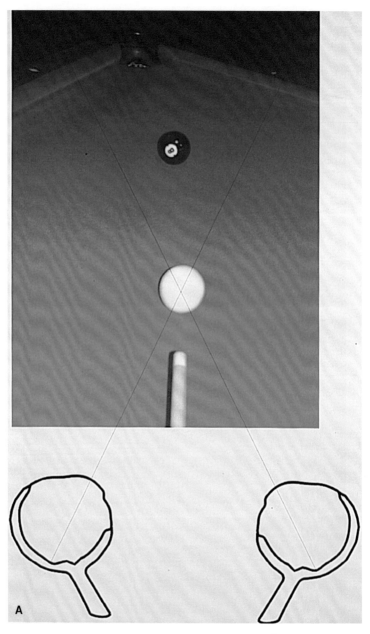

图 6-5　**注视后失明。(A)**正常的视野。(待续)

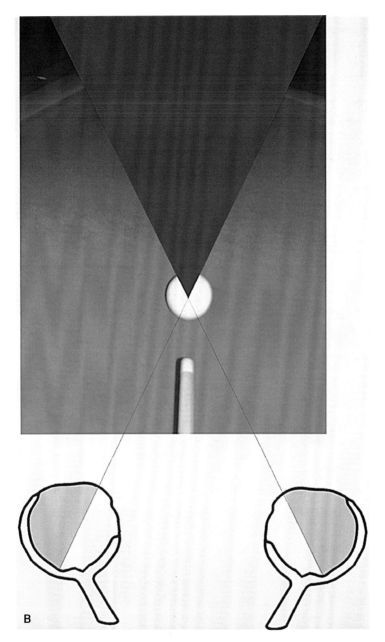

图 6-5(续) (B)双颞侧偏盲导致主球前方区域消失。

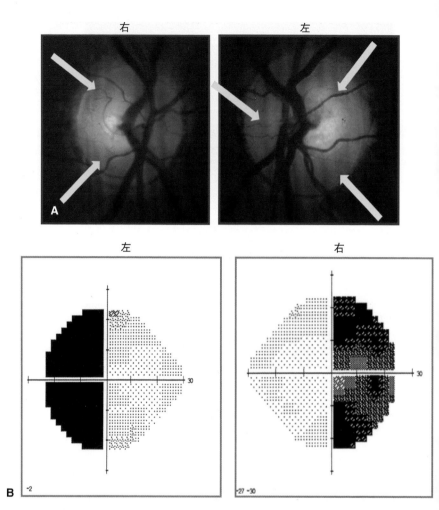

图 6-6 **双颞侧视野缺损**。(A)右眼和左眼视盘均表现为带状视神经萎缩。(B)双颞侧视野缺损。(待续)

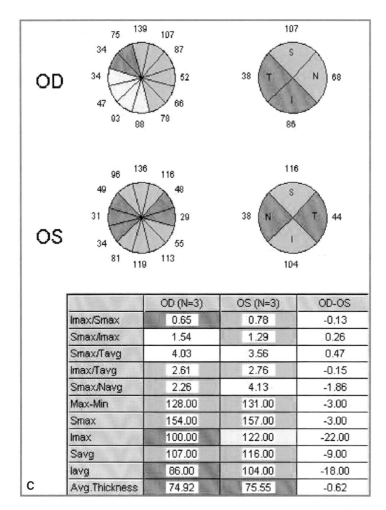

图 6-6(续)　(C)OCT 显示,对应于图 A 视盘苍白区,视网膜神经纤维层变薄。注意鼻侧和颞侧区域变薄。

特殊病因

垂体瘤

引起视交叉综合征最常见的原因是垂体瘤。它们可能无内分泌活性，或者分泌多种激素，从而出现视交叉受压之外的其他内分泌紊乱症状。

● 泌乳素瘤会使女性产生闭经溢乳综合征，在男性则会导致阳痿。

● 当肿瘤分泌过量的生长激素时，可导致肢端肥大症。

● Nelson 综合征的特点是由于 Cushing 病而行全肾上腺切除术后皮肤色素沉着和促肾上腺皮质激素水平（AHCH）增加。

各种形式的垂体肿瘤的诊断是通过结合影像学和内分泌学发现的。典型的 MRI 表现是体积巨大的肿块使视交叉移位和扭曲。由于视交叉位于鞍背上方 10mm 的位置，因此体积较小的垂体肿瘤不会导致视野缺损。肿瘤必须超过蝶鞍水平且体积足够大才能产生视力或视野障碍。因此，神经影像学检查很容易诊断这类疾病（图 6-7A）。

● 下列几类垂体肿瘤的识别很重要：

■ 泌乳素瘤产生高水平的泌乳素，因此需要药物治疗。可导致视力下降的泌乳素瘤，其泌乳素水平通常超过 1000ng/mL（正常<100ng/mL）。多巴胺受体激动剂治疗会使泌乳素瘤迅速变小。视野缺损的症状在使用溴隐亭或卡麦角林治疗后数周内消失（图 6-7B~D）。

■ 垂体瘤是最常见的无内分泌活性的垂体肿瘤，可引起机体内分泌紊乱，如甲状腺功能减退和垂体功能减退。这些肿瘤不适合进行药物治疗。为了减轻对视路的压迫，必须进行手术和(或)放射治疗。

■ 垂体卒中是垂体瘤的一种特殊表现。与垂体肿瘤导致的隐匿性、进展缓慢的视力下降不同，垂体卒中可引起急剧性视力下降。患者常会出现头痛（通常与蛛网膜下腔出血引起的头痛一样严重），并可能会突然发展为单眼或者双眼失明和(或)眼肌麻痹。垂体卒中产生原因是肿瘤内出血造成瘤体体积短时间内迅速扩张（图 6-8）。这种情况属于急症。患者通常出现垂体功能减退和肾上腺皮质功能不全，在进行侵入性治疗之前，应通过药物治疗来恢复正常的激素水平。

对于接受治疗的垂体瘤患者，眼科医生职责是对他们进行连续动态的视野和 MRI 检查，以便能尽早发现肿瘤复发的迹象。

● 建议视野随访时间表如下：

■ 第一年每 3 个月检查一次，以后 5 年每年检查一次。

■ 5 年后每 2 年检查一次。

颅咽管瘤

颅咽管瘤起源于垂体前叶和后叶之间的 Rathke 窝,可见于儿童和成年人。肿瘤可以呈实性或囊性,囊性颅咽管瘤囊腔内充满含胆固醇样微粒的黏性液体。

- 颅咽管瘤的症状和体征包括:
  - 单眼或者双眼视力下降。
  - 视野异常。
  - 视盘水肿(可能出现,但不常见)。
  - 内分泌异常。
  - 成人可能出现精神错乱或意识障碍。
- 颅咽管瘤的诊断是基于视野评估,视野检查可定位至视交叉,并且 MRI 具有特征性表现(图 6-9)。
- 颅咽管瘤需要手术治疗。通常肿瘤不能完全切除,因此术后需要辅助放疗或化疗。因颅咽管瘤有再生长的倾向,术后应密切随访视野和 MRI。

脑膜瘤

视交叉旁脑膜瘤可能位于鞍上、鞍结节或蝶骨平面(图 6-10)。肿瘤生长缓慢,视力下降往往是唯一体征。与垂体腺瘤和颅咽管瘤相比,脑膜瘤较少出现内分泌异常。

- 视交叉旁脑膜瘤需要手术治疗。不主张过度切除病灶,因为这会导致视力进一步下降。
- 眼科医生的职责是术后随访监测视野变化。

神经胶质瘤

视神经胶质瘤是比较少见的视交叉内固有肿瘤。可产生视交叉综合征,伴有视力下降和视野缺损,常伴发神经纤维瘤病(NF)。约 1/3 的 Ⅰ 型神经纤维瘤病(NF1)在 MRI 上表现为前视路的神经胶质瘤(图 6-11)。

- 视交叉胶质瘤的症状也是视力下降和视交叉型视野缺损。对于合并NF1 的患者,需高度怀疑视交叉神经胶质瘤的可能。
- 神经胶质瘤也可累及成人的视交叉。这种胶质瘤往往具有侵袭性,也被称为成人恶性神经胶质瘤,实际上是前视路的胶母细胞瘤。病变进展迅速,存活期通常不超过 1 年(见第 5 章)。
- 神经胶质瘤的治疗存在争议。一些医生建议放射治疗,有些医生则建议化疗,尤其是 5 岁以下的儿童,因为放疗远期可能产生智力障碍。

其他占位性病变

视交叉内和视交叉周围的任何占位性病变可产生相同的临床症状和体征。例如,动脉瘤、皮样瘤和转移病灶。确切的诊断是通过神经影像学和活检来实现的。

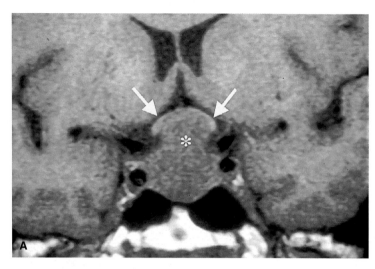

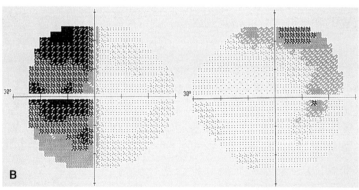

图 6-7　**垂体瘤**。冠状位 MRI 扫描显示一个体积巨大、分泌催乳素的垂体肿瘤(星号所示),其顶端可见视交叉受压扭曲(箭头所示)(A)和相应的视野(B)。(待续)

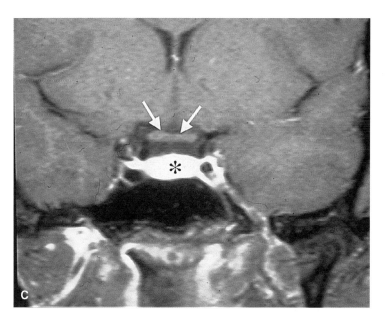

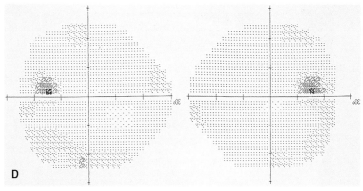

图 6-7(续)　(C)服用溴隐亭后,泌乳素瘤缩小,视交叉处于正常位置(箭头所示),无压迫。(D)溴隐亭治疗后,视野复查显示双颞侧偏盲恢复。

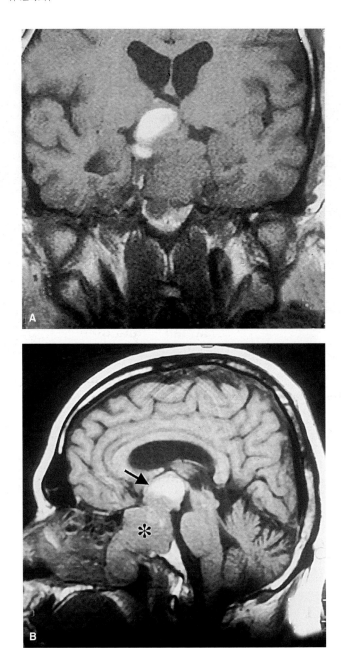

图 6-8 **大体积的垂体瘤**。(A)冠状位和(B)矢状位 MRI 显示体积较大的垂体瘤(星号所示),瘤体内上部可见新月形的高信号出血(箭头所示),使肿瘤体积迅速增大。

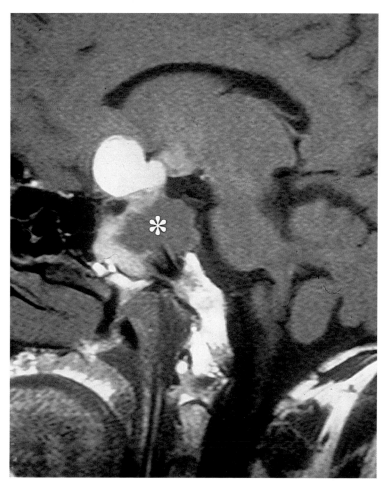

图 6-9 **颅咽管瘤**。伴实体成分的颅咽管瘤(星号所示)被充满胶质物质的高信号囊肿覆盖。

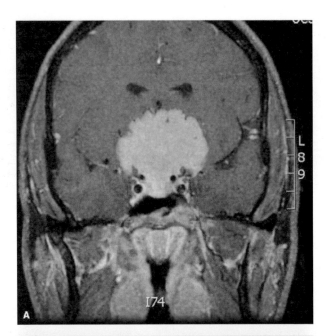

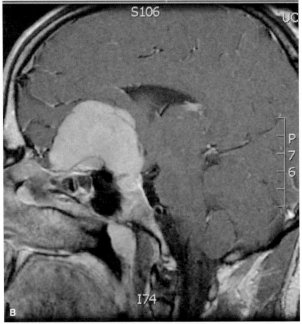

图 6-10 鞍旁脑膜瘤。(A)冠状位和(B)矢状位 MRI 显示鞍旁脑膜瘤。(待续)

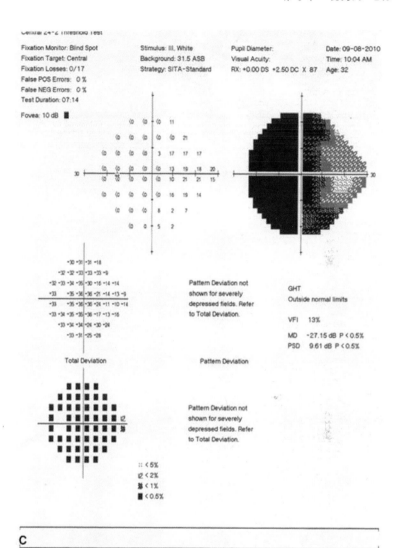

图 6-10(续) (C)患者视野缺损类型为双颞侧偏盲。(待续)

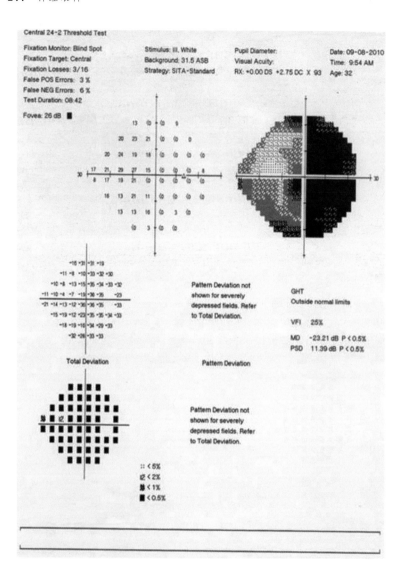

图 6-10(续)

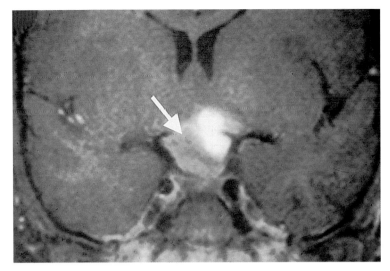

图 6-11 视交叉增厚。冠状位 MRI 显示视交叉增厚(箭头所示),伴胶质瘤信号增强显影。

视交叉旁肿瘤的随访

● 治疗后的视交叉旁肿瘤在随访期间可能出现视野进一步恶化的情况。具体原因包括：

　■ 肿瘤再生长。

　■ 放疗导致视交叉的放射性坏死(图6-12)。

　■ 视交叉脱垂至空蝶鞍内(图6-13)。

　■ 蛛网膜炎(术后视力下降的一个罕见原因)。

治疗后视力恢复情况

　大部分视交叉旁肿瘤患者在进行视交叉减压后恢复视力。视力的恢复往往遵循以下模式。术后24小时内视力出现显著和迅速地提高。术后6周视力仍可以持续提高,此后1年内视力提升速度减慢。到目前,很难根据患者病史、肿瘤大小和视神经的外观来预测术后视功能的恢复情况。然而,可以通过光学相干断层扫描(OCT)测定视网膜神经纤维层厚度,并以此来预测视野恢复的可能性。视网膜神经纤维层的厚度 >76μm 时,术后视野会有明显的改善(>10dB)(图6-14)。

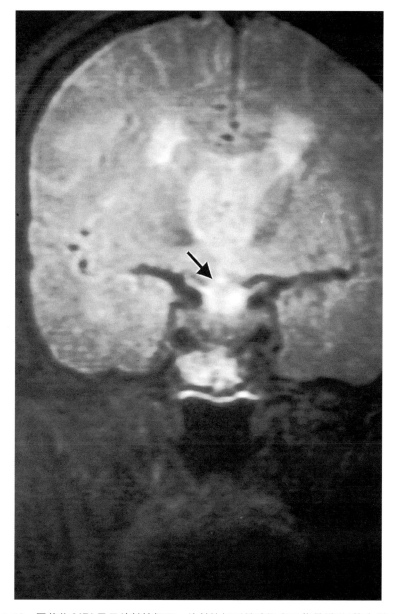

图 6-12 冠状位 MRI 显示放射性坏死。放射性坏死导致视交叉信号增强(箭头所示)。

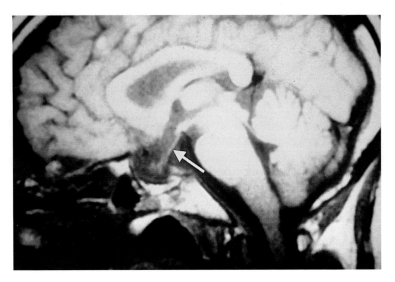

图 6-13　矢状位 MRI 显示垂体卒中。垂体卒中后视交叉（箭头所示）脱垂至扩大的蝶鞍内。

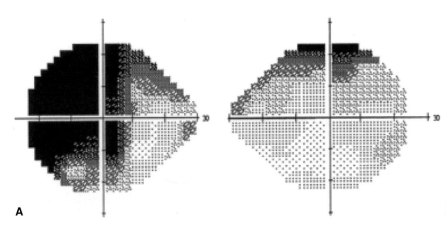

A

图 6-14　垂体瘤。(A)垂体瘤视野缺损。(待续)

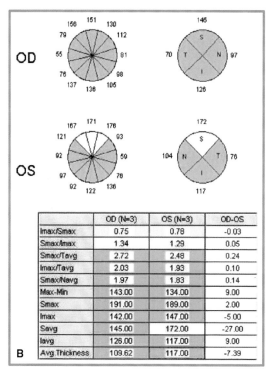

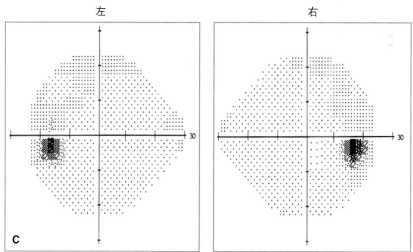

图 6-14(续) (B)OCT 证实视网膜神经纤维层的厚度在正常值范围内。(C)术后 1 个月视野的恢复情况。

引起视交叉综合征的非肿瘤性病变

炎性病变[淋巴性垂体炎、脱髓鞘疾病（图 6-15）、结节病（图 6-16）等]，可导致具有典型视野改变和视力下降的视交叉综合征。因此，眼科医生的职责是分析不明原因的视力下降：

- 视野检查。
- 如果视野检查提示病变累及视交叉，进行 MRI 检查。
- 如果 MRI 提示病变累及视交叉（肿瘤性或非肿瘤性），应请神经内科或神经外科医生会诊。
- 在视交叉疾病（尤其是肿瘤）干预后，眼科医生的职责是进行连续的视野检查，以发现病变复发的迹象。

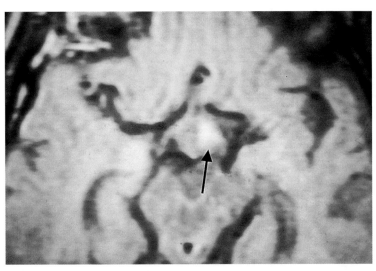

图 6-15　脱髓鞘疾病。轴位 MRI 显示视交叉脱髓鞘斑块（箭头所示）。

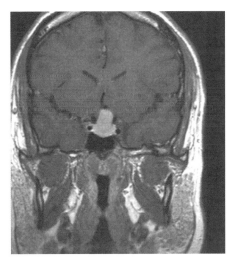

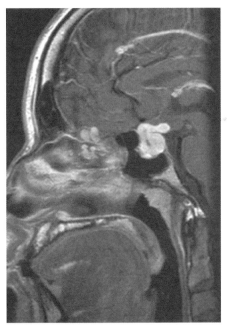

图 6-16　**结节病**。被强化的肿块最初被诊断为垂体瘤,但组织病理学检查显示为非干酪样肉芽肿,符合结节病改变。

（李嫦　译　李志清　校）

第 7 章

视交叉后的视路疾病

任何累及视交叉后视路的主要视觉相关体征为同向偏盲。

同向偏盲的类型取决于视交叉后视路的受累部位。不完全性同向偏盲分为一致性同向偏盲和非一致性同向偏盲。同向偏盲一致性是指视野缺损的形状、位置、大小、程度和边缘倾斜度均完全一致。视觉纤维在向枕叶走行过程中，对应的视网膜各点彼此相邻，所以后部病变所致的双侧视野缺损更为一致。因此，枕叶病变所致的不完全性同向偏盲高度一致，而枕叶之前的视路病变所致的视野缺损并不会产生这种程度的一致性。完全性同向偏盲不能归类为一致性偏盲，并且不能定位视交叉后哪一部分视路受累。

视交叉后视路受累

视束

视路的这部分结构紧邻视交叉后。视束中，各视网膜对应点的神经纤维束并不相邻。因此，视束病变所致的不完全同向偏盲是不一致的。

● 视束病变可产生下列两种综合征之一。

■ I 型视束综合征：包括同侧视力下降、不一致性同向偏盲和同侧 RAPD（图 7-1）。它是由较大的占位性病变累及视束、视交叉，甚至视神经所致。视力下降是由于同侧视神经或视交叉受累。产生此型综合征最常见的病变为颅咽管瘤。

■ II 型视束综合征：通常是由脱髓鞘疾病或梗死引起视束内在的病变，表现为视力不受损、病灶对侧眼

RAPD 阳性、完全或近乎完全的同向偏盲。

- 视束病变的其他表现如下：

■ 视盘改变：病变对侧(颞侧视野缺损侧)视盘领结样萎缩，病变侧视盘颞侧苍白。

■ Wernicke 偏盲性瞳孔：光线投射至视野偏盲侧对应的视网膜时瞳孔反应减弱或无反应，但光线投射至正常视野侧对应的视网膜时瞳孔反应正常。临床上，很难引出此现象。

外侧膝状体

外侧膝状体 (LGN) 病变非常少见。传入纤维有序地排列在相对应的层面内，非交叉纤维位于 2、3 和 5 层面，交叉纤维位于 1、4 和 6 层面。由于 LGN 部位传入纤维的投射是高度有序的，因此，其病变通常会出现具有定位意义的视野缺损。后外侧脉络膜动脉(大脑后动脉分支)分布区域的损伤可导致双侧一致性的水平扇形偏盲。但如果损伤部位在脉络膜前动脉 (大脑中动脉分支) 分布的区域，则表现为上、下同向的象限性视野缺损并保留了水平楔形区域，称为"四扇形盲"。

颞叶

颞叶病变产生的同向偏盲上方暗点更为致密(图 7-2A)。最常见的病因为肿瘤(图 7-2B)或因癫痫而行颞叶切除术。颞叶病变的非视觉相关表现包括：

- 头痛。
- 幻听或幻视。
- 语言障碍(如优势侧颞叶受累)。
- 记忆障碍。
- 癫痫，表现为一过性情绪、情感和行为改变。
- 钩回发作。先是出现不常见的味觉或嗅觉先兆，随后出现口唇异常运动。
- 似曾相识感。

顶叶

顶叶病变产生的同向偏盲下方暗点更致密。

- 可能伴随如下神经眼科特征：

■ 强制眼睑闭合时，出现双眼向病灶对侧的共轭性运动。

■ 当视标向病变一侧运动时，出现视动反射异常伴视动性眼球震颤减弱。

■ 向病变一侧的眼球追随运动障碍。

- 神经系统的表现如下：

■ 对侧视空间忽略，注意力不集中(非优势侧顶叶)。

■ 复杂感觉的整合受损。

■ Gerstmann 综合征：优势侧顶叶的病变可产生对侧同向偏盲、手指失认、左右侧混淆、失写和失算症。

枕叶

枕叶病变引起视野缺损的患者最可能首诊眼科寻求治疗,因为他们唯一的症状或体征是视觉性的。这些患者通常主诉阅读困难,并且经常在他们意识到是右侧同向偏盲使其不能看见下一个字母或单词,或左侧同向偏盲使其不能找到下一行之前(图7-3),已经频繁更换过很多副眼镜。

● 枕叶病变所致视野缺损有以下几个特征:

■ 颞侧新月回避或缺损:颞侧新月区位于视皮质的前端。它接受来自一眼鼻侧视网膜的神经纤维的投射,但并未接受对侧眼对应的视网膜(颞侧视网膜)纤维。因此,它是视放射中一处可产生单侧视野缺损的部位。这种视野缺损为新月形,最宽处可延伸至水平子午线,在此处却从60°延伸至90°。值得记住的是,由于新月区位于视野的更周边,最常使用的自动静态视野计不能检测出这种异常。与这一区域相关的、最常见的视野缺损为保留颞侧新月形视野。同向偏盲因保留了颞侧最边缘的视野而变得不一致。MRI扫描显示沿距状裂走行的一处病灶,而枕叶内侧面的前部却未受累(图7-4)。此处受累而仅产生颞侧新月形视野缺损的情况非常少见。颞侧新月区占纹状皮质表面区不足10%。

■ 黄斑回避:枕叶病变所致同向偏盲可累及半侧固视点或绕过中心固视点(即黄斑回避)(图7-5)。这是真正的回避,并且仅见于枕叶病变,且至少保留5°的视野。黄斑分裂可见于视放射径路上任何病变所致的同向偏盲。黄斑回避有时可因固视点移动而出现人为的假象。真性黄斑回避是由于视皮质"黄斑"区血供来自于大脑后动脉和大脑中动脉终末支。视皮质"黄斑"区位于这两支动脉终末支的分水岭部位。因此,后循环障碍时,此区血供可来自于大脑中动脉终末支。

■ 同侧旁中心暗点:枕叶顶端的病变产生高度一致的同向性暗点(图7-6)。在全身低灌注时,如术中低血压,枕叶皮质分水岭区首先受累,随后出现中心性同向偏盲。

■ 双侧枕叶病变:双侧枕叶病变可产生多种不同形式的视野缺损。包括以下几种:

▶ 双眼同侧暗点:可能类似双侧中心暗点。

▶ 环形暗点:双侧一致性的同向暗点伴黄斑回避可保留小的中央视岛。此类视野缩小的鉴别诊断包括青光眼、视盘玻璃疣、继发于视盘水肿的视神经萎缩、视网膜色素变性及非器质性视力下降。

▶ 双眼垂直性视野缺损(通常位于下方):实际上是病变产生双眼同侧象限盲。

▶ "棋盘"样视野缺损(图7-7):

交叉性象限盲。通常由先后发生的病变累及一侧距状裂上方的上部枕叶和对侧距状裂下方的下部枕叶所致。

- 对眼科医生而言,枕叶病变其他重要的特征包括:

  ■ 皮质盲:双侧枕叶疾病可致盲。这些患者最初通常被诊断为诈病或癔症,因为他们主诉视力很差或无光感,但瞳孔反应灵敏,眼底正常。有时,患者会否认失明并编造一个视觉环境(Anton 综合征)。对任何有这些症状和体征的患者都必须行 MRI 扫描以除外双侧枕叶病变。皮质盲在老年患者中最常见的病因为脑卒中,但也可见于动脉造影术后及围产期妊娠高血压的情况下。皮质盲亦可见于颈部脊柱按摩后、一氧化碳中毒、环孢霉素毒性反应和枕叶癫痫。

  ■ 色觉障碍:适应性色觉障碍常为前部视路(视神经或视交叉)的症状。而有一类获得性色觉障碍(大脑源性色觉障碍)是由双侧枕叶病变产生。

  ■ 视后像:这种现象是指注视目标移去后,视像持续存在或反复出现。这些影像可在半侧视野内短暂性、周期性出现。这是非优势半球顶枕叶病变典型的表现,通常伴有同向偏盲。但也可见于摄入致幻剂后,尤其是麦角酸二乙胺(LSD)。

  ■ 幻觉:枕叶幻觉并不罕见。与颞叶病变产生的有形幻觉不同,它是无形幻觉。

  ■ 多视症:可见于枕叶病变(图 7-8)。可见多个物像,复视/视物显多现象不能通过闭眼或小孔镜消除。

  ■ 视觉异处感:此现象见于视觉刺激从一侧半视野转移到另一侧半视野时,最常见于顶-枕叶病变。

  总之,任何同向偏盲的患者,不论是完全或不完全、一致或不一致,均需行 MRI 检查。

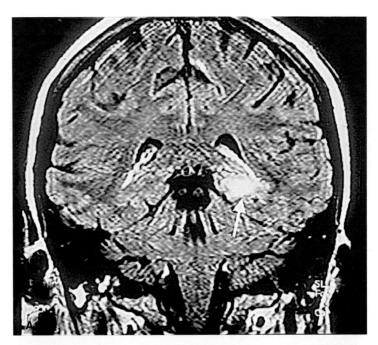

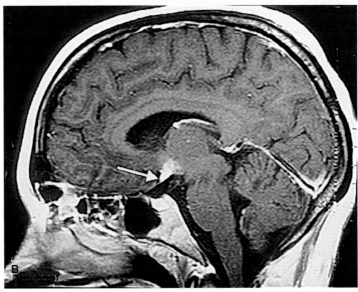

图 7-1　**神经结节病**。(A)冠状位和(B)矢状位 MRI 显示 1 例神经结节病患者左侧视束区信号增强(箭头所示)。(待续)

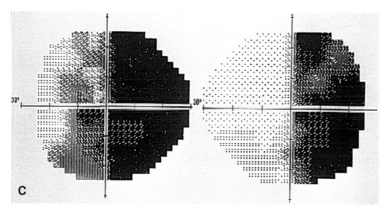

图 7-1(续)　(C)视野示双眼右侧同向偏盲伴左眼中心注视点受累,致左眼视力下降。

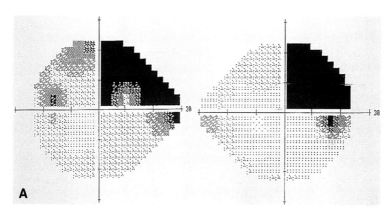

图 7-2　**颞叶胶质母细胞瘤**。(A)癫痫患者接受颞叶切除后,出现颞叶病变所特有的右上同侧象限盲。(待续)

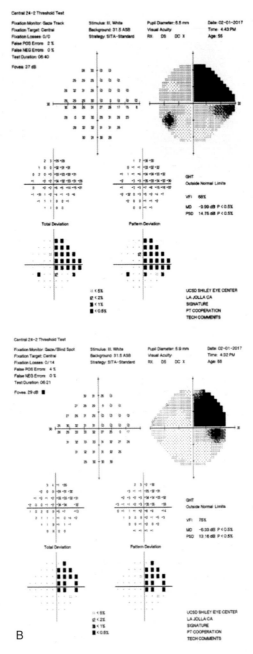

图 7-2(续)　(B)由(C)所致的右上同侧象限盲。(待续)

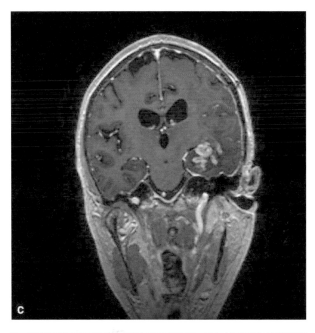

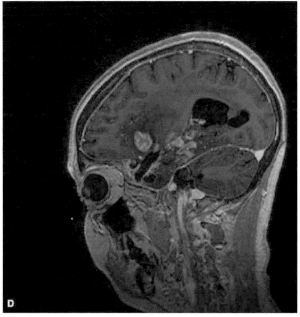

图 7-2(续) (D)颞叶胶质母细胞瘤的冠状位和矢状位 MRI。

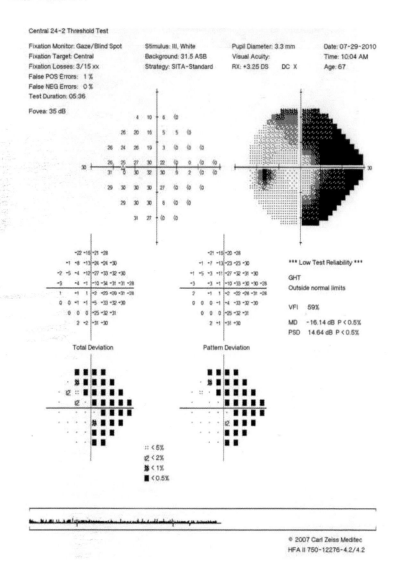

图 7-3 **枕叶脑膜瘤**。1 例有阅读困难的 67 岁男性,问诊时主诉驾驶困难,尤其是看不到右侧的汽车。(A)右侧同向偏盲。(待续)

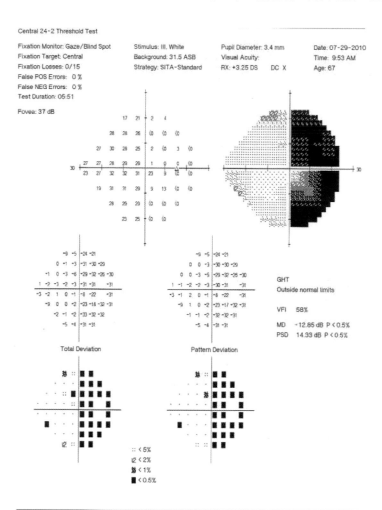

图 7-3(续)

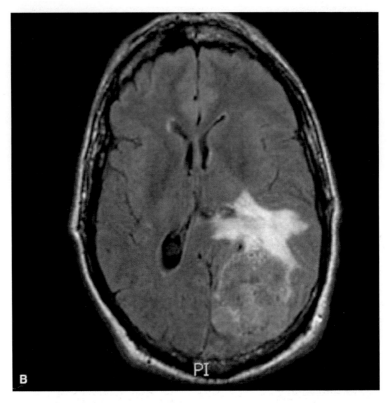

图 7-3(续) (B)MRI 显示枕叶脑膜瘤。

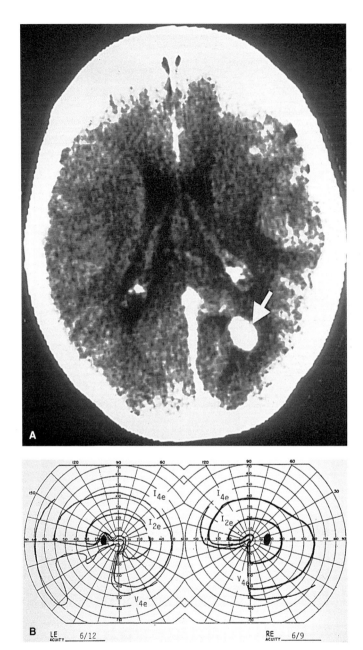

图 7-4　**枕叶转移病灶**。(A)轴位 CT 扫描显示右侧枕叶转移病灶。(B)视野检查显示左侧下象限盲,保留左侧颞部新月形视野。

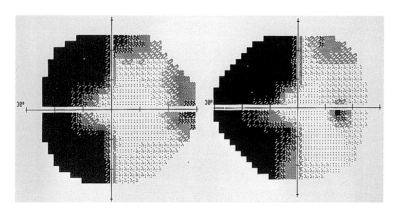

图 7-5　**枕叶病变。**1 例枕叶病变患者表现为左侧同向偏盲伴黄斑回避。

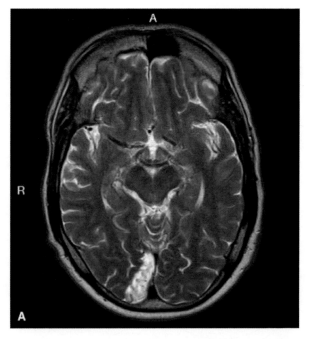

图 7-6　**右侧枕叶梗死。**(A)老年男性患者水平位 MRI 扫描显示右侧枕叶梗死。(待续)

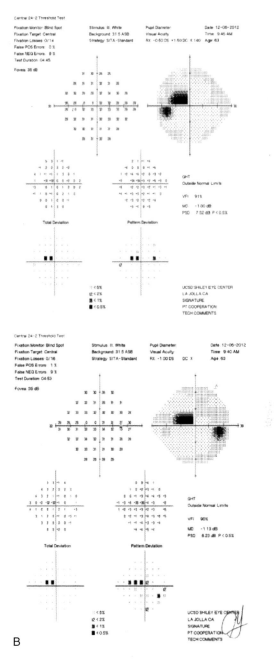

图 7-6(续)　(B)视野显示左侧同向性旁中心暗点。

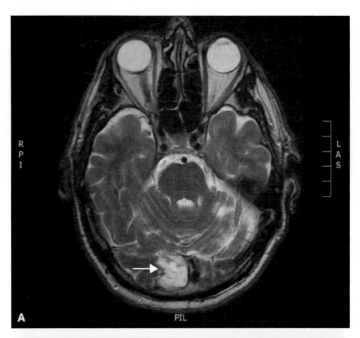

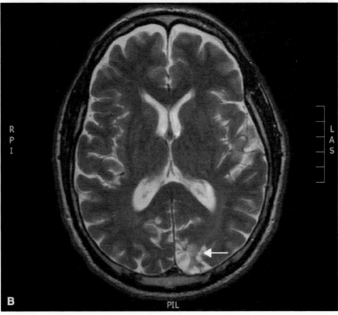

图 7-7 双侧枕叶梗死。(A,B)水平位 MRI 显示双侧枕叶梗死(箭头所示)。(待续)

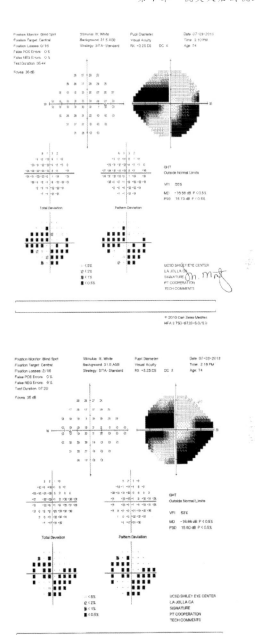

C

图 7-7(续)　(C)双侧视野缺损相对一致,符合枕叶病变。

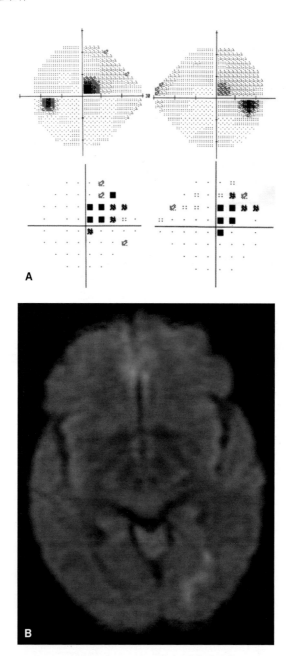

图 7-8 **左侧枕叶卒中。**59 岁女性患者主诉双侧单眼倾斜性复视，小孔镜检查无改善。
(A)视野显示右侧同向暗点。(B)MRI 显示枕叶卒中。(待续)

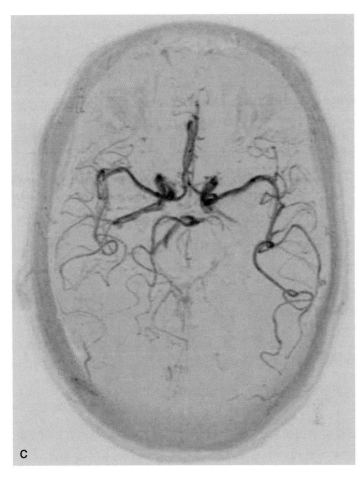

图 7-8(续)　(C)脑血管造影显示左枕叶血管少于右侧。

偏头痛

偏头痛是同侧视野缺损最常见的病因。偏盲为短暂性，但偶尔可发展为永久性偏盲。

流行病学

● 偏头痛是很常见的现象，可有多种表现形式。偏头痛确切的患病率因分类和头痛描述不同而难以计算。

分类

● 国际头痛学会对偏头痛的分类为：
  ■ 无先兆的偏头痛。
  ■ 有先兆的偏头痛。
  ■ 典型先兆不伴头痛（无头痛性偏头痛）。
  ■ 眼肌麻痹型偏头痛（现在认为是一种颅神经痛）。
  ■ 视网膜型偏头痛。
  ■ 儿童周期性综合征可作为偏头痛的先兆或伴随其发生。
  ■ 复杂性偏头痛。
  ■ 不符合以上标准的偏头痛样疾病。
  ■ 有先兆的偏头痛患者常先就诊于眼科。

临床特征

症状

● 患者可有不安感、嗜睡或抑郁的前驱症状。

● 偏头痛的先兆可有多种，但典型的视觉先兆为阳性暗点（虽然它可为阴性），边缘呈锯齿状，通常会闪烁。暗点通常会扩大，并趋于越过整个视野。先兆通常以锯齿状线条的形式出现——典型的增强型暗点（图 7-9），但也可能是闪光。典型的先兆持续 20~30 分钟，然后出现头痛，或仅有先兆（无头痛型偏头痛）。

● 有先兆偏头痛的头痛阶段会在先兆出现后立即出现或在 60 分钟内发生，但如果先兆特别长，两者可有重叠，头痛可在先兆发作未结束前开始出现。先兆也可能发生在头痛后，但这种情况非常少见。头痛的程度不同，可严重到无法忍受，也可相对较轻。一般可持续数小时。

体征

● 发作间歇期，患者检查正常。

● 皮质性偏头痛患者如在发作时检查，可有同向偏盲；而在发作之后没有检测到视野缺损。对于疑似偏头痛的患者应进行正式的视野检查并明确是否存在视野缺损。

鉴别诊断

● 玻璃体牵引通常可与偏头痛相鉴别，因为玻璃体牵引产生的闪光感仅持续数秒至数分钟，而偏头痛的视觉症状持续时间较长。

- 枕叶病变(图 7-10)。
- 动静脉畸形 (AVM)(图 7-11)因类似偏头痛通常引起最多关注。AVM 视觉现象持续的时间通常比偏头痛短,而且可能在头痛开始后才出现。

诊断

- 对于典型偏头痛的患者,无需常规行影像学检查:
  - 50 岁前发病,但 50 岁后偏头痛可能再次发作。
  - 有偏头痛家族史或儿童时期有类似偏头痛的症状。
  - 典型的先兆和(或)头痛,持续时间与典型偏头痛相一致。
  - 视觉先兆在两侧交替出现。
  - 偏头痛后无固定的神经或眼部病变。
- 但对于有下列特征性表现的患者需进一步检查:
  - 视觉先兆总是出现在视野相同部位。
  - 头痛先于视觉先兆。虽然这种现象有时可见于偏头痛,但并不常见,需考虑 AVM 的可能。
  - 偏头痛发作终止后,有固定的神经系统(包括视觉)病变表现。
  - 任何其他不典型偏头痛发作的情况。
  - MRI 是任何不典型偏头痛患者的首要检查。

治疗

- 偏头痛的治疗包括多方面:
  - 去除诱因,如食物(酒、乳酪、巧克力),压力调节。
  - 如改变行为不能阻止偏头痛发作,那么有一系列药物可用于先兆出现后阻止头痛发作,或者在头痛期间使用以缩短病程,还可以在头痛发作间歇期使用以预防偏头痛再次发作。

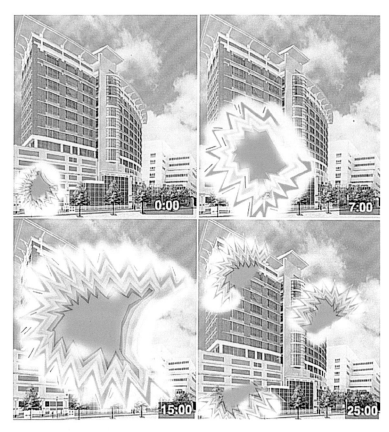

图 7–9 **增强型暗点**。增强型暗点开始于周边,逐渐累及整个视野。通常在消失后不遗留永久性视野缺损。

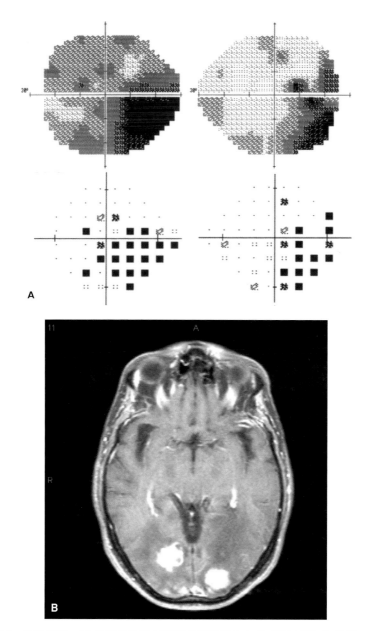

图 7-10 **枕叶病变**。67 岁男性患者主诉眼前闪光感 2 个月,每次持续 15 分钟。(A)视野显示右侧同向视野缺损伴部分左侧同向视野受累。(B)MRI 显示双侧枕叶的肺癌转移灶伴周围水肿。

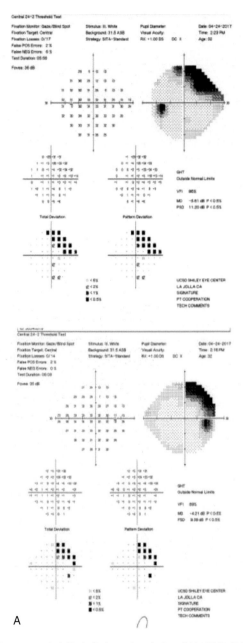

图 7-11   动静脉畸形。32 岁女性患者出现了 3 次右上侧视野视觉增强型暗点，随后出现头痛发作。(A)视野显示不完全性右上象限盲。(待续)

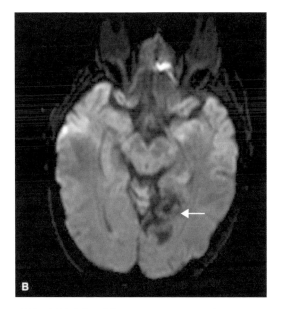

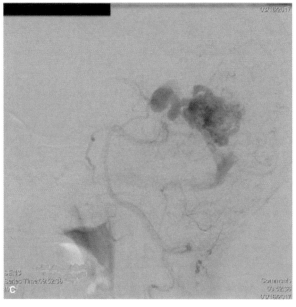

图 7-11(续)　(B)MRI 显示左侧枕/顶叶的动静脉畸形(箭头所示)。(C)动脉造影证实动静脉畸形。

(汤涌　译　李志清　校)

第8章

非器质性视力下降

患者可因伪装的器质性疾病而就诊,但真正视力好于其所诉视力。这类异常常使用非生理性的、非器质性的或功能性的术语。诊断需要证明和记录患者的视力正常或好于其所诉视力。此外,行相关检查以排除严重的器质性疾病也很重要。有些疾病常被误诊为非器质性疾病,因此,在诊断非器质性视力下降时应考虑这些疾病,包括:

- 早期视锥细胞营养不良或 Stargardt 病。
- 其他轻微的黄斑病变(如急性黄斑神经视网膜病变)。
- 双侧枕叶梗死。
- 垂体瘤。
- 圆锥角膜。
- 视网膜色素变性,尤其是无色素性视网膜色素变性。
- 肿瘤相关性视网膜病变/黑色瘤相关性视网膜病变。

上述疾病最常见的形式是视觉传入系统受累,包括以下几种情况:

- 无视力(单眼或双眼)。
- 视力下降(单眼或双眼)。
- 视野缺损(单眼或双眼)。

无视力

非器质性全视力丧失通常最容易被检查出来。检查者需要证明患者主诉的盲眼存在视力,可以通过以下几种方法来证实。

- 活动试验:观察患者进入房间和完成手工作业的情况。非器质性视力下降的患者通常主诉不能完成任何活动任务,但却可以避开行走路径中的障碍物。

- 功能试验:盲人可以毫无困难地完成签名,而伪装的视力下降患者会主诉签名困难。

- 伸臂指鼻试验:盲人伸展手臂后

可以轻易地触碰到鼻子;而伪装的视力下降患者如果没有意识到这是一种本体感觉试验而非视觉试验,可能完全触碰不到自己的鼻子。

- 威胁:如果一个突然朝向患者脸部的威胁动作引起患者相应的反应,则说明患者视力存在。

- 镜子试验:在"盲眼"前置一镜子,嘱患者集中注意力直视前方,然后在水平方向和垂直方向倾斜镜子。患者越是试图向正前方固视,眼球越是随镜子倾斜而运动。

- 视动性眼球震颤反应:盲眼对某些目标产生视动反应是视力存在的证据。在进行测试时,视动性眼球震颤鼓在患者面前缓慢旋转。如果患者的眼睛随着鼓点移动并以典型的视动反应往回跳动,但患者声称没有看到鼓点,那么患者视力下降为非器质性的。如果非器质性视力下降是有意伪装的,患者可能会有意地向鼓周围看,或越过鼓聚焦。

- 瞳孔反应:一眼无光感、另一眼正常的患者一定存在黑蒙性瞳孔。瞳孔出现对光反射,证明盲眼是伪装的。但对于双眼盲并非如此,双眼盲患者双眼均可能出现瞳孔反应差,因为双侧枕叶(或外侧膝状体后)疾病致盲的患者双眼瞳孔反应正常。

- 复视检查(对于单眼盲):遮盖盲眼,在好眼前放置一高度数三棱镜,棱镜尖端遮盖 1/2 瞳孔产生单眼复视,

患者通常承认存在复视;然后撤掉盲眼前的遮盖,移动好眼前的三棱镜来产生双眼复视,如患者仍有复视,则视力下降是功能性的。

- 10D 三棱镜试验:嘱患者注视眼前目标,健眼前置一 10D 基底朝外的棱镜,在重新注视目标时对侧眼会与健眼一起转动以避免复视,如将棱镜置于盲眼前,盲眼不会重新注视目标且双眼均不会发生转动。

- 双眼视野检查:真正单眼盲患者的双眼视野为有生理盲点患者约 150° 的视野,同时伴有盲眼颞侧新月缺损。

- 电生理学测试:视觉诱发电位(VEP)在评估一种可能的非器质性疾病方面有一定作用。如果患者主诉严重的单眼或双眼视力丧失,而临床检查正常且 VEP 结果正常,则支持对非器质性视力障碍的诊断。但可能存在假阴性或假阳性的情况。

视力下降

　　非器质性不完全视力丧失的患者通常诊断更为困难。检查者必须(通过任何可行的方法)检查出患者的视力优于其主诉的视力。检查方法需要根据患者个体情况及患者是单眼或双眼视力下降而调整。检查方法如下。

- 鼓励:从视力表 20/10 行开始测试,然后缓慢上移。

● 雾视法：让患者混淆，以为在用"好眼"看视力表，而实际在用"坏眼"看。通过在健眼前放置正球镜片使其雾视，所以实际检测的是"坏眼"。在好眼前增加球镜度数以达到雾视效果，这样实际上患者的患眼被测试。雾视也可以通过在好眼前放置两个高度数柱镜，其中一个为正柱镜片，另一个为负柱镜片，开始时将两个柱镜调至同轴，然后将其中一个镜片旋转45°，这样好眼就会出现雾视。

● 在距视力表 1/2 的距离检查视力，患者的视力应该比标准距离检查时好 1 倍。

● 近视力：在适当的检查距离下，患者应检出和远视力相对应的近视力。

● Worth 4 点灯试验：如 4 点均可见，则视力应高于手动。

● 立体视：立体视 60 弧秒的患者，一眼视力应为 20/20，另一眼视力至少为 20/40。

● 还可以使用其他一系列装置来进行检查，如立体和红绿投影，让患者误以为是在用"好眼"而实际是在用坏眼看。所有这些检查方法都是合法的。

● 红绿测试：为患者戴上双色眼镜。然后将红绿滤镜放在 Snellen 图上，同时在绿色或红色的背景上显示字母。如果字母的背景颜色与"看不见的"眼睛前面的透镜颜色相同，则证实是非器质性视力下降。

视野缺损

假性视野缺损的患者可能会主诉视力未下降或视力下降。规范的自动静态或动态视野计可产生典型的伪装视野缺损的图形(图 8-1)。

使用面对面视野检测方法检查患者，通过改变患者与注视目标间的距离来发现伪盲者。随着注视目标与患者距离的增加，正常的视野应扩大。如果出现视野缩小(漏斗视野)或视野不扩大(管状视野)，则为非器质性反应。测试时目标平面的距离增加 1 倍，测试的目标也应增大 1 倍。

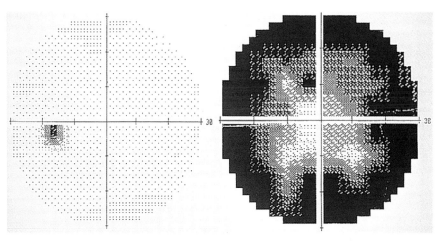

图 8-1　**非器质性视野**。患者主诉右眼视力差,但右眼视野检查显示"三叶草"样图案,符合非器质性视力下降。左眼视野正常,RAPD(-)。

(李志清　译　魏世辉　校)

第**9**章

神经眼科检查——传出系统

视觉传出系统疾病可导致斜视或不伴有斜视的眼球运动异常。最常见需要进行神经眼科检查的传出系统症状是复视。其他症状，如头位倾斜、面转等，也需要进行传出系统检查，以判断是否存在眼球运动障碍性疾病，尽管患者不存在复视。

对于复视的患者需进行系统性检查，以确定病因并判断复视是否由潜在的神经眼科疾病导致。需要按照以下几个步骤进行检查，以便正确诊断。

与单眼复视鉴别

开始进行复视检查时，最重要的是判断双眼复视还是单眼复视。单眼复视几乎都是由眼部疾病引起，极少是由神经眼科疾病导致。因此，单眼复视患者没有必要进行详细的神经病学和神经影像学检查。如果患者尚未遮盖单眼来判断复视来源于单眼或是双眼，检查者应首先应进行遮盖检查来帮助患者进行鉴别。如果患者遮盖一眼时视物成双，此时为单眼复视。单眼复视常见的病因为眼部疾病导致入射的平行光线受到阻断，不能在视网膜上聚焦，而在视网膜上形成模糊的光圈，患者常将此现象描述为"鬼影"。单眼复视常见病因包括：

- 屈光不正，特别是散光。
- 白内障，常为核硬化改变。
- 角膜瘢痕。
- 虹膜异常，如虹膜萎缩或较大的周边虹膜切口。
- 晶体半脱位或人工晶体脱位。
- 非器质性病因。

确定屈光不正或眼前节疾病引起的单眼复视最简单的方法是进行小孔镜检查。将带有多个直径为 2~2.5mm 针孔的遮眼板置于患眼前（图9-1），询问患者复视症状是否改善或消失。如果症状确实改善或消失，那么可以确定复视是由眼前节疾病或屈光不正所致。如果症状未改善，则提示疾病是非器质性的或者大脑多视症。该疾病表现为双眼同时具有单眼复视的症状，物象通常是倾斜的，而且双眼相同。通常合并其他神经系统症状和体征。

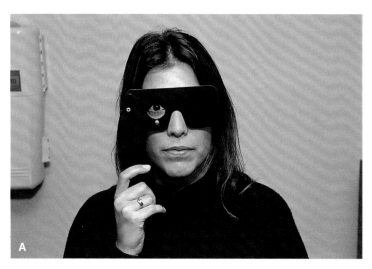

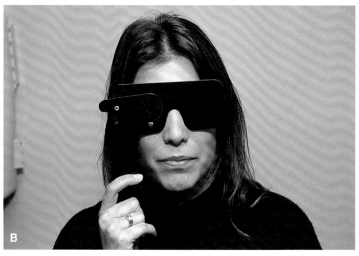

图 9-1　**小孔镜检查**。患者主诉右眼复视(A)，将带有针孔的遮盖板置于右眼前时复视消失(B)。

共同性斜视或非共同性斜视的鉴别

如果患者仅在双眼同时睁开时出现复视，则其为真正的双眼复视。该症状通常由斜视引起。这部分和随后的检查是为了确定斜视的类型，并判定斜视的病因是单独的颅神经麻痹还是多条颅神经麻痹。

共同性斜视是指向各个方向注视时斜视角均相同，变换注视眼后斜视角仍无变化。非共同性斜视是指注视眼不同或注视方向不同时，斜视角发生变化。共同性斜视通常是失代偿的先天性斜视；非共同性斜视则为获得性疾病，由麻痹性或机械性因素所致。某些先天性隐斜失代偿，如先天性滑车神经麻痹，可导致非共同性斜视。共同性斜视，尤其当眼球转动和共轭性运动均正常，通常提示病因是非神经源性。

下面几种方法用来确定眼位偏斜的性质。

三棱镜遮盖试验

把三棱镜置于一眼前，通过遮盖/去遮盖或者交替遮盖法，斜视度数可由三棱镜测出。至少应测定 6 个注视方向的斜视度：原在位、右侧、左侧、上方、下方和近距离斜视度。在某些特殊情况下，需要测量斜向方向和头位倾斜时的斜视度。测量结果可以记录

在表格中，标示各个方向的斜视角（图9-2）。在适合情况下，测量头向右倾斜和向左倾斜时的斜视角。该检查通常在考虑滑车神经（第四颅神经）麻痹或者眼倾斜反应时进行。嘱患者头先向右倾斜，然后再向左倾斜，分别测量头位倾斜时的垂直斜视度。在第四颅神经麻痹时，头向麻痹侧倾斜时垂直偏斜度更大。

第一斜视角是指患者用非麻痹眼注视眼时的斜视角。第二斜视角是指用麻痹眼注视眼时的斜视角。非麻痹性斜视用任何一眼注视时所暴露的斜视角都是一致的，而无须测量第一视角和第二斜视角。而麻痹性斜视的第二斜视角大于第一斜视角（图9-3）。这是由于双眼配偶肌遵循 Hering 法则，即双眼配偶肌获得等量神经冲动支配。当以麻痹眼注视时，需要更多的神经冲动，对侧健眼的配偶肌因而获得更多的神经冲动，导致斜视角增大。

当向麻痹肌作用方向注视时，斜视度最大。

红玻片或马氏杆检查

这两项检查通过要求患者注视远处白光，并在一眼前（通常为右眼前）放置红玻片或马氏杆造成双眼注视分离。这时患者将看到来自每只眼睛不同颜色的灯光，或使用马氏杆检查时是不同形状的物象（一条红线和一个白灯）（图9-4）。如果患者看到两个

分离的图像,询问患者红色图像在远处光源的右侧还是左侧。内斜视患者看到的红色图像在放置红玻片眼的同侧(非交叉复视)。外斜视患者看到的红色图像在放置红玻片眼的对侧(交叉复视)。在垂直性斜视,红玻片或马氏杆置于高位眼(上斜视)时,红色物像位于下方;当红玻璃片置于低位眼(下斜视)时,红色物像位于上方。

马氏杆也常被用来测量旋转斜视。可以在综合验光仪下检查,或将马氏杆置于镜架上。同样可以使用双马氏杆检查(左眼前置白色透明马氏杆片,右眼前置红色透明马氏杆片)。患者(或检查者)旋转镜架上的调节钮或综合验光仪上的转盘,直至看到的两条线平行。旋转度数可以直接从放置马氏杆的设备上读出(图 9–5)。

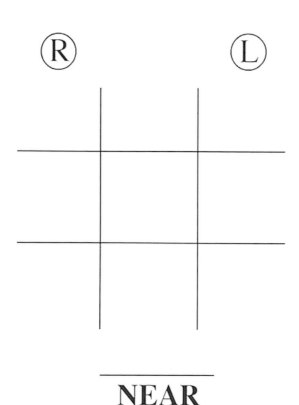

图 9–2　**斜视表**。用于记录基本注视方向眼位偏斜棱镜度数的表格。

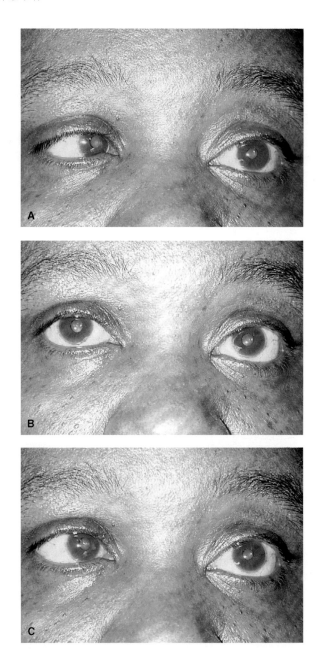

图 9–3　第一斜视角和第二斜视角。(A)患者是右侧外展神经麻痹所导致的右眼外展不能。(B)左眼注视时内斜明显减轻。(C)右眼注视时左眼明显内斜(下)。

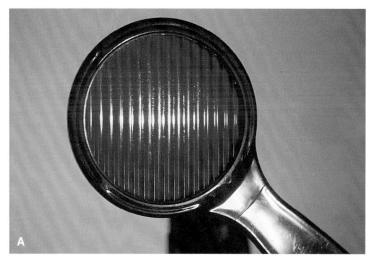

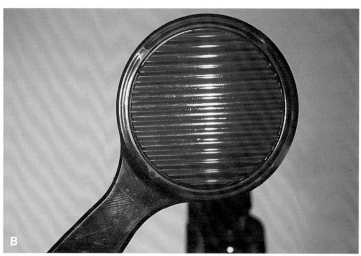

图 9-4 **马氏杆检查**。(A)马氏杆水平放置时看见的是垂直红线。(B)马氏杆垂直放置时看见的是水平红线。

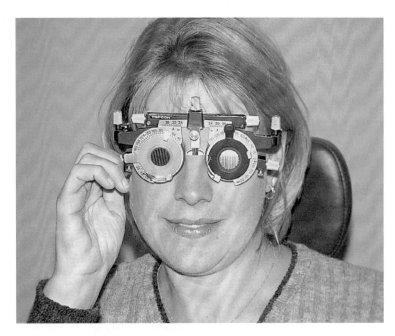

图 9–5　**马氏杆检查。**滑车神经麻痹患者旋转马氏杆确定旋转斜视度。

单眼运动和双眼运动

嘱患者眼睛跟随视标做水平运动和垂直运动，判断眼球在一个或多个方向运动是否到位或受限。用百分比来表示眼球运动受限的程度或眼球转动的能力(图 9-6)。有时眼球运动受限不显著,但可见眼外肌的运动过度。通常见于滑车神经麻痹，表现为麻痹眼同侧下斜肌内转时上转。这是配偶肌运动遵循 Hering 定律的结果。

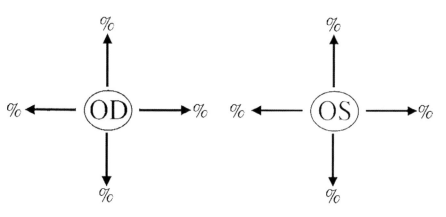

图 9-6 **眼球运动图**。用百分比记录单眼运动的图表。

扫视和追视检查

扫视运动检查要求患者从某一注视方向迅速回到原位。例如，右侧注视迅速转回原位，或左侧注视转回原位。需要观察眼球扫视运动的速度、程度和稳定性。正常情况下，患者会快速并一次性完成再注视运动。扫视运动可变慢或缺失，或过射，或出现一连串的细微运动(运动不足性扫视)才使眼球转到指定位置。

被动牵拉试验(必要时)

并非所有导致复视的眼位偏斜都是由眼球运动麻痹导致。眼眶炎性疾病(肌炎)、眼眶外伤或甲状腺疾病也是导致眼位偏斜和复视的常见原因。同样，重症肌无力(MG)引起的复视可表现为单一眼外肌麻痹、单条颅神经麻痹或多条颅神经麻痹，或核上性眼球运动障碍。

若考虑限制性眼外肌病变引起的复视，应行被动牵拉试验(图 9-7)。检查者用眼科镊夹住患眼，向运动受限方向牵拉，如很轻松将眼球转动到位，则被动牵拉试验阴性，说明不存在限制性因素。如向该方向转动困难或不能转动，则被动牵拉试验阳性，提示该方向存在限制性因素，说明患眼运动异常不是由神经疾病所致，更可能是

局部眼眶疾病所致。

我们倾向在做被动牵拉试验时选择麻醉运动受限对侧的肌肉。例如，一眼上转受限，我们夹取下直肌进行被动牵拉试验。操作前需用10%的可卡因浸湿的棉签置于下直肌表面 2分钟进行麻醉。嘱患者向上注视，用眼科镊夹取下直肌并向上转动眼球。记录被动转动时受限的程度。

眼睑和瞳孔的检查

其他眼部检查的情况有助于判断复视的病因。对所有出现复视的患者均应特别关注眼睑的位置和瞳孔的大小。复视伴有眼睑和(或)瞳孔异常，常可提示复视的确切病因。

眼球和头部运动

双侧眼球运动受限的患者需要确定是核下性或核上性病变。核上性病变可在主动注视时出现眼球运动受限，但娃娃头试验可使眼球转动到位。这种现象常见于背侧中脑综合征和进行性核上性神经麻痹。

评估眼球震颤

传出系统检查的部分检查是寻找异常节律性的眼球运动。眼球震颤是以其快相的方向命名(向右跳动、向左

跳动等），同时记录出现眼球震颤的主要注视方向。眼球震颤的幅度也需记录。旋转性眼球震颤应记录检查者面向患者时的方向（如顺时针或逆时针方向），而非患者眼球转动的方向（例如，顺时针旋转的眼球震颤是指检查者面向患者时，患者眼球 12 点和 6 点钟的子午线向检查者右侧转动）。

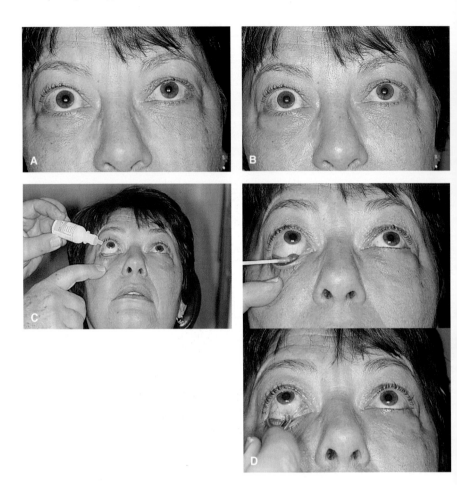

图 9-7　**被动牵拉试验**。(A)患者具有甲状腺相关眼病(TED)的典型体征：右眼上睑退缩，外直肌表明球结膜充血。(B)患者双眼不能上转(下图)。(C)双眼分别点盐酸丙美卡因溶液。以 10%的丁卡因浸湿的棉球棒置于被夹取的肌肉表面 2 分钟。(D)医生用宽齿镊夹住下直肌肌腹，嘱患者向上看，并向上牵拉眼球。图示牵拉试验阳性。（待续）

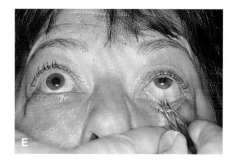

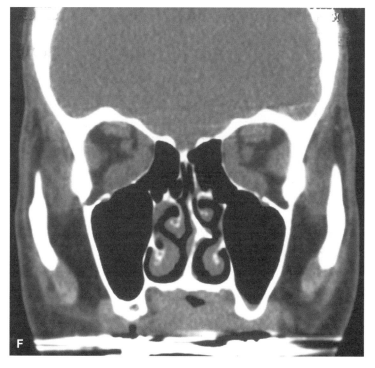

图 9-7(续)　(E)对侧眼用相同方法检查。(F)冠状位 CT 扫描显示双侧下直肌增粗,符合 TED 的表现。

双眼单视野检查

如果患者有复视，双眼单视野检查是随访视物重影进展的好方法。患者坐于球形动态视野计前，双眼睁开，嘱患者跟随 III₄e 光标，并指出光点由一个变为两个的地方。将这些点连线，得到单视区域图。下一次随访时可用该图判断患者的单视野是否有改变（图 9-8）。

不伴复视的眼球运动障碍

部分患者表现为眼球运动障碍，但不伴有复视。这可能是由于单眼或双眼视力差，或者眼球运动异常没有造成眼位偏斜。对于这些患者，检查应该包括单眼和双眼眼球运动、扫视和追视运动、被动牵拉试验及重症肌无力的相关检查。

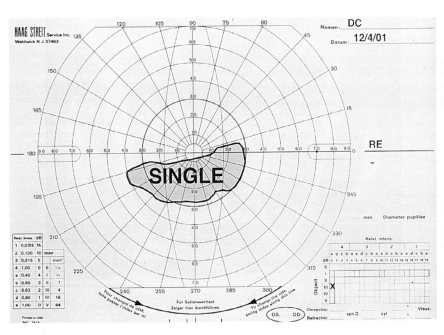

图 9-8 **双眼单视野检查**。在复视范围以外有一小区域的双眼单视存在。

（华宁 译 谢林丹 校）

第10章

眼位偏斜和其他眼球运动异常

第三脑神经麻痹（动眼神经麻痹）

第三脑神经（动眼神经）支配上直肌、下直肌、内直肌、下斜肌、提上睑肌，其副交感神经纤维支配瞳孔。动眼神经麻痹会累及一条或多条眼外肌，从而产生一系列症候群，并通常会导致复视。

解剖

动眼神经亚核位于中脑，这些亚核各自发出神经束，分别支配相应的眼外肌。上直肌亚核发出的纤维束交叉至对侧，因此，左侧上直肌亚核发出的纤维最终支配右侧上直肌。动眼神经核的另一个结构特点是：支配提上睑肌的神经亚核仅有一个，后者位于中线，支配双侧提上睑肌。瞳孔括约肌和睫状肌则受同侧神经亚核支配。

动眼神经在近大脑脚内侧离开脑干进入蛛网膜下腔，走行于小脑上动脉和大脑后动脉之间，紧邻基底动脉顶端。然后，走行于后交通动脉（PCOM）内侧和颈内动脉外侧。当其进入海绵窦后，沿海绵窦外侧壁走行，位于展神经上方，在穿过眶上裂时分成上、下两支。上支支配上直肌和上睑提肌，下支支配动眼神经支配的其他眼外肌，包括副交感神经纤维。有确切证据表明，动眼神经纤维上、下支在海绵窦处发生解剖学分离前即已出现功能上的分离。

病因学和病理生理学

第三脑神经病变可由多种病变引起，最常见的病因是神经本身微血管的梗死或神经受到压迫。微血管梗死是滋养神经的血管闭塞导致的，发生于老年患者(>50 岁)，这种梗死累及了动眼神经的轴突。因支配瞳孔的神经纤维(副交感神经纤维)位于动眼神经束外周，微血管疾病引起的神经轴突梗死通常不会影响到瞳孔。这些患者常常具有明确的危险因素，如糖尿病、高血压、动脉粥样硬化和高脂血症。

压迫性动眼神经麻痹可能由肿瘤或动脉瘤引起。动脉瘤引起的动眼神经麻痹属于临床急症，所以掌握其临床表现非常重要。患者通常表现为痛性(通常出现，并不是总是出现)孤立性动眼神经麻痹，后者通常由后交通动脉瘤引起。动脉瘤首先从动眼神经束外部施加压力，因此，支配瞳孔的神经纤维早期便受到影响，压迫性动眼神经麻痹的特点是：上睑下垂、斜视，并且通常伴有瞳孔散大。

临床特征

- 见图 10-1。

症状

- 疼痛：在微血管梗死或压迫引起的动眼神经麻痹中均可出现，不能据此鉴别二者。

- 上睑下垂：可为完全性或不完全性上睑下垂。

- 复视：通常是由眼位偏斜导致。

体征

- 完全性或不完全性上睑下垂。

- 眼肌麻痹：通常表现为第一眼位的外斜视，伴有眼球内收、上转、下转不到位。

- 两侧瞳孔大小不等：见于压迫性动眼神经麻痹；其他病因所致的动眼神经麻痹，其瞳孔正常。

- 双眼瞳孔不等大伴一眼瞳孔散大对诊断动脉瘤引起动的眼神经麻痹至关重要。因此，任何一例诊断为动眼神经损害的患者都必须评估瞳孔。动眼神经麻痹瞳孔法则强调，如果是微血管梗死引起的完全性动眼神经麻痹，则其瞳孔正常；如果是动脉瘤压迫，尤其是后交通动脉瘤所致，瞳孔会散大，并且合并对光反应迟钝。应用瞳孔法则评判病因时需特殊说明：

  - 瞳孔法则只适用于完全性动眼神经麻痹。不完全性或部分性麻痹患者(图 10-2)不宜使用。

  - 有报道后交通动脉瘤病变早期可不影响瞳孔，但复视出现后 5 天内随时可能出现双眼瞳孔不等大。

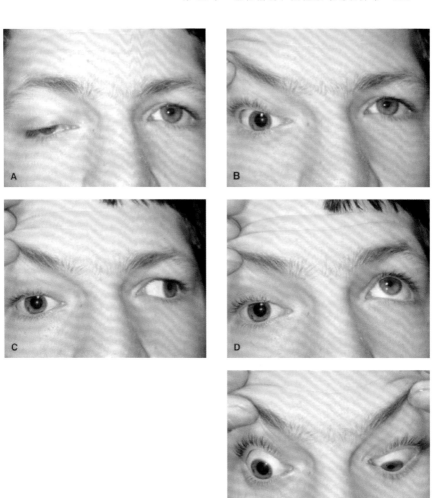

图 10-1　**动眼神经麻痹**。(A) 右上眼睑几乎完全下垂。(B) 当翻开右上眼睑时(左眼固视)显示右眼外斜视。(C) 右眼不能内转、上转 (D)、下转 (E)。右侧瞳孔扩大。

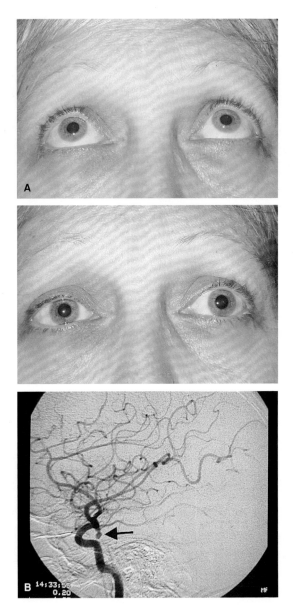

图 10-2 不完全性或部分性动眼神经麻痹。(A)患者右眼第一眼位注视时,左眼轻度外斜视及上斜视,右眼轻度上睑下垂(中图)。右眼上转落后。瞳孔大小相等(上图)。MRI、MRA 和腰椎穿刺检查均正常,但由于患者年龄小且有头痛,进行经导管血管造影检查,发现右侧后交通动脉瘤(B,箭头所示)。

动眼神经麻痹相关综合征

动眼神经核病变

● 核性动眼神经麻痹非常罕见(图 10-3 和表 10-1)。

● 同侧动眼神经麻痹,对侧上直肌麻痹[因上直肌(SR)是由对侧动眼神经亚核支配],双侧上睑下垂(因提上睑肌由中线核支配)。

● 不伴有上睑下垂的双侧动眼神经麻痹。

● 仅有双侧上睑下垂。

● 任何由动眼神经支配的单条眼外肌的麻痹。

动眼神经束综合征

● Weber 综合征:同侧动眼神经麻痹伴有对侧偏瘫(大脑脚受累)。

● Nothnagel 综合征:同侧动眼神经麻痹和小脑性共济失调(小脑上脚受累)。

● Benedikt 综合征:同侧动眼神经麻痹伴有对侧偏身震颤(红核受累)。

蛛网膜下腔病变

● 后交通动脉(PCOM)动脉瘤:是伴有瞳孔受累的孤立性动眼神经痹的最常见病因,动脉瘤发生在后交通动脉和颈内动脉交界处。

● 钩回疝:当动眼神经穿行蛛网膜下腔时,其贴附在小脑幕边缘走行,上方为颞叶钩回区域。幕上肿块可导致钩回向下移位,越过小脑幕边缘形成脑疝,并压迫动眼神经。患者通常有精神状态改变。

海绵窦综合征

● 发生在海绵窦段的动眼神经麻痹通常伴有其他脑神经(滑车神经、三叉神经或展神经)麻痹。

表 10-1　中脑神经束动眼神经麻痹

综合征	体征	病变定位
Weber	动眼神经麻痹	皮质脊髓束
	对侧偏瘫	大脑脚
Benedikt	动眼神经麻痹	红核
	对侧共济失调及不自主运动	
Nothnagel	动眼神经麻痹	小脑上脚
	同侧共济失调	

眼眶综合征

● 动眼神经进入眼眶时分为上、下

两支，眼眶内的病变可能引起两分支中任意一分支所支配的眼外肌麻痹。

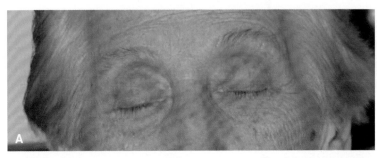

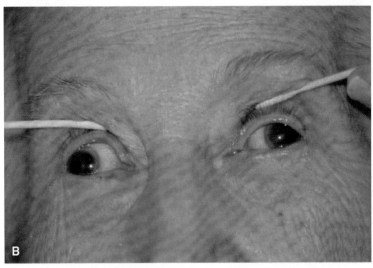

图 10–3 **核性动眼神经麻痹伴双眼上睑下垂**。(A)核性动眼神经麻痹伴双眼上睑下垂。(B)第一眼位为外斜视。(待续)

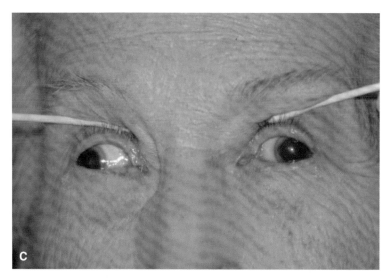

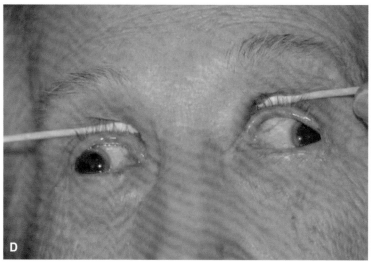

图 10-3(续)　(C,D)双眼除外转外,其他方向均不能转动。(待续)

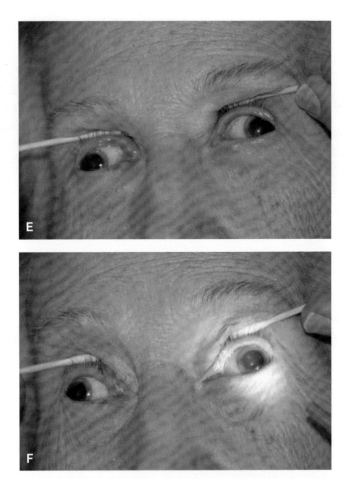

图 10-3(续) (E)垂直方向不能运动。(F)双侧瞳孔散大,瞳孔对光反射消失。

诊断

　　一旦诊断为动眼神经麻痹，下一步应确定动眼神经麻痹是否孤立发生。合并展神经损害通常易于发现，而合并滑车神经麻痹可能表现不会很明显。滑车神经的主要作用是在眼球内转时下转；但是，动眼神经完全麻痹时，眼球不能内转，故不能检查滑车神经是否受累。可通过检查滑车神经的次要作用——使眼球内旋来确诊。嘱患者向下注视，并观察患眼有无内旋运动。若患眼内旋缺失，则提示滑车神经麻痹。

　　根据患者的年龄、麻痹程度及瞳孔状态来决定孤立性动眼神经麻痹进一步检查的方法。表 10-2 为根据上述因素进行检查的指南。然而，MRA 或 CTA 检查已成为所有动眼神经麻痹患者的常规检查方法。

- 动脉瘤在 10 岁以下的儿童中非常罕见，但眼肌麻痹型偏头痛是伴有瞳孔受累的动眼神经麻痹的常见病因。因此，儿童动眼神经麻痹进行影像学检查原则上推荐 MRI 和 MRA 检查，而不是经导管血管造影检查。

- 对于处在血管性疾病好发年龄的患者，如果有危险因素但未累及瞳孔，且既往病史不详，则需要进一步检查来确定危险因素，如检测血糖和血压。此外，巨细胞动脉炎可表现为任何类型的孤立性脑神经麻痹，因此，应特别注意询问与巨细胞动脉炎相关症状和体征。如果考虑该诊断，红细胞沉降率或 C 反应蛋白检测有助于诊断。

- 然而，如果瞳孔受累，患者应紧急进行 MRI / MRA 或 CT / CTA 检查。即使这些检查没发现任何问题，由于后交通动脉瘤的概率仍很高，我们仍建议进行经导管血管造影检查。

- 对于年龄在 10 岁以上但低于血管性疾病好发年龄的患者，即使瞳孔

表 10-2　动眼神经麻痹的检查

	<10岁	11~50岁	>50岁
双眼瞳孔	MRI	MRI, MRA	单纯观察，无须影像学检查 *
不等<2mm	MRA	若阴性，进行医学检查	
双眼瞳孔	MRI	MRI, MRA	MRI, MRA
不等>2mm	MRA+	若阴性，行导管动脉造影	若阴性，行导管动脉造影

* 评估有无血压、血糖异常或其他风险因素存在。

+ 如果这些检查均无异常，可进行经导管血管造影检查。

正常，也应进行 MRI 和 MRA 检查以排除肿瘤或动脉瘤。如果瞳孔异常，即使神经影像学检查未见异常，也应进行经导管血管造影检查。如果所有影像学检查均未见异常，则建议进一步进行血液和脑脊液检查。

鉴别诊断

● 完全性或不完全性动眼神经麻痹可与各种引起眼球运动障碍的疾病相混淆，应注意鉴别。

■ 甲状腺相关眼病常引起下直肌受限，但经典病例常会有内直肌受限而引起内斜视，但不同于动眼神经麻痹所表现的外斜视（图 10.4）。眼睑退缩（如存在）及被动牵拉试验阳性有助于鉴别诊断（见图 9-7）。

■ 重症肌无力（MG）也可与各类型动眼神经麻痹类似。但 MG 从不累及瞳孔，而且其上睑下垂及眼球运动障碍的程度是变化的。

■ 眼眶外伤可以引起上转受限，这是由于下直肌嵌顿，或作为外伤性眶尖或眶上裂综合征表现的一部分（图 10-5）。白内障手术如果采用球后麻醉，也可引起垂直复视（图 10-6）。上直肌"无力"实际上是因为球后注射损伤了下直肌和（或）支配其的神经。这些斜视多在几个月内缓解，但有时需手术矫正。

■ 累及眼外肌的眼眶炎症可有类似不完全性动眼神经麻痹的表现。眼眶影像学检查可明确斜视的真正病因（图 10-7）。

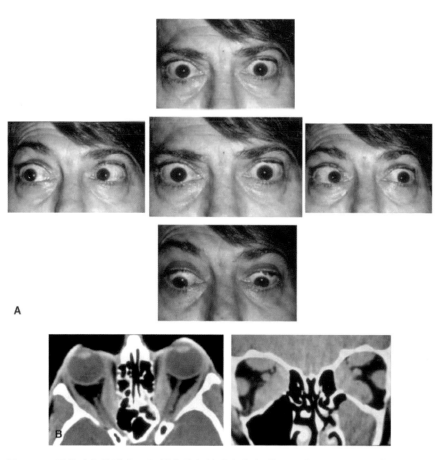

图 10-4　**甲状腺相关眼病**。(A)甲状腺相关眼病患者,第一眼位上睑回缩,尤其向上注视时眼球转动受限。(B)水平位及冠状位 CT 显示眼外肌增粗。

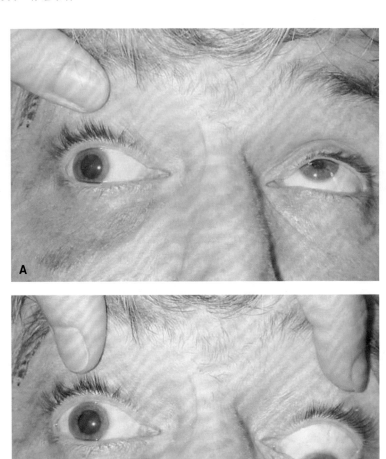

图 10-5　眼眶外伤。患者外伤后出现右侧瞳孔受累的动眼神经麻痹。注意向上和向下注视时结膜血管位于右上睑下方的同一位置。试图向下注视时内旋运动缺失提示滑车神经麻痹。

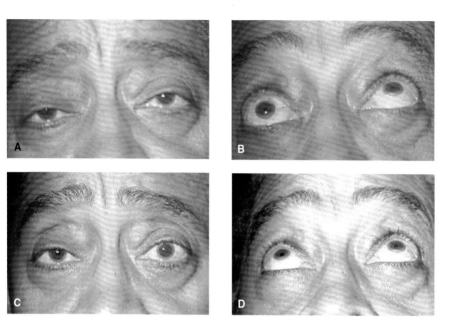

图 10-6 白内障术后。球后麻醉下行右眼白内障手术后,患者出现垂直复视。(A)右眼上睑下垂和上转受限,(B~D)数月后症状改善。

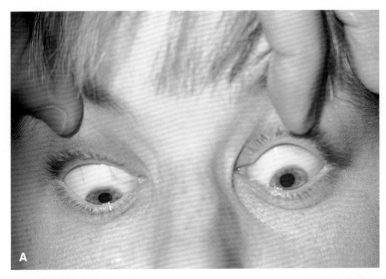

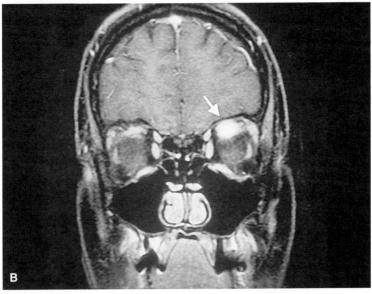

图 10-7　**眼眶炎症**。(A)由于左眼下转受限导致向下方注视时存在复视。(B)冠状位 MRI 显示左上直肌、提上睑肌复合体(箭头所示)增粗伴显著强化。被动牵拉试验阳性。

自然病程

- 血管病变性动眼神经麻痹会在6~12 周内自行恢复,残余复视非常罕见。
- 压迫性脑神经麻痹会在压迫解除后恢复或以异常再生的方式恢复。
- 以下情况提示需对动眼神经麻痹进行检查,见表 10-3。

动眼神经异常再生

典型的动眼神经异常再生（图 10-8)通常见于后交通动脉动脉瘤或垂体卒中引起的急性动眼神经麻痹。上睑下垂可完全消失或变得很不明显。眼球上转或下转差,但内收运动通常可以恢复。异常再生可以引起眼睑-凝视运动障碍或瞳孔-凝视运动障碍。瞳孔-凝视运动障碍是由于某些原本支配内直肌的神经纤维支配了瞳孔括约肌,使得眼球内转时出现比光刺激更明显的瞳孔收缩(假阿罗-瞳孔)。眼睑-凝视运动障碍是由于某些原本支配下直肌或内直肌的神经纤维支配了提上睑肌,使得眼球内转和向下注视时上睑抬高。向下凝视时睑裂增宽被称为假性 Graefe 征。

异常再生是压迫性或外伤性动眼神经麻痹的一种转归模式,切勿将其归因于血管病变性动眼神经麻痹。

原发性动眼神经异常再生

它是指部分患者未曾发生过急性动眼神经麻痹,但仍会出现慢性进行性动眼神经异常再生。缓慢进行性压迫性病变常发生在海绵窦内,可产生原发性动眼神经异常再生综合征。上述病灶通常为脑膜瘤或海绵窦动脉瘤,尽管其他病变也有报道。

表 10-3　何时需对动眼神经麻痹进行检查

瞳孔扩大

不完全性动眼神经麻痹观察 1 周后病情进展

出现其他神经系统体征或症状

出现异常再生

3 个月后没有改善

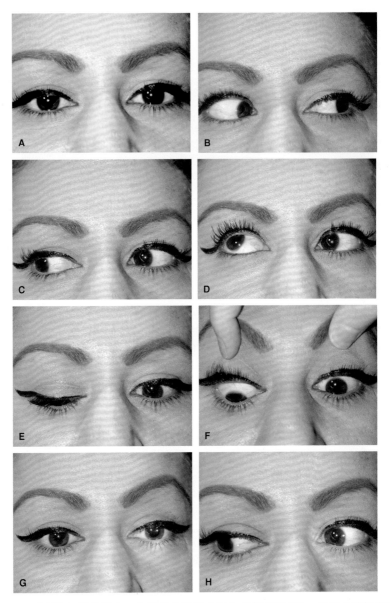

图 10-8 动眼神经异常再生。 左眼无上睑下垂(A)、外转正常(B)。左眼内转轻度受限(C)、上转略受限(D)。左眼向下方注视时上睑抬高(E),并且下转部分受限(F)。左眼瞳孔增大,对光反射消失(G),但在内转及下转时对光反射存在(H)。患者在左眼完全性动眼神经麻痹前 6 个月有垂体卒中病史。

第四脑神经麻痹

第四脑神经(滑车神经)仅支配上斜肌,使眼球在内收时下转和内旋。滑车神经是唯一从脑干背侧发出的脑神经,并且在颅内走行距离最长。滑车神经在离开脑干背侧前(前髓帆处)发生交叉,从而使右侧的滑车神经核最终支配左侧上斜肌。滑车神经在前髓帆处转折,因而在头部外伤时容易受损。

病因学

- 头部外伤。
- 微血管梗死。
- 先天性。
- 其他病因较少见,如肿瘤、多发性硬化、炎症。

临床特征

症状

- 复视的特点是倾斜的。
- 阅读或下楼梯困难。

体征

- 垂直斜视:眼位偏斜通常表现为受损滑车神经同侧上斜视,在向对侧注视或头向患侧倾斜时更为明显。(例如,右侧滑车神经麻痹的患者出现右眼上斜视,并且在向左注视或向右歪头时更明显。)最易于检测上斜肌麻痹的检查方法是 Parks 三步法,后者采用遮盖–去遮盖检查明确(图10-9):
  - 第一眼位是否存在上斜视。
  - 向左或向右注视时上斜视是否增加。
  - 歪头时上斜是否增加(Bielschowsky 歪头试验)。
- 代偿头位:头向滑车神经麻痹侧的对侧倾斜,可有下颌内收(图 10-10A)。
- 麻痹上斜肌的拮抗肌,同侧下斜肌内上转功能亢进(图 10-10B)。
- 患眼外旋可采用以下方法检查:
  - 双马氏杆或 Lancaster 红–绿镜片(图 10-10C)。
  - 检眼镜:正常情况下,中心凹位于经视盘中心的水平虚线下方 0.3mm处。如果存在患眼外旋,用直接检眼镜检查黄斑中心凹的位置会更低(图10-11)。然而,间接检眼镜检查则显示中心凹位置比视盘高。
- 垂直融合范围:正常的垂直融合范围是 1~3 棱镜度。先天性滑车神经麻痹患者常有垂直融合范围增大。

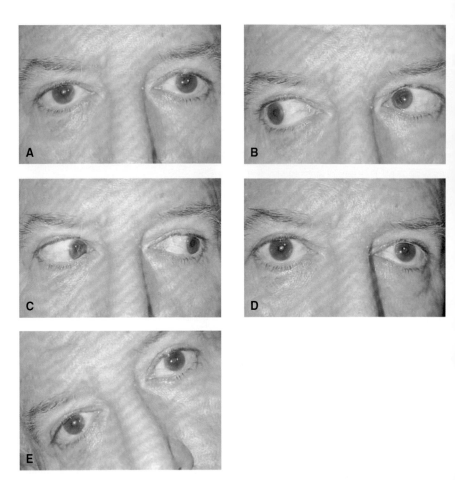

图 10-9 　**滑车神经麻痹。**(A)第一眼位存在 10 棱镜度的间歇性左眼上斜视。(B)由于左眼下斜肌内上转功能亢进，向右注视时左眼上斜视明显增大，而向左注视时眼位正常(C)。向左歪头(D)比向右歪头(E)时上斜度数更大。

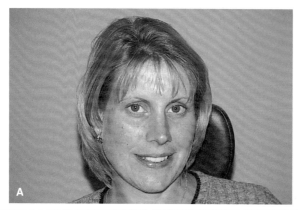

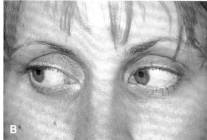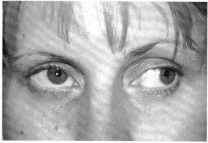

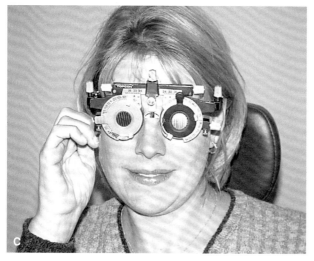

图 10-10　**滑车神经麻痹。**(A)右侧滑车神经麻痹患者代偿头位为：向左歪头、下颌内收。
(B)向右注视时眼位正常；向左注视时，由于右眼下斜肌内上转功能亢进，右眼眼位明显
更高。(C)双马氏杆检查可检测出右眼外旋。

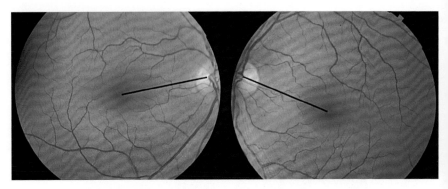

图 10-11 **滑车神经麻痹眼球外旋**。眼底照:左眼滑车神经麻痹患者,右眼黄斑相对于视盘的位置正常(左图),左眼黄斑相对于视盘的位置明显变低,提示左眼外旋(右图)。

滑车神经麻痹相关综合征

- 核性–神经纤维束性病变,滑车神经麻痹伴有对侧Horner综合征,是交感神经通路下行经过毗邻滑车神经纤维束的中脑所致。
- 蛛网膜下腔病变:通常会产生孤立性滑车神经麻痹;但前髓帆损伤时,会出现双侧滑车神经麻痹。
- 海绵窦病变:滑车神经麻痹通常与动眼神经麻痹同时存在。诊断滑车神经麻痹时,应让患者眼球外转,然后向下注视。若眼球在这个位置上可以内旋,则提示滑车神经功能未受损。
- 眶内病变:在眶内,滑车神经麻痹合并其他脑神经麻痹及眼眶病的其他特征,如眼球突出、球结膜水肿或结膜充血。

诊断

对于孤立性滑车神经麻痹患者应详细询问头部外伤史。若无头部外伤史,对于50岁以上的孤立性滑车神经麻痹患者,可认为是血管性病变引起的。发病年龄小于血管性疾病年龄组的患者应进行神经影像学检查。55岁以上的患者要行巨细胞动脉炎相关检查。先天性滑车神经麻痹患者的症状可能随年龄增长而逐渐变得明显,这些患者常主诉间歇性复视变得更频繁和持续时间更长。检查发现患者垂直融合范围增加可明确先天性滑车神经麻痹的诊断。检查患者以前的老照片同样可能显示其歪头长期存在,进一步提示先天性斜视的存在。对于垂直融合范围增加的患者,没有必要进一步检查。对所有的滑车神经麻痹患者均应检测其垂直融合范围。

自然病程

- 对于孤立性滑车神经麻痹伴正常的垂直融合范围的患者,若处于血管性病变易发年龄段,则需检查发病危险因素(如糖尿病和高血压)。这些患者可以观察病情变化,因为大多数患者的滑车神经麻痹会在6~12周内自然缓解。
- 外伤性滑车神经麻痹也可以观察到病情变化,但其斜视可能需要更长时间才能恢复。

治疗

- 可以尝试佩戴三棱镜矫正,但由于其斜视是非共同性的,以及有时存在旋转性斜视,三棱镜治疗往往不能成功。这部分患者通常最终都需通过手术治疗斜视。

双侧滑车神经麻痹

创伤往往会引起双侧滑车神经麻痹。但双侧性病变可能被掩盖,患者有时表现为单侧麻痹。以下表现提示双侧受累:

- 大的旋转性斜视:患者表现为明显的"单侧"滑车神经麻痹,但当其外旋度数超过 10°时,应怀疑双侧滑车神经麻痹。
- V 型内斜视。
- 交替性上斜视(左侧注视时右眼上斜,右侧注视时左眼上斜)。

反向偏斜

反向偏斜是由核上性损伤引起的垂直或旋转性斜视,必须与滑车神经麻痹相区别。它通常由来自前庭的传入纤维至动眼神经核通路上的损伤导致。它可以是完全性眼球倾斜反应的一部分(见下文)。反向偏斜的特征如下:

- 共同性或非共同性垂直性斜视。
- 低位脑干病变通常引起同侧眼下斜视,而脑桥、中脑病灶通常导致同侧眼上斜视。交替性偏斜是小脑变性的特征表现,表现为外转眼上斜视。
- 直立–仰卧试验:若从直立位改为仰卧位后,垂直性斜视减少 50%,则提示反向偏斜。
- 罕见情况下,斜视可能会随眼位而变化:右侧注视时右眼上斜,左侧注视时左眼上斜。
- 反向偏斜可能与眼球倾斜反应相关,后者包括下述三个特征:
  - 反向偏斜。
  - 眼球旋转:歪头时双眼上极向歪头同侧方向旋转(即低位眼外旋,高位眼内旋)。这与生理性双眼旋转方向相反,正常生理情况下双眼旋转方向与歪头方向相反。
  - 歪头:病理性歪头表现为头向低位眼侧倾斜。

(邢东军 译　李志清 校)

第六脑神经麻痹

第六脑神经(展神经)是在颅内走行最长的脑神经之一。该神经核受累可导致内斜视及同侧外展受限。

解剖学

展神经的解剖特点是:展神经核病变不会导致孤立性同侧展神经麻痹。展神经核除发出神经纤维束形成展神经外,还包含发出神经纤维至对侧动眼神经内直肌亚核的核间神经元。这种解剖学结构可确保水平共轭性眼球运动,但也意味着展神经核病变不会导致病灶同侧外展受限,而是引起同侧注视麻痹。

展神经束及其外周神经在其走行过程中也毗邻其他结构。在脑干处邻近第 7 对脑神经(面神经),在海绵窦内与动眼神经、滑车神经和三叉神经伴随走行。这些部位的病变都可导致多条脑神经麻痹而非孤立性展神经麻痹。

病因学

- 展神经麻痹常见病因为:
  - 血管性(微血管)梗死。
  - 外伤。
  - 脑膜炎性过程(炎症、感染和肿瘤)。
  - 任何原因引起的颅内压增高(图 10-12)。
  - 占位性病变(图 10-13)。
  - 多发性硬化。
  - 腰椎穿刺或腰麻后(图 10-14)。
  - 脑卒中。
  - 流感后或接种疫苗。
  - 先天性。

展神经麻痹相关综合征

累及展神经核或展神经的脑干病变

- Foville 综合征:是由于脑桥被盖(脑桥背外侧)受累。
  - 同侧展神经麻痹或同侧注视麻痹。
  - 同侧面神经麻痹。
  - 同侧 Horner 综合征。
  - 同侧面部痛觉缺失。
  - 周围性耳聋。
  - 舌前 2/3 味觉丧失。
- Millard-Gubler 综合征:由于脑桥腹侧旁正中结构受累。
  - 同侧展神经麻痹。
  - 同侧面神经麻痹。
  - 对侧偏瘫。
- Raymond 综合征。
  - 同侧展神经麻痹。
  - 对侧偏瘫。

蛛网膜下腔受累

展神经麻痹可能是颅内压升高的"非定位"体征,由于展神经在脑桥和 Dorello 管发出处与周围组织固定在一起,颅内压增高可能会导致脑干向下移位从而牵拉展神经。

岩尖综合征

● 展神经与 Dorello 管内的颞骨岩尖部接触,该部位病变导致的神经病学特征包括:

- 展神经麻痹。
- 患侧面部三叉神经分布区疼痛。
- 患侧面瘫(面神经)。
- 患侧听力下降(听神经)。

● 该部位病变最常见的病因包括局部炎症或复杂性中耳炎导致的感染(Gradenigo 综合征)和颞骨岩部骨折。桥小脑角肿瘤除了可引起视盘水肿和共济失调外,也可引起岩尖综合征。

海绵窦综合征

● 可仅累及展神经,也可同时累及动眼神经、滑车神经、展神经、交感神经丛和视神经或视交叉(见下文)。

眶内病变

● 展神经麻痹常与突眼或其他眼眶体征同时存在,视神经也可受累及。

临床特征

症状

● 复视。

● 有时会有眼周疼痛,后者出现与否取决于病因。

体征

● 第一眼位通常为内斜视,侧方注视时斜视增加(图 l0-14)。患眼注视时内斜更明显(第二斜视角大于第一斜视角,见图 9-3)。这不同于先天性内斜视,后者不同眼注视时斜视角相等。

● 外展部分或完全受限。

● 向麻痹肌作用方向的扫视运动通常减慢。

先天性展神经麻痹

● 先天性孤立性展神经麻痹通常由产伤引起。

● 伴有其他特征的先天性展神经麻痹综合征。

Möbius 综合征

● Möbius 综合征患儿由于双侧面部瘫痪而表现为面具脸,大多数患儿为双眼外展受限,有时为单眼外展缺陷。第一眼位可无内斜视。水平注视完全受限可能是该疾病的特征性表现。

Duane 眼球后退综合征

● 在 Duane 眼球后退综合征的三种类型中，I 型为单侧或双侧孤立性外展受限。这些患者通常在第一眼位无内斜视，也无复视。但在眼球内转时可伴有同侧眼睑退缩（图 10-15）。

● Duane 眼球后退综合征已被证明是由展神经核产前损伤引起。发出患侧展神经的神经核团细胞缺失，一部分动眼神经发出神经纤维支配外直肌，引起外直肌和动眼神经支配的其他眼外肌同时收缩，从而导致 Duane 眼球后退综合征的特征性表现——眼球退缩。

诊断

● 患者所需辅助检查的类型和检查范围取决于多种因素，包括患者年龄、眼科和神经系统表现，以及展神经麻痹是单侧还是双侧。

● 患者年龄超过 50 岁发生的单侧孤立性展神经麻痹，通常由血管性病变所致，即供应展神经的血管闭塞。这种梗死通常为突然发病，且无疼痛，尽管有时疼痛也可能是孤立性血管性展神经麻痹的一个特征。这类麻痹通常是自限性的，往往在 3 个月内恢复。处于血管病变年龄阶段的患者如果出现孤立性展神经麻痹，并且具

有血管病变危险因素，如糖尿病、高血压、高胆固醇血症等，相关进一步检查可暂缓。如果展神经麻痹在某一时间段内恢复，可以推断其病因为血管性病变。但出现以下情况时，患者需接受进一步检查（包括 MRI）：

- 展神经麻痹未在 3 个月内恢复（图 10-16）。
- 发病 2 周后内斜视进展。
- 出现其他体征或症状。
- 有恶性肿瘤病史的患者，即使是孤立性展神经麻痹，也应进一步检查（图 10-17）。

● 虽然血管病变性展神经麻痹可在同侧或对侧复发，但双侧同时出现的展神经麻痹不应被认为是由血管性病变引起的，应进一步检查以寻找其他病因。

● 对于所有单侧或双侧展神经麻痹患者，均须进行检眼镜检查以明确有无视盘水肿。任何原因引起的颅内压升高均可产生单侧或双侧展神经麻痹，展神经麻痹可作为颅内压升高的非定位体征。

● 年龄在 50 岁以下的单侧或双侧展神经麻痹患者需接受进一步检查。如果患者没有外伤史或其他引起展神经麻痹的明确原因，需详细询问病史，并进行神经系统常规检查。对于这些患者来说，MRI 是检查项目中的关键部分，因此所有患者都应接受 MRI 检查。如果 MRI 未见异常，应考虑进

行腰椎穿刺并检查脑脊液。

治疗

- 对展神经麻痹的治疗取决于其病因。在只有血管性病变的情况下,控制危险因素可能会预防病变再次发生,但不能促进内斜视更快速地消失。
- 对内斜视本身的处理与其他类型的斜视类似,即遮盖、佩戴三棱镜或手术治疗,后者应在斜视持续存在者施行。

假性展神经麻痹

- 不是所有的外展受限均是展神经麻痹。多种其他疾病可引起外展受限,包括:

  - Duane 眼球后退综合征(见上文)。
  - 甲状腺眼病(图 10-18)。
  - 眼眶炎性疾病(肌炎、炎性假瘤)(图 10-19)。
  - 重症肌无力。
  - 内直肌嵌顿。
  - 近反射痉挛(SNR):此类患者通常有间歇性内斜视。这是由于患者自主激活的辐辏、调节及瞳孔缩小三联反应。每次内斜视和外展受限发生时,患者瞳孔均缩小(图 10-20)。SNR 很少由器质性病变引起。

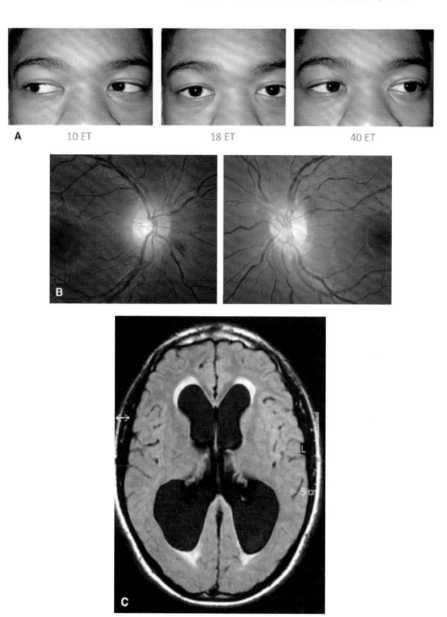

图 10-12　**展神经麻痹**。(A)内斜视合并双侧外展受限的患者伴有颅内压升高。(B)眼底显示视盘水肿。(C)MRI 显示脑积水。

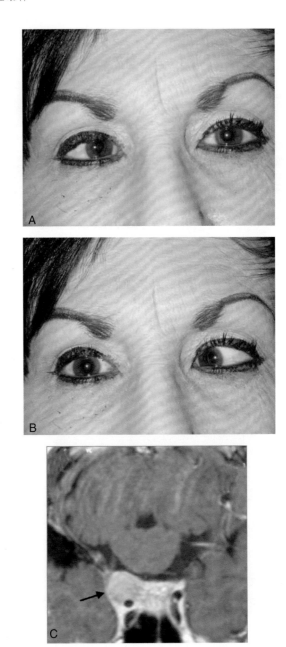

图 10-13　**展神经麻痹**。53 岁女性患者第一眼位为内斜视(**A**),并伴有右眼外展受限(**B**)。(**C**)MRI 显示海绵窦脑膜瘤(箭头所示)。

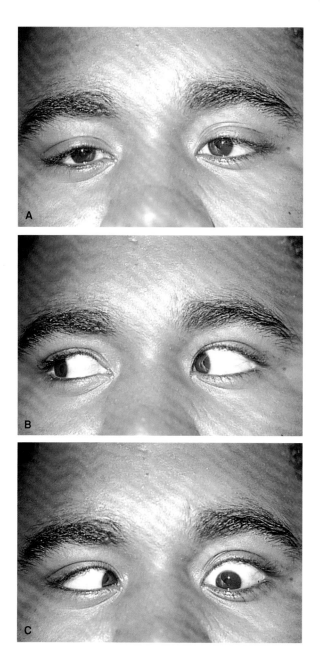

图 10-14　**展神经麻痹**。(A)左眼内斜视。(B)向右注视时左眼内转正常,但腰椎穿刺后, 患者左侧展神经完全麻痹。(C)4 个月内眼球运动恢复正常。

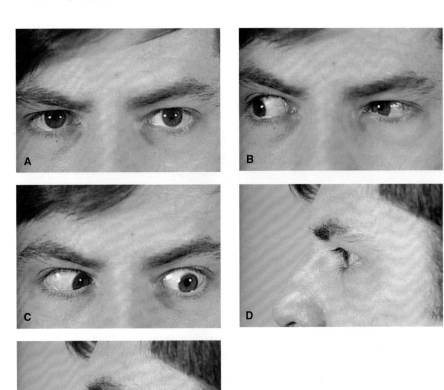

图 10-15　Duane 综合征。第一眼位为内斜视 (A)，右侧注视正常，但左侧睑裂变小 (B)，并且左眼外展受限 (C)。左眼第一眼位的侧视图 (D)，内转时眼球后退 (E)。

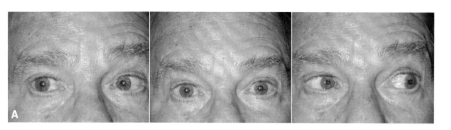

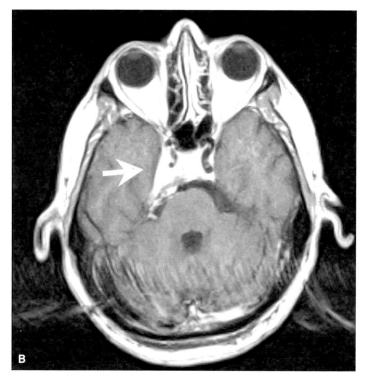

图 10-16　展神经麻痹。(A)6 个月前发生的内斜视及右眼外展受限,一直未恢复。(B)水平位 MRI 检查显示右侧海绵窦占位性病变信号增强,并伴脑膜尾征,提示脑膜瘤(箭头所示)。

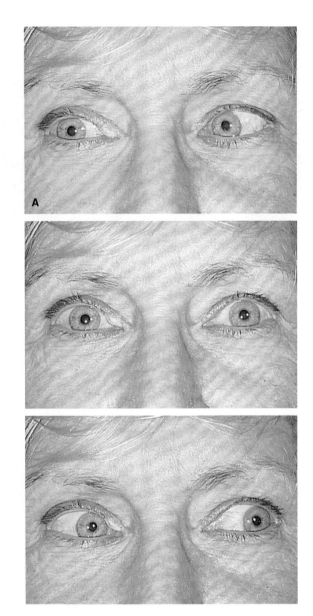

图 10-17　展神经麻痹。(A)58 岁女性患者,尽管外观呈外斜视,但第一眼位为 4 棱镜度的内斜视(中图);向右侧注视时右眼外展受限,出现 14 棱镜度的外斜视(顶图);向左注视眼位正常(底图)。其他体格检查无特殊情况,但因为 10 年前她有乳腺癌病史,故进行了 MRI 检查(见图 10-15)。(待续)

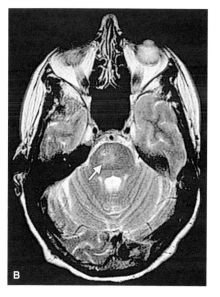 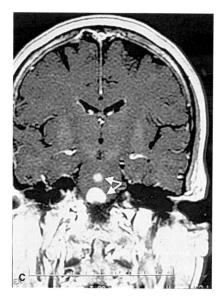

图 10-17(续)　水平位(B)和冠状位(C)MRI 显示脑桥有两处强化病灶(箭头所示)。此外,在小脑、额叶和颞叶处还发现多处无症状的强化转移灶。

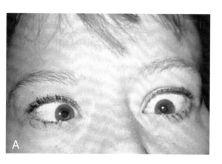 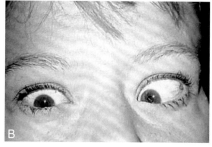

图 10-18　**甲状腺眼病**。第一眼位为大角度内斜视(A),伴双眼外展(B,C)及上转(D)均不能。甲状腺眼病(TED)的诊断依据是眼睑退缩,外直肌表面典型的充血,以及双眼上视不能(底图)。(待续)

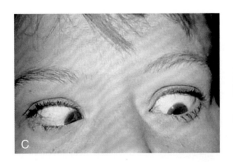
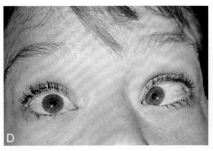

图 10-18(续)

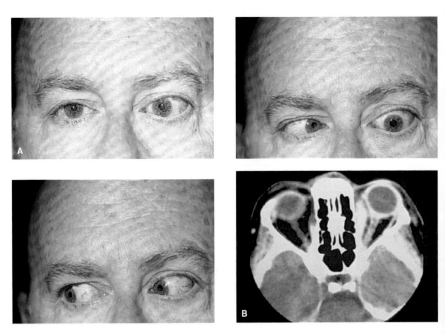

图 10-19　**眼眶炎性疾病**。(A)第一眼位为内斜视,左眼外展受限;右侧注视正常;左眼充血。(B)水平位 CT 扫描显示左侧内直肌粗大伴造影剂增强。

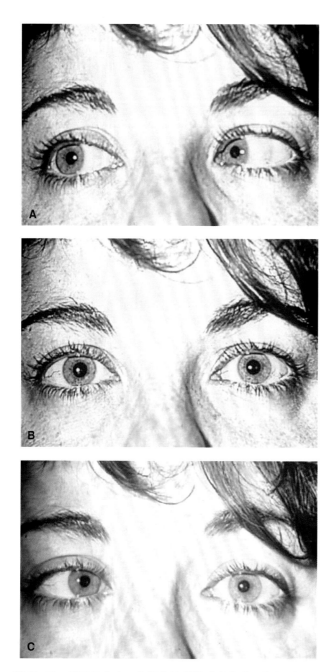

图 **10-20** **近反射痉挛**。左眼外展受限时瞳孔明显缩小(底图)。

多脑神经麻痹

动眼神经、滑车神经或展神经麻痹的诊断原则多是基于其是否孤立发病。多脑神经麻痹或同时存在其他神经系统症状或体征，意味着与孤立性脑神经麻痹不同的解剖部位受累及其不同的疾病过程。伴随脑神经麻痹的相关神经系统表现可以协助疾病的定位诊断。例如，动眼神经麻痹伴对侧偏瘫提示脑干损伤。

两条或多条脑神经病变同时存在需临床医生确定其临床症状是由一个还是多个病灶引起的。多数引起多组脑神经麻痹的病变为周围神经病变，但伴随其他神经系统异常，如偏瘫或对侧震颤的脑神经麻痹的病灶多位于脑干。动眼神经、滑车神经和展神经在海绵窦内走行非常接近，此部位的单发病灶即可累及多条脑神经。

海绵窦综合征

海绵窦是位于垂体两侧的静脉结构，海绵窦外侧壁走行着动眼神经、滑车神经和三叉神经，展神经在海绵窦内与其他脑神经相对分离。颈内动脉占据海绵窦(图10-21)的中央部分。支配虹膜瞳孔开大肌的眼交感神经

纤维也位于海绵窦内。海绵窦病变可累及其内部的任何脑神经或其他结构。

海绵窦内的占位(肿瘤或动脉瘤)有时会引起孤立性展神经麻痹。由于展神经位于海绵窦腔内，而不是硬壁内，孤立性展神经麻痹可能是海绵窦疾病的首发表现，有时甚至是唯一体征(见图10-15)。但是，海绵窦病变患者大多表现出动眼神经、滑车神经和展神经同时受累引起的眼球运动障碍，并多伴有三叉神经受累症状。

病因学

- 任何累及海绵窦的病变均可产生海绵窦综合征。最常见的病因是：
  - 脑膜瘤。
  - 海绵窦内的动脉瘤。
  - 视交叉旁或颅底占位进入海绵窦，如垂体卒中。
  - 转移性病灶(图10-22)。
  - 炎症或感染。例如，结节病、梅毒、毛霉菌病(图10-23)、带状疱疹，或特发性肉芽肿性炎症(Tolosa-Hunt综合征)。
  - 动静脉瘘(颈内动脉-海绵窦瘘或硬脑膜-海绵窦瘘)(图10-24)。
  - 海绵窦血栓形成(图10-25)。

临床特征

症状

- 复视：可由动眼神经、滑车神经和展神经同时麻痹所致，有时也可由孤立性展神经麻痹引起。
- 三叉神经分布区疼痛（经常为严重疼痛）或麻木感。
- 眼睑位置异常：可为海绵窦占位病变引起静脉充血导致的眼睑水肿，也可为伴发的 Horner 综合征或动眼神经受损引起的眼睑下垂。
- 双侧瞳孔不等大：可能是由于动眼神经麻痹、Horner 综合征或两者同时存在。若两者同时存在，可表现为小瞳孔或瞳孔中等散大，以及瞳孔反应迟钝。上述表现是海绵窦病变的特异性表现。

体征

- 眼球运动障碍，伴或不伴提示动眼神经、滑车神经和展神经同时受累的眼睑和瞳孔体征。
- 三叉神经眼支和上颌支分布区域感觉下降。
- 眼交感神经麻痹（Horner 综合征）。孤立性展神经麻痹和 Horner 综合征同时存在，提示位于海绵窦内的动脉瘤或其他病变。这是因为交感神经纤维在海绵窦内离开颈内动脉后与展神经短暂结合，随后离开展神经并与三叉神经眼支结合。

诊断

若同时存在两条或多条脑神经麻痹，则需进行颅脑和颅底 MRI 检查。

眶上裂综合征

海绵窦的最前缘是眶上裂，眶上裂病变的临床症状和体征与海绵窦综合征相同，除了一项例外：海绵窦后部病变可累及三叉神经下颌支，而后者不经过眶上裂。

眶尖综合征

眶上裂前面即为眶尖，动眼神经、滑车神经、三叉神经（眼支和上颌支）和展神经均走行于此。不过，由于视神经位于眼眶内，当出现视神经病变体征合并脑神经病变相关性眼球运动障碍时，需怀疑眶尖综合征。眼球突出是眶尖综合征的另一个体征。

眼眶病变可产生类似于多条脑神经麻痹的眼球运动障碍。甲状腺相关眼病是其中最常见的病因，但任何眼眶病变均可产生类似的临床表现。

多条脑神经麻痹的其他病因

海绵窦、眶上裂和眶尖综合征引起的异常临床表现都位于病灶同侧。然而，可能会出现双侧多条脑神经同时受累的情况。在这种情况下，应怀疑存在累及脑膜或脑脊液的弥漫性疾病，这时应首先进行 MRI 检查以明确有无硬脑膜信号增强，然后进行腰椎穿刺检查。

虽然血管性基础疾病可能会引起多条脑神经同时受累，但这种情况非常罕见，必须继续排除诊断。

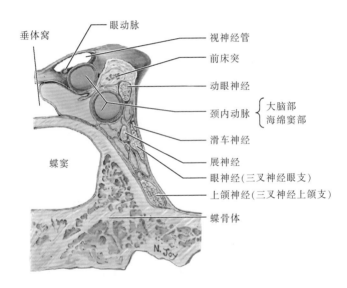

图 10-21　**海绵窦解剖示意图**。(Reprinted from Kline LB. The Tolosa-Hunt Syndrome. *Surv Ophthalmol.* 1982;27:79-95, with permission from Elsevier Science.)

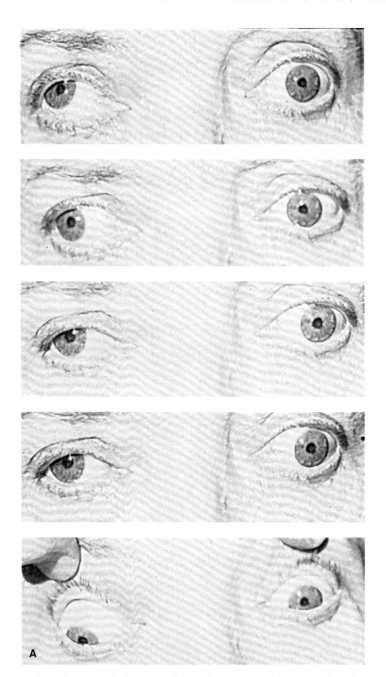

图 10-22　**转移性病灶**。(A)第一眼位为外斜视(中图)，眼球各方向运动受限。(待续)

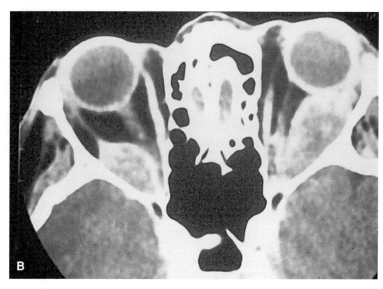

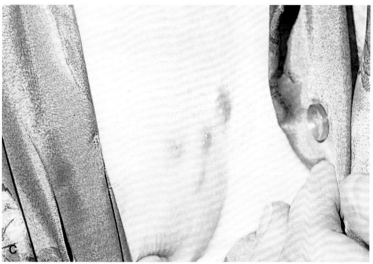

图 10-22(续)　(B)CT 扫描显示两侧眶内累及外直肌的肿块。(C)该患者患有乳腺癌，并转移至胸壁和眼眶。

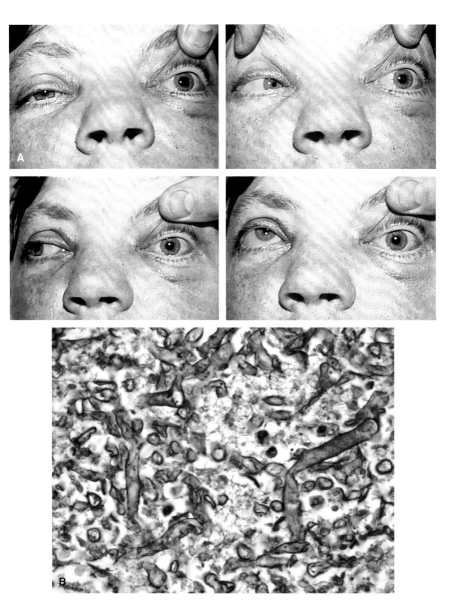

图 10-23　眼眶毛霉菌病。(A)左眼上睑下垂和全眼外肌麻痹(未给出向下注视眼位)。该患者伴有视网膜动脉阻塞(未给出)。(B)眼眶活检显示无分隔菌丝,诊断为毛霉菌病。(Courtesy of Ralph Eagle, MD.)

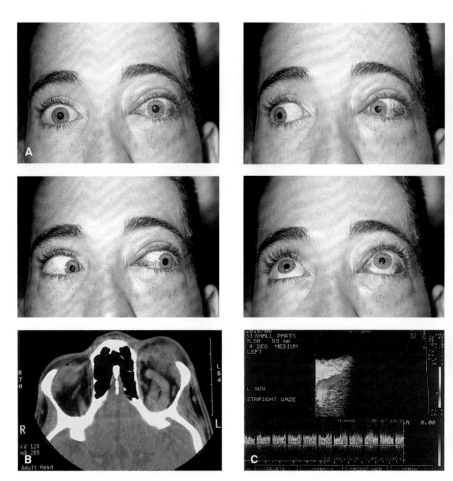

图 10-24　**动静脉瘘**。(A)第一眼位正位(上图),但左眼内转、外展、下视(未给出)及上视均受限。具有颈动脉-海绵窦瘘(CCF)引起的结膜血管动脉化的典型表现。(B)水平位 CT 扫描显示粗大的左侧眼上静脉(SOV)。(C)彩色多普勒显示左侧 SOV 内血液反流(血流表现为红色而不是正常的蓝色)。

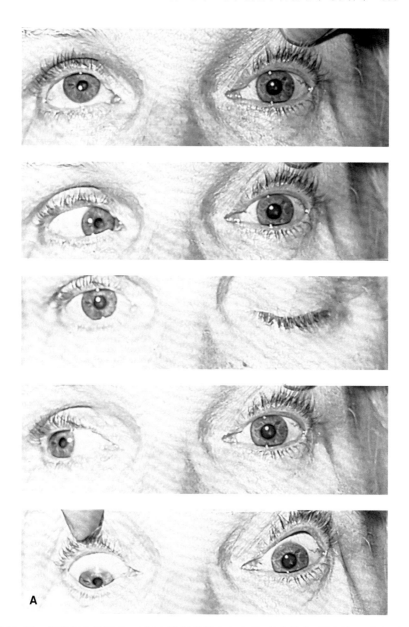

图 10-25 海绵窦血栓形成。(A)左眼眼外肌完全麻痹,瞳孔散大,滑车神经受累(尝试向下注视时左眼结膜血管无内旋)。(待续)

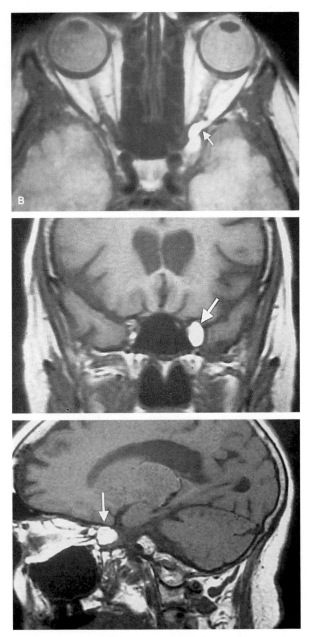

图 10-25(续)　(B)水平位、冠状位和矢状位 MRI 检查显示海绵窦内血性团块(箭头所示)。

核间性眼肌麻痹

内侧纵束(MLF)是脑桥至中脑的神经束,其连接展神经核与对侧动眼神经的内直肌亚核以产生双侧共轭性眼球运动。内侧纵束还包含有连接前庭神经核与眼球运动神经核的纤维。内侧纵束病变引起的眼球运动障碍称为核间性眼肌麻痹(INO)。

病因学

任何累及内侧纵束的疾病均可引起核间性眼肌麻痹。最常见的两个病因是多发性硬化和卒中。

临床特征

症状

- 核间性眼肌麻痹患者通常不表现出复视。患者可主诉视物模糊,但很难描述其视觉障碍。
- 对于有复视表现的患者,复视由其相关神经系统异常(如反向偏斜)引起。

体征

- 内收不全或麻痹及对侧眼外展性眼球震颤:核间性眼肌麻痹的典型表现是单眼或双眼内收受限(类似孤立性内直肌麻痹),伴有对侧眼分离性外展性眼球震颤。如果内收受限是完全性的,称为核间性眼肌麻痹(图 10-26)。如果内收受限是不完全的,称为不全性核间性眼肌麻痹(图 10-27)。将其内收受限的一侧命名为核间性眼肌麻痹侧,即右侧核间性眼肌麻痹为右眼内收受限,以及左眼外展时眼球震颤。极少数情况下,患者可能无内收受限,只有内收眼扫视速度缓慢和内收滞后,表现为从外展位到第一眼位时,内直肌扫视速度显著变慢。患者表现为眼球向内缓慢飘动,而不是快速转到中线。

- 辐辏反射可以完整,也可能受损。
- 反向偏斜:一般发生在单侧核间性眼肌麻痹时,在双侧核间性眼肌麻痹时罕见。高位眼通常位于病灶侧。

诊断

- 核间性眼肌麻痹的存在提示脑干病变,因此需进行 MRI 检查。核间性眼肌麻痹 MRI 扫描结果正常者并不少见,但有时 MRI 可发现明显病灶(图 10-28)。

治疗

核间性眼肌麻痹无特殊治疗,其治疗手段取决于其病因。多发性硬化症通常发生在年轻患者中,多导致双侧核间性眼肌麻痹(图 10-29),通常能恢复。有卒中病史的老年患者出现的核间性眼肌麻痹通常为单侧，也可能会自行恢复。

特殊形式核间性眼肌麻痹

外斜性双侧核间性眼肌麻痹（WEBINO）是一种由中脑病变引起的双侧核间性眼肌麻痹，这些患者表现为外斜视（图 10-30）；但大多数核间性眼肌麻痹（即使是双侧核间性眼肌麻痹）患者的第一眼位是正位。外斜性双侧核间性眼肌麻痹综合征与其他核间性眼肌麻痹的病因相同。

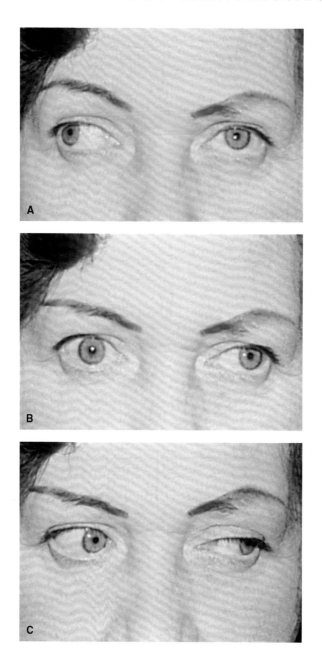

图 10-26　**核间性眼肌麻痹**。左眼核间性眼肌麻痹，左眼内收不能过中线，第一眼位为外斜视(中图)。

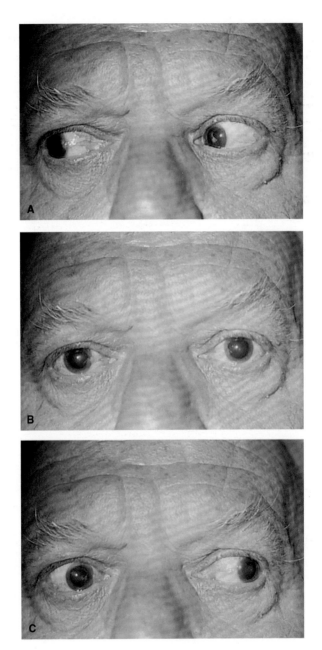

图 10-27　**核间性眼肌麻痹**。第一眼位为正位(中图)，右侧注视正常，但左侧注视时右眼内收轻度受限。

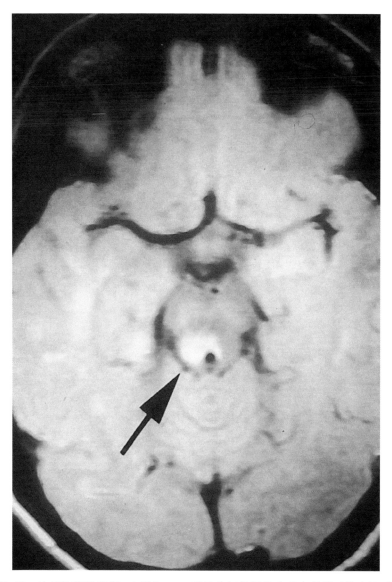

图 **10-28**　**核间性眼肌麻痹**。水平位 MRI 显示核间性眼肌麻痹患者脱髓鞘病灶（箭头所示）。

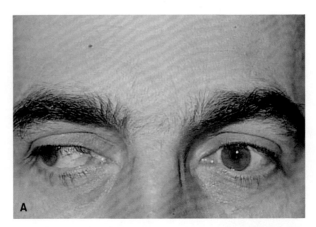

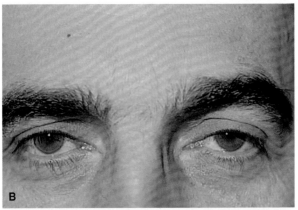

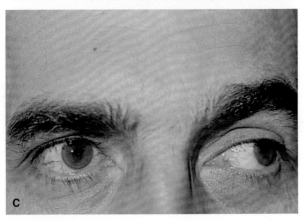

图 10-29 **双眼核间性眼肌麻痹**。双眼核间性眼肌麻痹,但第一眼位正位(中图)。

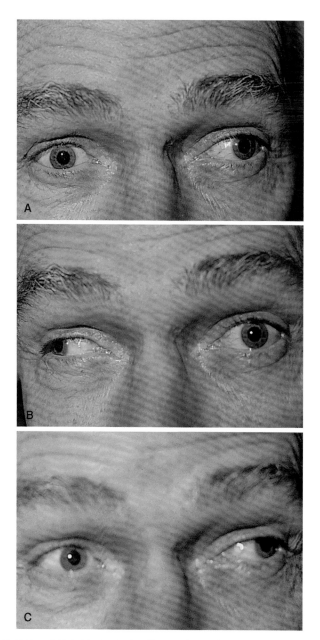

图 **10-30**　**外斜性双眼核间性眼肌麻痹**。第一眼位为外斜视(A),伴右侧注视(B)和左侧注视(C)时内收受限。

（王安琪 李志清 译　华宁 校）

注视麻痹

眼球完全不能向左或向右注视称为注视麻痹，而不完全性或局限性水平运动障碍称为注视轻瘫（表10-4）。

多处部位病变均可引起注视麻痹，最常见的是：

- 额叶。
- 脑桥旁正中网状结构（PPRF）。
- 展神经核。

额叶

皮质急性损伤可能会产生朝向受损侧大脑半球的注视偏斜和向正常半球一侧的注视麻痹。这类斜视，不像脑干源性斜视，可能可以通过头眼运动克服。注视偏斜和注视偏好通常在1周内恢复。眼科医生很少见到这些患者，因为他们有神经功能缺陷（包括意识改变），通常需要在ICU住院治疗。

脑桥旁正中网状结构

脑桥旁正中网状结构位于脑桥内展神经核头端。脑桥旁正中网状结构损伤会引起同侧共轭性水平注视麻痹，眼球可能向急性病灶的对侧偏斜。如果病变未累及展神经核及其与前庭神经核的连接纤维，前庭刺激可能会引起眼球向麻痹侧偏斜。

展神经核

展神经核病变也可产生注视麻痹，因为展神经核除包含展神经元外，还包含连接对侧动眼神经内直肌亚核的中间神经元。因此，右侧展神经核病变会产生右侧注视麻痹而不是展神经麻痹。注视麻痹的原因与核间性眼肌麻痹相同。

表10-4 引起注视麻痹的病灶位置及其临床特征

病灶位置	注视麻痹	眼偏斜方向	对头眼运动试验的反应
额叶	病灶对侧	受损大脑半球侧	可通过头眼运动克服
脑桥旁正中网状结构	病灶同侧	病灶对侧	可通过头眼运动克服
展神经核	病灶同侧	病灶对侧	头眼运动后无改变

病因学

- 注视麻痹的最常见原因包括：
  - 多发性硬化。
  - 脑卒中。
  - Wernicke 脑病。
  - 感染或炎症性脑膜脑炎。
  - 肿瘤或其他占位性病变。
  - 退行性疾病[见进行性核上性麻痹(PSP)]。

临床特征

症状

- 脑干源性注视麻痹患者通常无症状，除非有其他体征(如反向偏斜)，后者可产生双眼复视。

体征

- 单侧或双侧眼球共轭运动受限或缺失(图 10-31)。注视麻痹位于病灶同侧，例如，右侧脑桥旁正中网状结构病变产生右侧注视麻痹。脑桥旁正中网状结构病变患者可通过头眼运动完成水平注视运动，而由展神经核病变引起的注视麻痹不能通过头眼运动来完成眼球水平运动。

- 同侧面神经麻痹经常合并展神经核部位病变。

特殊形式的注视麻痹

此部位病灶可能产生单侧注视麻痹合并核间性眼肌麻痹。这类患者双眼均无法向一侧注视(注视麻痹)，并在试图向对侧注视时外展正常，但内收受限(核间性眼肌麻痹)。因此，双眼的四种水平运动只有一种是可能做到的，该综合征被称为一个半综合征。该综合征与核间性眼肌麻痹或注视麻痹病变的定位价值相同。此综合征的病因也与核间性眼肌麻痹和注视麻痹相同。

有些一个半综合征患者有外斜视，称为脑桥麻痹性外斜(图 10-32)。

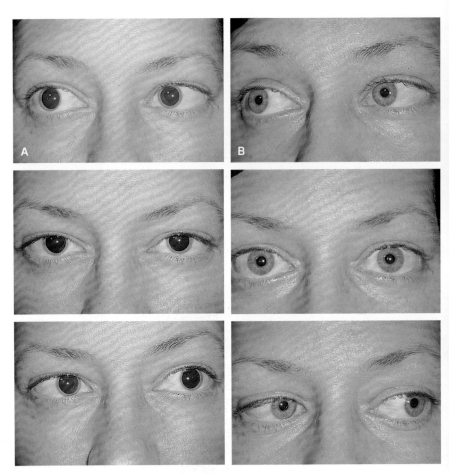

图 10–31　**注视麻痹**。(A)(左列)该患者第一眼位没有斜视;向右和向左注视均不到位;瞳孔药物性散大。(B)(右列)脑脊液检查符合病毒性脑膜脑炎。未给予任何治疗。6 周后,第一眼位无变化,左、右侧注视改善。

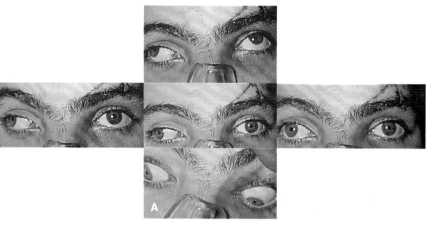

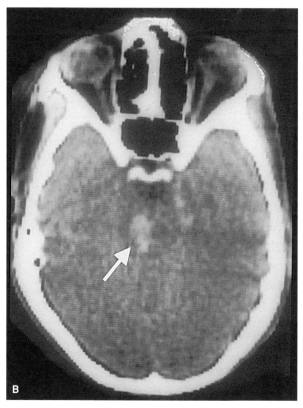

图 10-32　**注视麻痹**。(A)第一眼位为大角度外斜视,右侧注视显示左侧核间性眼肌麻痹,双眼完全不能向左运动。(B)CT 显示脑干出血(箭头所示)。

慢性进行性眼外肌麻痹

由线粒体肌病或细胞病引起的一组眼球运动障碍性疾病,统称为慢性进行性眼外肌麻痹(CPEO)。

眼科医生最常遇到的两种线粒体肌病是:

1. CPEO。
2. Kearns-Sayre 综合征(KSS)。

病因学

- 这些疾病是由线粒体 DNA 突变所致。这些线粒体异常导致蛋白质合成减少和肌肉结构异常,后者在骨骼肌活检中表现为破碎的红色纤维。

遗传方式

- CPEO 是由线粒体 DNA 基因突变(通常为缺失突变)造成的。
- 许多 CPEO 是散发的,但也有些呈母系遗传,后者意味着突变基因可能只通过女性传递给后代。

慢性进行性眼外肌麻痹

慢性进行性眼外肌麻痹是最常见的线粒体肌病。

临床特征

症状

- 上睑下垂:呈慢性进行性发展,通常为双侧。上睑下垂通常早于该病的其他眼部表现发生。眼睑下垂可能发展到遮盖瞳孔而引起严重的视野缺损。
- 复视:通常情况下无复视症状(这是由于眼球运动障碍是双眼对称、缓慢进展)。患者直至接受上睑下垂检查时才被告知,或者眼球几乎不能转动影响周边视力时,他们才意识到所患疾病。患者往往需要移动头部来向左看和向右看。相对于其他注视方向,患者向下注视的功能保存较好。
- 可伴或不伴有其他肌无力。

体征

- 上睑下垂:通常为双侧对称性。
- 眼肌麻痹:双侧、对称,通常为完全性麻痹。
- 瞳孔正常。
- 眼轮匝肌或四肢和面部肌无力(图 10-33)。

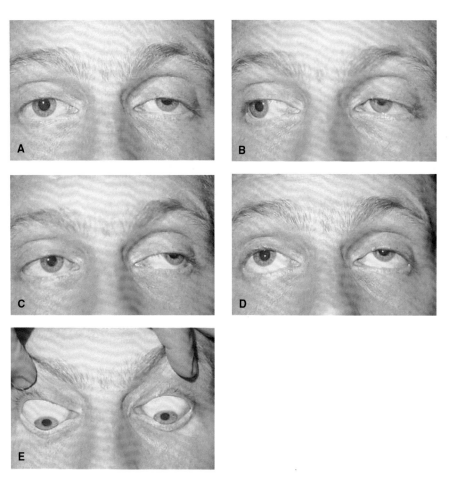

图 10-33　**慢行进行性眼外肌麻痹**。患者显著上睑下垂,伴各个方向运动均轻度受限。向下注视相对保留较好,向上注视受影响最严重。

Kearns-Sayre 综合征

• Kearns-Sayre 综合征(KSS)是 CPEO 的一种特殊类型,仅发生于年轻患者(20 岁以前发病)。KSS 被定义为以下病变的组合。

▪ CPEO(图 10-34A):眼球运动和上睑异常的发展与其他类型 CPEO 类似,区别在于前者发病年龄更为年轻(通常在 20 岁以下)。

▪ 色素性视网膜病变:尽管最初被描述为非典型性视网膜色素变性(RP),这种色素性视网膜病变具有更多的椒盐样外观,更接近于麻疹样视网膜病变(图 10-34B)。与视网膜色素变性通常累及中周部和周边视网膜不同,KSS 的视网膜色素病变首先累及后极部视网膜。此外,KSS 很少出现视盘苍白和视网膜血管变细。尽管 KSS 可有视野异常,但通常不会引起严重的视力下降。色素性视网膜病变可出现在 CPEO 之前。

▪ 完全性心脏传导阻滞经常是 KSS 患者的致死原因。确诊为 KSS 的患者应进行心内科治疗。即使心脏传导阻滞尚未出现,由于心脏传导阻滞可发生在病程的任意阶段,因此,应持续监测心功能。

• 此外,KSS 患者可以出现下述病变中的一项或多项:
▪ 小脑共济失调。
▪ 身材矮小,性成熟延迟。
▪ 耳聋。
▪ 痴呆。
▪ 内分泌异常(甲状旁腺功能减退症)。
▪ 脑脊液蛋白高于 1mg/mL。

诊断和治疗

• CPEO 和 KSS 无有效治疗方法。但是,KSS 患者应进行心电图检查以及定期心脏、神经和内分泌科检查。

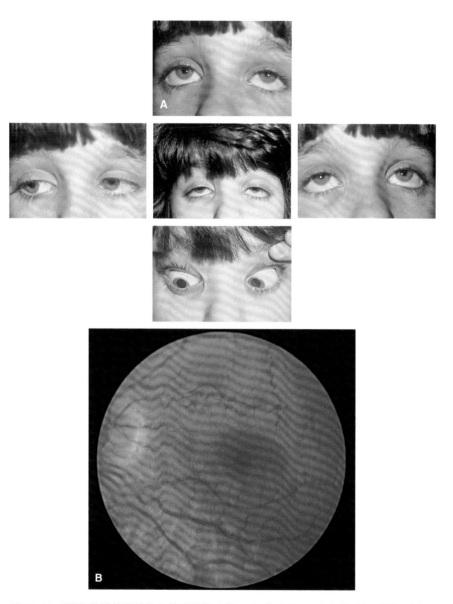

图 **10-34**　**KSS 导致的慢性进行性眼外肌麻痹。**(A)患者为 10 岁女孩,第一眼位可见显著上睑下垂,双眼眼球运动轻度受限。(B)后极部显示典型的 KSS 色素改变。

进行性核上性麻痹

进行性核上性麻痹是一种神经退行性疾病,其特征是思维变慢,构音和姿势障碍及自主眼球运动障碍。

病因学

- 此类疾病原因不明。引起的核上性疾病主要累及脑干网状结构和眼球运动神经核。
- 通常在患者晚年发病,缓慢进展,患者通常在 10 年内死亡。

临床特征

症状

- 患者通常无眼部症状,也可能有向下注视障碍而引起日常生活不便的主诉,如寻找食物、走下路边或下楼梯困难。

体征

- 垂直扫视迟缓是首先出现的体征。
- 垂直注视障碍。向下注视通常较早受累并且较为严重(图 10-35)。
- 眼球水平运动受累较晚,而且通常没有垂直注视障碍严重。
- Bell 现象缺失。
- 前庭-眼反射完整。除非出现进行性核上性麻痹的特征改变——躯体中轴部僵直,使得前庭-眼反射的检测变得困难。
- 可能出现眼睑异常,包括睁眼困难或眼睑痉挛。
- 其他神经眼科体征,包括眼球方波急跳、辐辏运动受损和眼球追随运动障碍。

自然病程

- 非眼科表现:
  - 躯体中轴部僵直,尤其是颈强直。
  - 吞咽和言语障碍。
  - 吸入性肺炎通常是其致死原因。

鉴别诊断

- 帕金森病。
- Whipple 病。
- 多发性梗死。
- 脑积水。

治疗

- 进行性核上性麻痹的眼球运动障碍无特殊治疗。

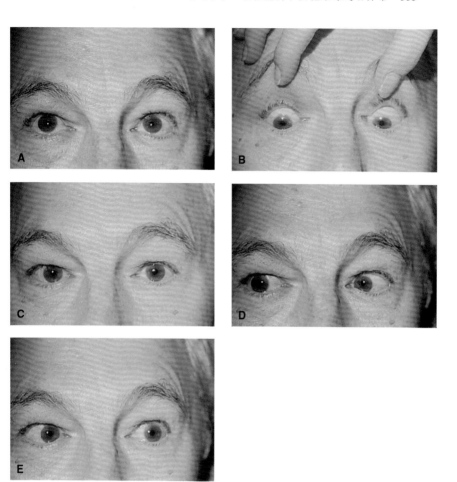

图 10–35 **进行性核上性麻痹**。患者无斜视,但各方向眼球运动受限,向上注视时尤为明显(左图第一行)。

眼咽型肌营养不良

眼咽型肌营养不良症(图 10-36)通常为常染色体显性遗传的遗传性疾病。

病因学

这种遗传异常是 PABPN1(PABP2)基因外显子 1 的重复序列中增加了 2~7 个碱基三联体,导致 PABPN1 蛋白的聚丙氨酸链长度从 10 个残基增加到 12~17 个残基。

临床特征

- 症状:
  - 上睑下垂。
  - 吞咽困难。
  - 面部及近端肌无力。
- 体征:
  - 双侧上睑下垂。
  - 眼外肌麻痹。
  - 吞咽困难。
  - 构音障碍。
  - 近端肌无力。
- 诊断:
  - 基因检测。
  - 肌肉活检:肌细胞核含有散在的 PABP2 免疫活性核内包涵体。

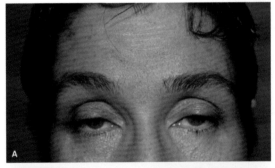

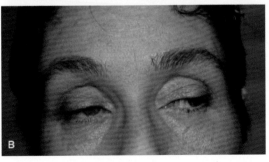

图 10-36 **眼咽型肌营养不良**。家族史和眼咽型肌营养不良基因检测阳性的女性患者。双侧上睑下垂,眼球各个方向运动减弱。(待续)

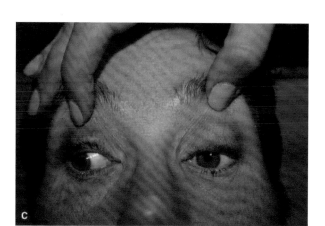

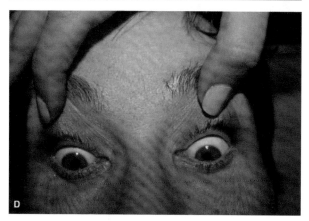

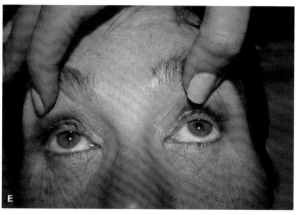

图 10−36(续)

吉兰-巴雷综合征

吉兰-巴雷综合征(GBS)是一种急性炎症性脱髓鞘性多神经疾病,往往有神经眼科症状和体征。

病因学

- 通常在细菌或病毒感染后出现。与 GBS 发病相关的最常见的细菌是空肠弯曲杆菌。

临床特征

症状

- 患者通常出现对称性肌无力,并且进展相对较快。患者在肌无力发病前 1~3 周通常有轻度呼吸道或胃肠道疾病,或疫苗接种史。
- 诊断 GBS 需要出现:
  - 进行性多处肢体肌无力。
  - 反射消失(或反射减弱)。

体征

- 该疾病的眼科和神经眼科特征如下(图 10-37)。

- 眼肌麻痹:可能是不全性或完全性的,最常受累的是展神经。
- 上睑下垂:通常见于眼肌麻痹的患者。无眼球运动障碍时,上睑下垂不常出现。
- 瞳孔:GBS 可能伴有眼内肌麻痹,表现为瞳孔对光反射迟钝或消失。
- 视神经异常:表现为视神经炎或由颅内压升高引起的视盘水肿。

诊断

- 多数患者血清中存在抗神经节苷脂 GQ1b 类抗体,但其病理生理意义尚不清楚。
- 电生理检查显示神经传导延缓或阻滞。
- 腰椎穿刺显示脑脊液蛋白-细胞分离,即脑脊液中蛋白含量升高而细胞计数正常。

治疗

- 支持治疗。吉兰-巴雷综合征通常是自限性疾病,可完全恢复。
- 部分研究者建议给予全身皮质类固醇、血浆置换和静脉注射免疫球蛋白治疗,上述治疗可能会缩短病程。

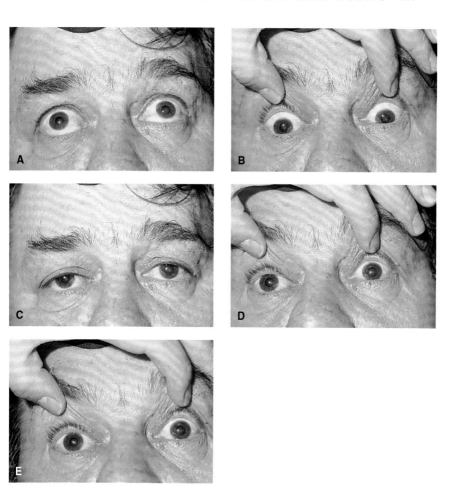

图 10–37　**吉兰–巴雷综合征**。患者双侧上睑下垂、瞳孔中等散大且对光反应迟钝。双眼各方向注视均受限。眼球运动和瞳孔对光反应恢复正常。

Miller Fisher 综合征

- 为吉兰-巴雷综合征的一个特殊亚型。由于其症状和体征主要位于视觉系统,因而可能更常就诊于眼科。
- Miller Fisher 综合征的三个特征为:
  - 眼肌麻痹。
  - 共济失调。
  - 反射消失。
- 眼肌麻痹可以与 GBS 表现相同。有眼肌麻痹的 GBS 和 Miller Fisher 综合征患者均有抗 GQ1b IgG 抗体水平升高。

诊断

- 脑脊液结果通常与 GBS 相同。此外,MRI 扫描结果通常正常,但也有中枢神经系统异常增强的病例。

治疗和预后

- 虽然静脉注射免疫球蛋白和血浆透析法已经在使用,但 Miller Fisher 综合征目前还没有被证实的治疗方法。
- 患者功能恢复和预后良好。

重症肌无力

重症肌无力(MG)是一种自身免疫性疾病,可引起随意肌无力。

病因学和发病机制

- 神经肌肉接头处的乙酰胆碱受体对于神经信号传递到肌肉十分关键。自身抗体与乙酰胆碱受体结合可致后者失用,从而产生 MG。这些抗乙酰胆碱受体抗体是导致 MG 的直接原因。

临床特征

- MG 肌无力的基本特点是临床表现多变和易疲劳。

症状

- 眼科症状包括以下方面。
  - 上睑下垂:几乎所有 MG 患者最终都会发生。50%的 MG 患者的首发症状是上睑下垂。上睑下垂在患者刚睡醒时不存在或很轻微,但随时间推移或当患者疲劳时加重。它可以累及一侧或两侧眼睑,通常是不对称的。有时眼睑显著下垂,导致患者必需用手抬起眼睑才能视物。
  - 复视:MG 患者的复视也随着用力时间增长而加重或表现为晨轻暮重。
- 非眼科症状包括以下几个方面。
  - 一个或多个肌肉群无力,例如,肢体近端肌无力导致行走或从椅子上站起来困难。
  - 咽肌:患者可能注意到其声音发生改变,可能表现为鼻音。
  - 任何 MG 患者均可发生吞咽或呼吸困难,应视为医疗急症。

体征

- 上睑下垂。MG 患者的上睑下垂具有以下特点。
  - 嘱患者保持向上注视 2 分钟,其上睑下垂可加重(图 10-38)。
  - 人为抬起下垂较重一侧眼的上睑,会导致另一侧上睑下垂变得更为明显(图 10-39)。上述现象称为"上睑下垂强化"。
  - 当嘱 MG 患者从向下注视转到第一眼位时,上睑往往过度上抬,然后回到其通常的位置,这种现象称为 Cogan 征。MG 患者可能会出现间歇性眼睑抽搐,后者独立于 Cogan 征存在。
- 斜视和眼球运动受限:MG 可以表现为任何形式的眼球运动受限。复视通常会出现,但并不总是出现。最常见的眼球运动异常包括:
  - 向上注视麻痹:眼球上转困难常见,当存在上睑下垂时更易出现。
  - 假性核间性眼肌麻痹:单眼或

双眼内收受限,出现类似脑干疾病引起的核间性眼肌麻痹(图 10-40)。

■ 眼肌麻痹:眼球几乎向各方向注视均不能(图 10-41)。

■ 类似脑神经麻痹表现(图 10-42)。

● 扫视运动:

■ 可以出现缓慢的扫视运动与疲劳。

■ 可能会出现异常快速的飞镖样扫视运动("颤动"或闪电样眼球运动)。

● 眼睑无力:在患者用力闭眼时,可以轻易将其打开,提示眼轮匝肌无力。

诊断

● MG 诊室检查包括以下试验:

■ 依酚氯铵试验:静脉注射依酚氯铵(腾喜龙)后,绝大多数 MG 患者的眼睑下垂和眼球运动障碍会得到改善,大约 2 分钟后恢复到初始状态。

■ 冰试验:将冰块放置在闭合的眼睑表面 2 分钟,重症肌无力的眼睑下垂将明显改善;而其他原因导致的上睑下垂不会改善(图 10-43)。冰敷 5 分钟后 MG 患者的眼球运动障碍可获得改善。

■ 休息试验:患者保持眼睑闭合 20 分钟,眼睑下垂可获得改善。

● 实验室检查包括以下内容。

■ 乙酰胆碱受体抗体检测:检测出高滴度的乙酰胆碱受体抗体即可诊断 MG。30%~50% 的眼型 MG 患者可检测出乙酰胆碱受体抗体滴度升高。

■ 肌电图(EMG)可显示受累肌肉对重复刺激的反应性下降。当常规肌电图无异常发现时,可以用单纤维肌电图来诊断 MG。

■ 所有诊断为 MG 的患者都应进行胸部影像学检查,以明确有无胸腺肿大或胸腺瘤。

■ 由于 MG 患者甲状腺功能障碍的发病率升高,因此 MG 患者需进行甲状腺功能检查。

治疗

● MG 的治疗包括胆碱酯酶抑制剂、皮质类固醇或其他免疫抑制剂治疗、胸腺切除术及血浆置换。

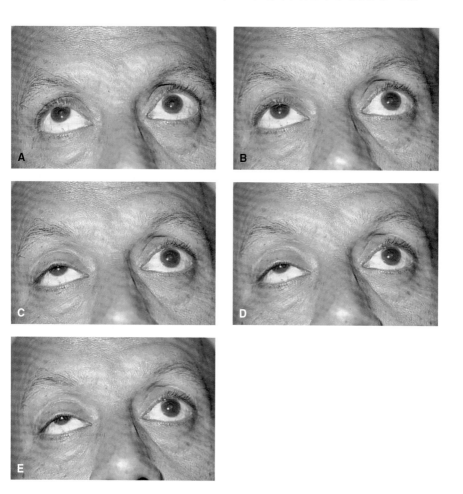

图 10-38　**重症肌无力**。随着向上注视持续时间延长,右眼上睑下垂逐渐加重。

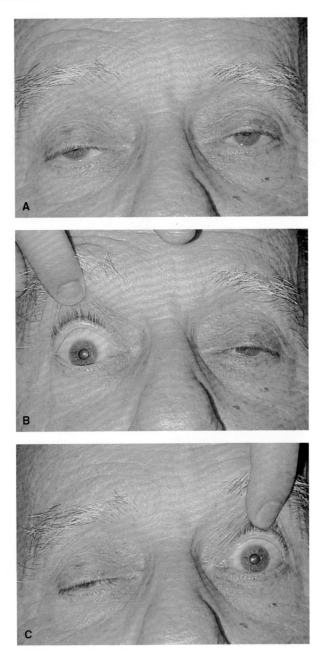

图 10-39 重症肌无力。第一眼位有双侧上睑下垂。注意：患者通过皱眉以努力睁开眼睑。用手抬起一侧上睑，会导致对侧上睑下垂加重。

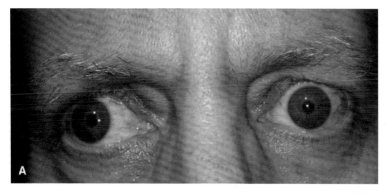

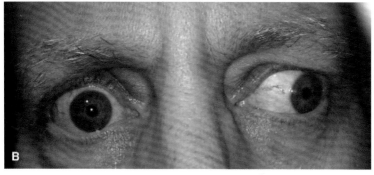

图 10-40　**重症肌无力**。MG 患者双眼内收受限, 治疗后眼球运动恢复正常。

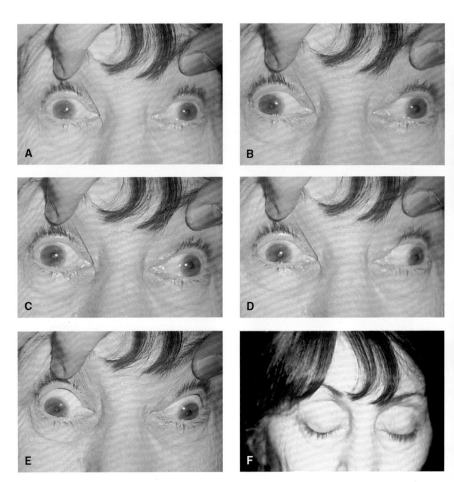

图 10-41 **重症肌无力**。患者完全性双侧上睑下垂,伴几乎完全性双侧眼肌麻痹,口服溴吡斯的明后完全缓解。

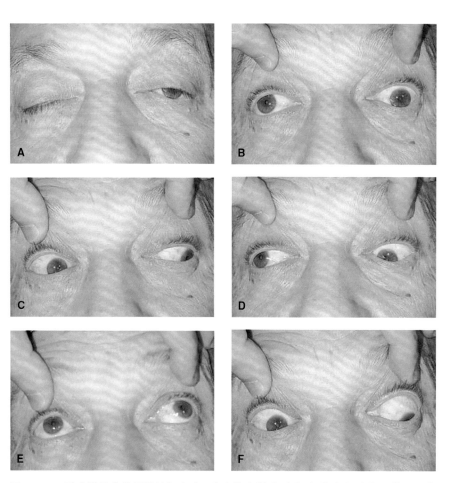

图 10-42　**重症肌无力类似脑神经麻痹**。完全性右眼睑下垂(左眼睑也下垂)。第一眼位为外斜视,左眼内收、上转和下转受限,右眼内收轻度受限。

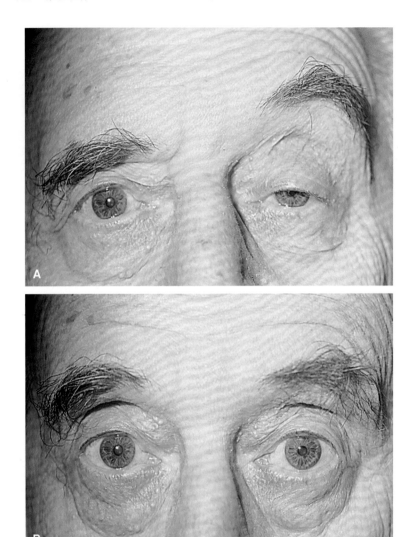

图 10-43　重症肌无力。左上眼睑下垂(A)，冰敷眼睑 2 分钟后明显改善(B)。

背侧中脑(Parinaud)综合征

背侧中脑(Parinaud)综合征是背侧中脑垂直注视中枢受损而引起的向上注视障碍(图 10-44)。

病因学

- 产生 Parinaud 综合征的背侧中脑部位病变包括:
  - 松果体区肿瘤。
  - 任何原因引起的脑积水。
  - 外伤。
  - 脑卒中。
  - 多发性硬化。

临床特征

症状

- 复视:患者可能会出现复视,可由反向偏斜或者单侧或双侧滑车神经麻痹引起。
- 出现视盘水肿时可有短暂性视力模糊。

体征

- 第一眼位通常有眼睑退缩。
- 向上注视障碍:患者不能随意向上注视。当试图向上注视时,会出现辐辏运动和眼球回退至眼眶内(辐辏回退性眼球震颤)。这种现象可通过嘱患者进行向上扫视或利用向下移动的视动目标引出。这种向上凝视麻痹是一种核上性麻痹,可以通过娃娃头动作来克服。虽然患者不能主动上转眼球,但当患者注视远处目标,嘱其下颌内收时,眼球会向上注视。
- 瞳孔散大:瞳孔通常散大,并且对光反应差,但近反射存在(光-近反射分离)。部分患者可有瞳孔异位。
- 视盘水肿:可产生 Parinaud 综合征的占位性病变(包括脑积水)往往会引起视盘水肿。

诊断

- 背侧中脑综合征患者需要进行MRI 检查以寻找病因。

治疗

- 治疗取决于背侧中脑综合征的病因。

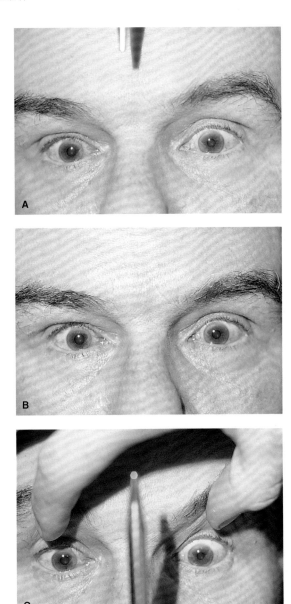

图 10-44 **背侧中脑综合征**。第一眼位有双侧眼睑退缩(B)。不能向上扫视(A)。视近时瞳孔收缩(C),但光刺激时无瞳孔收缩。

(樊昊 李志清 译 魏世辉 校)

第11章

眼球震颤

眼球震颤是一种有节律性的、往返摆动的眼球运动。一般来说,眼球震颤可以分为急动型和钟摆型。急动型眼球震颤有快相和慢相,眼球有节奏地来回运动。通常快相方向为眼球震颤方向。钟摆型眼球震颤是眼球在各个方向上来回摆动的速率相等。眼球震颤也有表现为急动型和钟摆型相掺杂的混合型。本章以眼球震颤临床表现和其他文章为基础,详细阐述眼球震颤的病理生理特点。

眼球震颤能导致视觉模糊,但通常没有其他临床症状与体征。表11-1列举了先天性眼球震颤的临床特点,可以与后天性眼球震颤相区别。表11-2列举了定位于中枢神经系统特定部位的眼球震颤的特殊表现形式。

表11-3列举了可能与眼球震颤相混淆的一些眼球运动。

以下通过几个问题来更好地阐述眼球震颤的特性。

表11-1 先天性眼球震颤的临床特点

发生在出生时或围生期

几乎都是共轭、水平性的

在上下注视时仍保持水平性眼球震颤

辐辏运动时被抑制,注视时被加强

可有隐性眼球震颤

可有视动反射的倒转

可能存在头部的摆动

存在中和点

无振动幻视

常伴随斜视

常伴随代偿头位

表 11-2 造成眼球震颤病灶的定位

眼球震颤的类型	定位	病因
跷跷板型眼球震颤	间脑 Cajal 间质核或其连接	鞍旁占位性病变、脑干卒中、中隔-视神经发育不良、先天性异常
辐辏-眼球后退型眼球震颤	中脑(后连合、中脑背侧)	松果体区肿瘤
旋转型眼球震颤	中央前庭连接	脱髓鞘、梗死(Wallenberg 综合征)、肿瘤、延髓空洞症、动静脉畸形
Brun 眼球震颤	桥小脑角	听神经瘤
上视性眼球震颤	小脑	小脑变性、脱髓鞘、梗死
周期性交替性眼球震颤	小脑	小脑扁桃体下疝畸形、脱髓鞘、小脑退化症、梗死、小脑占位性病变、先天性病变
下视性眼球震颤	颅颈交界区、小脑	小脑扁桃体下疝畸形、颅底凹陷畸形、小脑退化症、梗死、脱髓鞘、代谢性疾病

表 11-3 与眼球震颤相似的眼球运动

眼球运动	特点	病变部位
眼球扑动	快速、共轭、水平性摆动	可能是爆发神经元的病变
斜视眼阵挛	合并水平性、垂直性摆动,可以或没有旋转性摆动	可能是爆发神经元的病变
眼球摆动	眼球快速向下运动再缓慢回归第一眼位	桥脑功能障碍
逆向摆动	眼球缓慢向下运动,快速向上运动	无定位
眼球-腭肌肌阵挛	有节律的眼球震颤伴随非眼部肌肉(上颚、舌)的收缩	Mollaret 三角区病变:下橄榄核、红核、齿状核

眼球震颤是单眼还是双眼?

单眼眼球震颤或节律性摆动最常见于以下几种情况。

● 核间性眼肌麻痹:发生在内侧纵束(MLF)病灶对侧的外转眼可以出现分离性水平注视性眼震(见第 10 章)。

● Heimann-Bielschowsky 现象:长期视觉丧失(由多种原因导致,如视神经疾病、重度弱视、重度白内障)能导致患眼低频的单眼垂直摆动或急动型眼球震颤。

● 点头痉挛:这种眼球震颤有 3 个特点:眼球震颤、点头和斜颈。眼球震颤通常是垂直性的、分离的、快速的、单侧或双侧、小幅度且呈钟摆性。此病病因不明,通常生后 4~12 个月发病,2 岁时症状消失。因视交叉胶质瘤与其相关,故这些患儿应做 MRI 检查。

● 上斜肌抽搐是一种单眼周期性摆动。

■ 症状:单眼视力模糊或闪光感,每次持续不到 10 秒,每天多次发病。

■ 病因:多数无基础疾病。

■ 向下看或眼球辐辏运动时可突然发作。

■ 体征:检查中很难被引出,但是一旦发作,可以观察到单眼不规则振幅的旋转摆动。

■ 病程:通常能自行缓解。

双眼眼球震颤是生理性的还是病理性的?

生理性眼球震颤有以下几种形式。

● 终点性:双眼极度向两侧注视时引发的细小的急动型眼球震颤。

● 视动性:视野内重复的移动性视觉刺激能诱发出急动型眼球震颤。

■ 慢相:与目标物移动方向相同。

■ 快相:与目标物移动方向相反。

● 前庭性眼球震颤能被一些检查诱导出。

■ 冷水试验:诱导出与被测耳相反方向的快相眼球震颤。

■ 温水试验:诱导出与被测耳相同方向的快相眼球震颤。

病理性眼球震颤是分离性的吗?

常见的分离性眼球震颤有以下两种。

● 辐辏-眼球后退型眼球震颤:辐辏样眼球运动伴随眼球向眼眶内退缩。通常见于松果体肿瘤或者其他中脑异常(见图 10-41)。

● 跷跷板型眼球震颤:一只眼向上运动伴随内旋,而另一只眼向下运动伴随外旋;病变通常涉及视交叉或者第三脑室,常见于双颞侧偏盲患者。

常见的非分离性眼球震颤有以下几种。

- 上视性眼球震颤：眼球震颤的快相向上且振幅在向上注视时最大。病因包括药物(苯妥英钠)或脑干、小脑蚓部、后颅窝部位病变。

- 下视性眼球震颤：眼球震颤的快相向下，由颅颈交界区病变引起。通常出现在第一眼位，但因振幅小而易被忽略。遵循 Alexander 定律(眼球向快相方向转动时眼球震颤的振幅增加)，即眼球震颤常在斜向下看时最严重。

- 先天性眼球震颤

- 反跳性眼球震颤：这是一种急动性眼球震颤，快相出现于眼球注视方向。然而，持续的注视能使快相方向转变。当注视方向回归第一眼位时，回归方向为快相增加的方向。反跳性眼球震颤由小脑病变引起。

- 周期性交替性眼球震颤：快相方向以 60~90 秒时间做周期变换。

- 注视诱发性眼球震颤：第一眼位不存在眼球震颤，无视觉障碍。是注视方向上的急动型眼球震颤。

  ■ Brun 眼球震颤：存在小脑脑桥角区病变，患者向病变侧注视时有低频高振幅的眼球震颤，患者向相反方向注视时有高频低振幅的眼球震颤。

  ■ 药物诱发性眼球震颤：由抗痉挛药和镇静类药物引起。

  ■ 注视轻瘫型眼球震颤。

- 前庭性眼球震颤：前庭性眼球震颤可以是外周性或中枢性的。外周性前庭性眼球震颤由前庭器官或前庭神经病变引起，如内耳迷路炎或梅尼埃病。外周性眼球震颤通常伴有严重的眩晕，此种眩晕随头部活动而加重。通常无相关的运动障碍。注视能抑制眼球震颤。当眼球向快相方向注视时，眼球震颤的水平成分增强。快相方向与病变方向相反。中枢性眼球震颤由脑干与前庭小脑连接障碍引起。患者仅主诉有轻微的眩晕(除了脊髓背外侧综合征)，不会被注视所抑制，也不会被头部运动所引发，可伴随扫视和递随运动缺陷。

- 隐性眼球震颤：当双眼注视时无急动性眼球震颤，当一眼遮盖时存在眼球震颤，双眼均向注视眼侧跳动。

- 获得性钟摆样眼球震颤：多见于多发性硬化症。因振动幻视而存在视觉障碍。

(巩一博 谢林丹 译 李志清 校)

第12章

瞳 孔

基础

解剖

瞳孔受交感神经和副交感神经共同支配。交感神经兴奋使瞳孔散大，副交感神经兴奋使瞳孔缩小。因此，交感神经麻痹致瞳孔缩小，副交感神经麻痹致瞳孔散大。

交感神经系统

瞳孔的交感神经支配为三级神经元链，第一级神经元起自下丘脑后部，向下延伸通过脑干到达脊髓和 Budge 睫脊中枢突触(C8-T2 水平)(图 12-1)。中脑处交感神经走行毗邻滑车神经

核。第二级神经元离开脊髓后沿腹部和胸部椎旁交感神经链(交感干)走行达肺尖，在颈部与颈动脉伴行。达到下颌角处颈上神经节内形成突触，由此发出第三级神经元。第一级和第二级神经元称为节前神经元；第三级神经元称为节后神经元。交感神经纤维在颈内动脉血管外膜内穿行入颅，紧邻展神经穿行海绵窦，汇入三叉神经眼支进入眼眶。眼交感神经纤维支配瞳孔开大肌、Müller 肌和下睑缩肌。在颈上神经节分出与颈外动脉伴行的交感神经纤维负责支配面部出汗及血管舒张。

三级神经元链中任何环节异常均可导致 Horner 综合征，包括相对性同侧瞳孔缩小、上睑下垂、下睑抬高(图 12-2)。

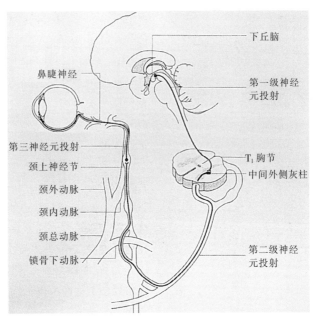

图 12-1　瞳孔开大肌的交感神经支配。下丘脑的第一级交感神经元的胞体发出轴突通过脑干至脊髓下颈部和上胸部的中间外侧灰柱。第二级神经元发出白交通支经椎旁交感神经链至颈上神经节。在左侧,交感链在锁骨下动脉周围分离。第三级神经元沿颈动脉丛周围上行至海绵窦,在三叉神经第一分支入眶前加入展神经。这些轴突进入眼内支配瞳孔开大肌。

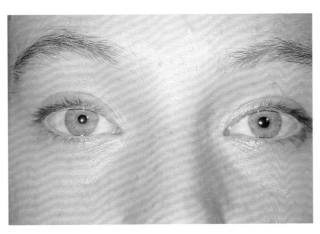

图 12-2　**Horner 综合征**。患者右上睑下垂,右侧瞳孔小于左侧。右下睑较左侧抬高。

副交感神经系统

副交感神经系统起源于视网膜神经节细胞(图 12-3)，支配瞳孔的神经纤维与视觉纤维相伴行。瞳孔运动纤维在到达外侧膝状体前即离开视束，经过上丘臂到达中脑顶盖前区。双侧中脑顶盖前核在接受双眼的传入纤维后，每侧均可向双侧动眼神经副核(E-W 核)进行投射。副交感传出纤维离开 E-W 核后并入动眼神经到达同侧眶内睫状神经节。节后神经纤维支配负责瞳孔收缩的虹膜括约肌和负责调节的睫状肌。支配虹膜括约肌的神经纤维与支配睫状肌的神经纤维比例为 30:1。虹膜括约肌神经肌接头处乙酰胆碱的释放会导致瞳孔收缩，而支配虹膜的副交感神经传出纤维异常会导致瞳孔散大。

导致瞳孔收缩的近反射通路绕过背侧中脑顶盖前核，从高级皮质中枢直接下行至 E-W 核。因此，光-近反射分离时，背侧中脑和前顶盖受累，但近反射通路和 E-W 核未受损。

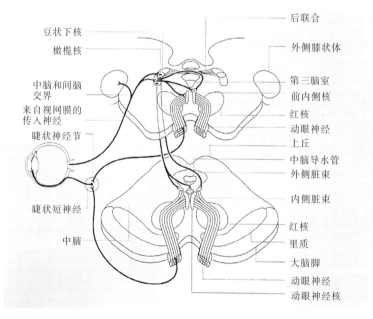

图 12-3　副交感神经支配:瞳孔光反射。视网膜发出传入神经至外侧膝状体核和顶盖前核(豆状下核和橄榄核)。顶盖前核发出纤维在第三脑室和 Sylvian 水管上、下方走行至前正中核和 Edinger-Westphal 复合体腹侧的内、外侧柱。这些核发出轴突经动眼神经束至睫状神经节并形成突触。睫状神经节发出的纤维经睫状短神经至眼内。

检查技术

瞳孔检查是眼科检查中不可或缺的部分。瞳孔检查技术如下。

1.双眼瞳孔大小测量:首先是暗光条件下嘱患者注视远处目标,弥散光从下方照射瞳孔(图 12-4A)。打开检查室照明灯,在明亮光线下检查瞳孔(图 12-4B),或使用卤素灯或用间接检眼镜最强光线检查瞳孔。

2.双眼瞳孔对光反射:暗光条件下嘱患者注视远处目标,强光照射每侧瞳孔后记录瞳孔反射灵敏程度(图

12-4C 和 D)。

3.相对性传入性瞳孔功能障碍(RAPD):利用交替光照法检查(见第1章)。

4.瞳孔近反射:在弥散照明下,嘱患者注视近处目标(约 12 英寸或 30cm处),观察瞳孔近反射情况(图 12-4E)。此项检查中患者的配合尤为重要,如果未发生汇聚,则很难确定近反射异常是病理性还是配合不佳所致。

5.特殊病例需行虹膜的裂隙灯检查并进行相关的药物试验[参见 Adie(强直性)瞳孔、瞳孔散大、Horner 综合征](流程图 1)。

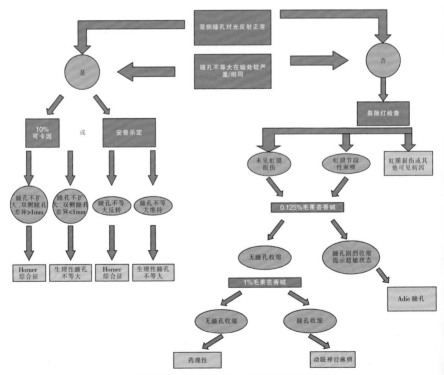

流程图 1　裂隙灯检查和药物试验。

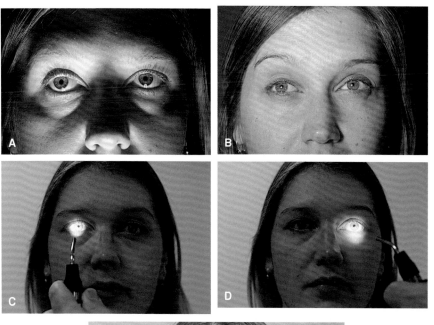

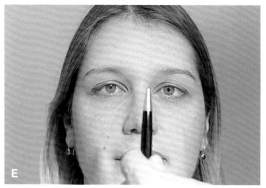

图 12-4 **瞳孔检查**。瞳孔检查技术。

瞳孔大小

正常情况下,双侧瞳孔是等大的,尽管有些人瞳孔较小(尤其是老年患者),有些人瞳孔较大(尤其是年轻患者和焦虑的患者)。因此,双侧瞳孔不等大时应考虑到潜在的病理性疾病。但并非所有的瞳孔不等大均是病理性的。10%~20%的患者可见生理性瞳孔不等大(图 12-5)。确定瞳孔不等大是生理性还是病理性,需在明光线和暗光线条件下用上述方法分别测量瞳孔大小。在明光线和暗光线条件下,生理性瞳孔不等大的瞳孔大小差异相对一致。例如,在暗光线下瞳孔大小相差 30%,在明光线下瞳孔大小相差同样为 30%。因此,在明光线和暗光线下瞳孔不等大程度不同提示病理性瞳孔不等大。

病理性瞳孔不等大可由交感通路或副交感通路异常所致。如瞳孔不等大在暗光线下更明显,较小的瞳孔为异常瞳孔,应考虑交感神经麻痹。此时,最可能的交感神经麻痹情况是常伴上睑下垂的 Horner 综合征(图 12-6)。

如瞳孔不等大在明光线下更明显,异常瞳孔为较大的瞳孔,此瞳孔不能正常收缩。造成此种情况的原因很多,包括支配瞳孔的副交感神经系统异常。Adie 瞳孔和动眼神经麻痹所致的副交感神经麻痹是最可能的病因。此外,药物阻断一侧瞳孔也可导致双侧瞳孔不等大在明光线下更明显(图 12-7)。同其他神经眼科疾病所致的瞳孔不等大相比,药物导致的大瞳孔直径相对更大。

任何瞳孔不等大的患者均应检查:
- 眼睑。
- 眼球运动。

这些检查可帮助医生识别出导致瞳孔不等大的更重要的病因,即 Horner 综合征和动眼神经麻痹。

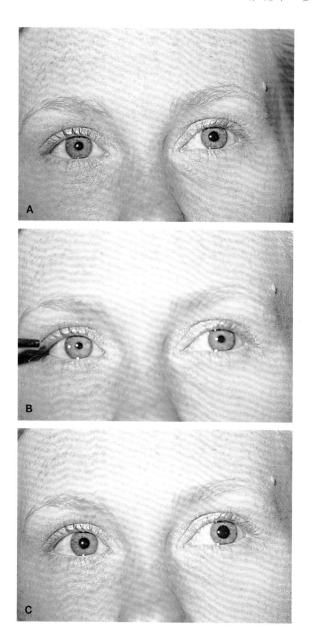

图 **12-5**　**生理性瞳孔不等大**。左侧瞳孔在"环境光"下较右侧大 (**A**)。瞳孔不等程度在明光线 (**B**) 和暗光线 (**C**) 下相同。

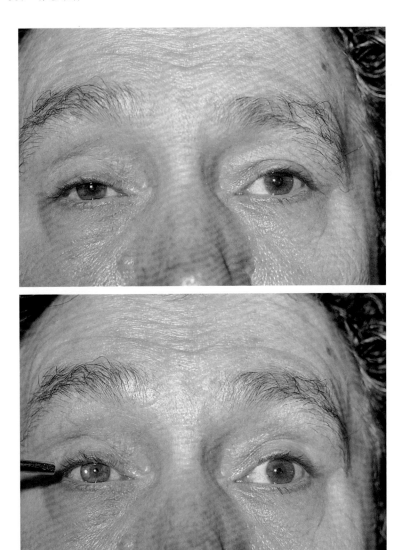

图 12-6　Horner 综合征。瞳孔不等在暗光线下更明显(上图)，提示较小的瞳孔为异常瞳孔。

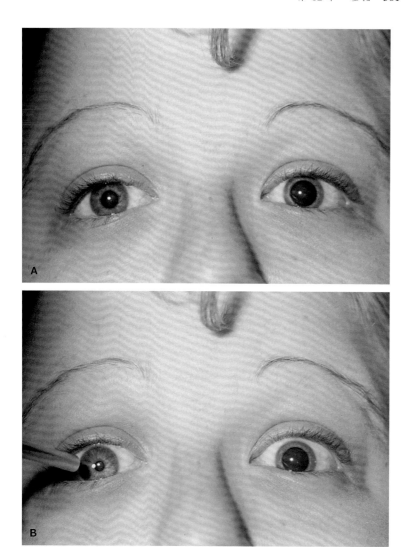

图 12-7 药物性瞳孔扩大。(A)瞳孔不等在明光线下更明显。(B)提示较大的瞳孔为异常瞳孔(左)。左眼瞳孔直径扩大提示为相关药物所致。

瞳孔对光反射

即使瞳孔等大,也应对瞳孔对光反射进行评估,以排除瞳孔反应异常。此类异常多由于副交感神经紊乱所致,见于吉兰-巴雷综合征、背侧中脑综合征或肉毒素中毒。Adie瞳孔有进展为双侧的趋势,可有双侧瞳孔反应差,有时双侧瞳孔等大。

相对性传入性瞳孔功能障碍(RAPD)

此时检查患者是否存在RAPD。

检查方法及其存在的意义在第1章中已经简要说明。

近反射

近反射不作为常规检查,但在特定情况下记录近反射情况尤为重要,通常用于光-近反射分离时。在Adie瞳孔、Argyll Robertson(AR)瞳孔及背侧中脑综合征等疾病中,可以看到瞳孔光反射阴性但近反射阳性这种"分离现象"。

Horner 综合征

Horner 综合征是眼部交感神经功能障碍所致,其明确体征是上睑下垂和瞳孔缩小。

病因学

交感神经链三级神经元通路上任何损伤均可导致 Horner 综合征的临床体征。

临床特征

症状

- 通常患者无症状或仅表现为轻度上睑下垂。起初,调节增强可致视力波动。
- 同侧眼或眶上区不适时高度怀疑颈动脉夹层。伴随的症状和体征有助于病灶的定位(表 12-1)。

体征

- 上睑下垂伴下睑抬高使睑裂变小、眼球内陷(图 12-8A)。

表 12-1　Horner综合征

级别	伴随症状和体征	病因	药物试验
I	对侧偏瘫 对侧偏身感觉障碍 半侧无汗症 Wallenberg 综合征 对侧滑车神经麻痹 同侧展神经麻痹	卒中 多发性硬化 椎动脉夹层	无诊断性药物
II	声音嘶哑 咳嗽 肩胛区疼痛	肺、乳腺肿瘤和神经鞘瘤 外伤(包括手术) 硬膜外麻醉	羟苯丙胺阴性
III	眼眶和颈部疼痛 味觉减退 吞咽困难 半侧腭感觉缺失 头痛 动眼神经、滑车神经、三叉神经和展神经受累	颈动脉夹层 颈部外伤 颈部肿瘤和炎症 丛集性头痛 Raeder 三叉神经旁神经痛 海绵窦占位和炎症	羟苯丙胺阳性

- 瞳孔不等大：因瞳孔开大肌神经支配减少,患侧瞳孔变小。因交感神经麻痹使瞳孔不能正常扩大,在暗处瞳孔不等大现象更为显著,而在明亮条件下,其程度减轻或完全消失。以下因素影响瞳孔不等大的程度:
  - 患者的警觉性：患者警觉时,正常瞳孔扩大,而 Horner 综合征的瞳孔扩大减少。
  - 瞳孔静息状态下的大小。
  - 受伤程度和神经再支配的广度。
  - 超敏程度和血循环中肾上腺素的浓度。
- 无汗症：与病变部位有关。同侧面部汗腺神经纤维受累时,一些患者额部无汗。由于面部的节后泌汗纤维在颈上神经节换元后随颈外动脉走行分布,因此节后病灶极少引起额部皮肤汗液分泌紊乱。
- 虹膜异色：先天性 Horner 综合征可伴虹膜异色,患侧虹膜较健侧色淡。
- 倒错性瞳孔散大：去神经增敏状态使得在肾上腺素刺激下瞳孔显著散大。在情绪激动时,交感神经病变侧瞳孔因内源性儿茶酚胺释放,瞳孔较健侧大。
- 扩张迟滞：Horner 综合征瞳孔在暗室环境下最初缓慢散大。5 秒后瞳孔不等大现象更为显著,15 秒后减弱。这种现象在受到突然的噪声干扰时更为显著(增加交感神经冲动释放)。
- 皮肤改变：去交感神经支配后,

因排汗障碍和血管扩张,患侧皮肤温度迅速升高,出现结膜充血、皮肤潮红、溢泪和鼻塞。较长时间后,因血管的去神经支配导致血管收缩,患侧皮肤出现苍白。

诊断

在瞳孔药物诊断试验中,滴眼液应逐滴滴入双眼结膜囊,便于与"健"侧瞳孔对照。

强烈推荐使用 0.5% 或 1% 的安普乐定(Apraclonidine)滴眼液(Iopidine®; Allergan 公司)作为评估 Horner 综合征的一线诊断性药物,其具有同可卡因滴眼液相同的诊断特异性和敏感性,且更易获得。安普乐定是 α-受体的直接激动剂,在交感神经正常支配的瞳孔不会引起散大,但会使任何部位损伤引起交感神经去支配的瞳孔轻度散大。滴眼 30~45 分钟后,安普乐定滴眼液会使缩小的瞳孔(Horner 综合征)散大,但不会使正常瞳孔散大,致使瞳孔不等大发生反转,同时也会使下垂的眼睑上抬。一些文献报道,该药物会使正常瞳孔收缩,最终结果仍是瞳孔不等大反转(图 12-9)。

10% 的可卡因也可用于 Horner 综合征的诊断。可卡因通过阻断交感神经末梢对去甲肾上腺素的再摄取延长去甲肾上腺素的存在,导致健侧瞳孔散大。在正常情况下,有足够的去甲肾上腺素持续存在可维持瞳孔散大。当发生去交感神经支配时，交感神经效应细胞没有足够的去甲肾上腺素，即使阻止去甲肾上腺素的再摄取亦不能维持瞳孔散大，即可卡因可使正常瞳孔散大，但不能使交感神经麻痹的瞳孔散大。可卡因滴眼后出现 0.8mm 的瞳孔不等大即可诊断 Horner 综合征（图 12-10）。滴眼 45 分钟后瞳孔不等大的程度越严重，Horner 综合征的诊断越明确。药物试验后应告知患者约 48h 内尿液中均可检出可卡因阳性。

羟苯丙胺通过促进肾上腺素能神经末梢储存的去甲肾上腺素释放而使正常瞳孔散大。它可使因交感神经节前（第一、二级）神经元麻痹导致的 Horner 瞳孔散大。尽管去甲肾上腺素也存在于三级神经元的末梢，但由于交感神经节前麻痹不能释放。在节后（第三级）神经元病变所导致的 Horner 综合征中，因神经末梢受损，无足够储存的去甲肾上腺素可释放。因此，节后（第三级）神经元损伤导致的 Horner 瞳孔用药后不散大。

这几种药物试验结合使用可决定哪些 Horner 综合征瞳孔需行进一步检查。由于节后病变通常为相对良性（如偏头痛），所以节前病变所致的 Horner 综合征瞳孔需行进一步检查，而单纯节后病变所致的 Horner 综合征瞳孔则无须进一步检查。

然而，通过药物试验对 Horner 综合征进行定位时，约 10% 的病例会出现误差。因此，我们建议对所有 Horner 综合征的患者均行头部 MRI、颈部 MRA / CTA 及胸部 CT 检查。

治疗

- 治疗应针对潜在可发现的病因。

特殊类型：颈动脉夹层

该病会有颈部、同侧面部或眶周疼痛，约 10% 的病例会出现味觉减退。颈动脉夹层可以是自发、轻微外伤或遗传性动脉壁缺陷所致。亦可伴发潜在的结缔组织病，如 Ⅳ 型 Ehlers-Danlos 综合征、马方综合征、Ⅰ 型成骨不全及常染色体显性遗传多囊肾。

内膜下夹层通常会导致颈动脉狭窄或闭塞；外膜下夹层会导致颈动脉动脉瘤性扩张。颈动脉夹层可由 MRI 确诊，颈动脉内壁中可见新月形或环形高信号（血液）区（图 12-8B）。MRA 或 CTA 可显示夹层，通常合并颈动脉严重狭窄或闭塞（图 12-8C）。上述检查已足够，无须再行血管造影。

治疗针对预防卒中或视网膜缺血，静脉注射肝素后口服华法林治疗，夹层通常在数月后自愈。MRA / CTA 复查可显示动脉恢复开放，此时可停止抗凝治疗。

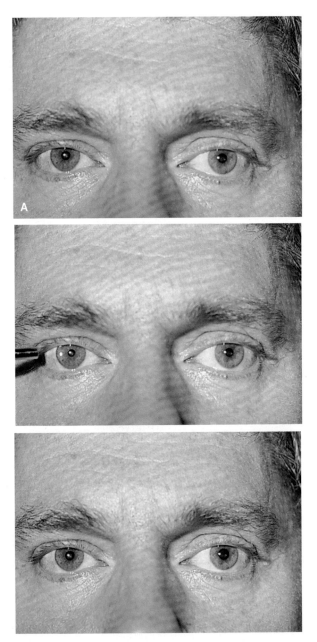

图 12-8　Horner 综合征。(A) 右侧 Horner 瞳孔的患者。瞳孔不等在暗处更明显(下图)。注意右下睑的抬高。(待续)

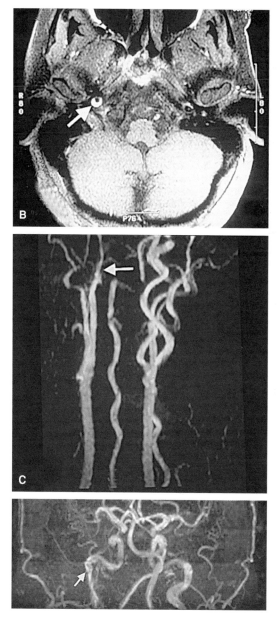

图 12-8（续）　（B)MRI 显示颈动脉壁特征性的血液高信号环(箭头所示)。(C)MRA(上图)显示颈部颈内动脉狭窄和不规则轮廓(箭头所示)。夹层上方的颅内动脉管径粗细正常、轮廓规则(箭头所示)(下图)。

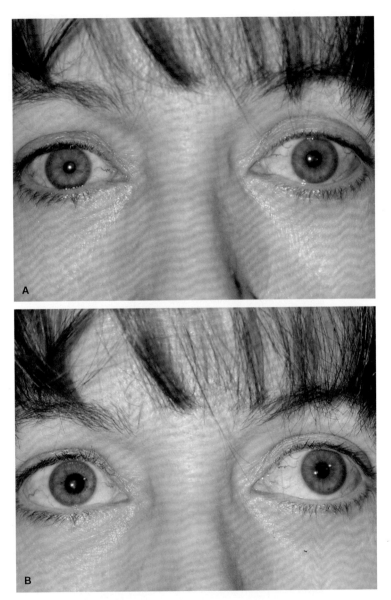

图 12-9 Horner 综合征。(A)右侧 Horner 综合征。(B)1%的安普乐定滴眼后,瞳孔不等发生反转,先前下垂的右上睑抬高。(Courtesy of Jurij Bilyk, MD.)

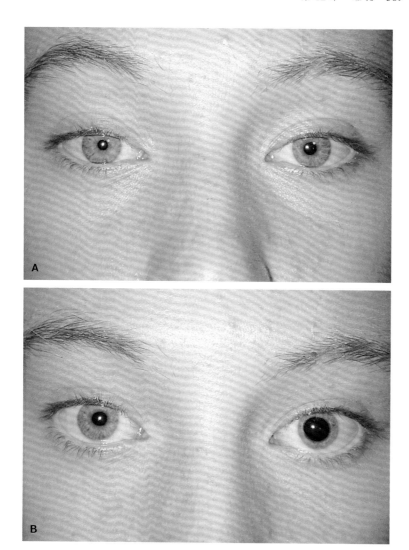

图 **12-10** Horner 综合征。右侧上睑下垂和瞳孔缩小(**A**)。10%的可卡因滴眼后,左侧瞳孔散大(**B**),右侧瞳孔未散大,表明右侧 Horner 综合征。

瞳孔散大

瞳孔散大是指扩大的瞳孔，可以是单侧或双侧发病，也可能是孤立性的或伴其他眼睑或眼外肌改变。孤立性瞳孔散大仅见于少数情况，如创伤、药物性瞳孔散大和动眼神经麻痹。

外伤

累及眼球的外伤可导致瞳孔散大。散大的瞳孔通常不规则，即使是在视力完好的情况下，对光反射亦减弱或消失，包括直接对光反射、间接对光反射和近反射。

裂隙灯检查常可发现瞳孔括约肌破裂或缺失，表现为虹膜卷缩轮变平坦。也可见其他眼前节外伤的表现（如晶状体半脱位、前房积血等）（图12-11）。

药物性瞳孔散大

一些药物可致瞳孔散大。有时全身用药可导致双侧瞳孔散大，伴瞳孔对光反射减弱。

然而，临床中最常见的是单侧瞳孔散大，对光反射极弱或消失，不伴有任何形式的眼睑和眼球运动异常提示动眼神经麻痹。此时应考虑到滴入散瞳剂的可能性，这种情况往往是意外发生的，患者常不知眼内滴入散瞳剂。但有时滴入散瞳剂是有意为之的，且会再次发生。

与神经病变所致的瞳孔散大相比，散瞳剂所致的瞳孔散大程度更深。药物性瞳孔散大通常瞳孔扩大至9mm，且对光反射和近反射均为阴性。

如明确有滴用散瞳剂（例如，帮助家人滴用散瞳剂时手指污染或贴东莨菪碱药膏时接触了眼睛）的病史，即可诊断为药物性瞳孔散大。如无法获得上述病史，可通过双眼滴用1%的毛果芸香碱滴眼液来确认是否是药物性瞳孔散大。毛果芸香碱可使正常瞳孔和动眼神经麻痹所致的散大的瞳孔缩小，但不能使药物所致的散大的瞳孔收缩（图12-12）。在瞳孔括约肌完好时仍无法使扩大的瞳孔缩小，此时可证明是药物所致的瞳孔散大。一经证实，无须进一步寻找其他病因。

动眼神经麻痹

对于孤立性、无反应性且不伴有其他动眼神经受累表现的瞳孔散大，常为动脉瘤或肿块压迫脚间窝处的动眼神经所致。虽然仅较少的病例报道提及其相关性，大多数患者并非真正的孤立性瞳孔散大，或在2周内出现了动眼神经麻痹的其他体征。因此，对于充分散大的、无反应性的瞳孔，更可能的病因是直接的药物阻滞或Adie（强直性）瞳孔，而非动眼神经麻痹。

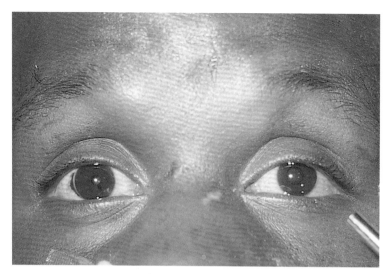

图 **12-11**　**创伤性瞳孔散大**。左侧瞳孔散大，稍欠规则，直接光反射消失。注意右眼结膜下出血。

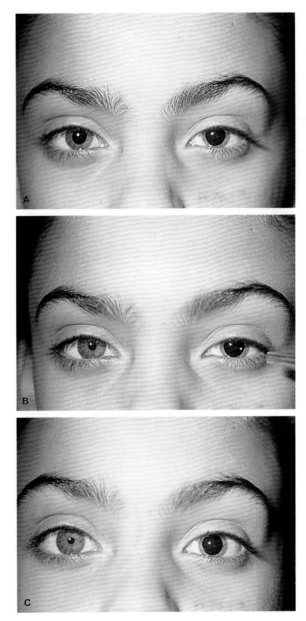

图 12-12　左侧药物性瞳孔散大。左侧瞳孔明显扩大(A)，直接光反射消失(B)。注意右侧瞳孔间接对光反射性收缩。1%的毛果芸香碱滴眼液滴眼后(C)，右侧瞳孔收缩，左侧瞳孔无变化。

Adie(强直性)瞳孔

这是一种良性瞳孔异常，其特点为突然发生的副交感神经麻痹导致瞳孔散大。

病因学和流行病学

本病主要见于年轻女性，可自发出现。患者常在照镜子时发现一侧瞳孔大于另侧，或由同事或亲属发现后告知患者。男性和女性的患病比率为3:7，女性更为多见。其中80%的 Adie 瞳孔为单侧，累及对侧眼的概率每年约为4%。

普遍认为本病是由睫状神经节病毒感染所致。急性病程导致副交感神经麻痹，副交感神经纤维再生时，由于睫状肌内调节纤维远多于虹膜括约肌内运动纤维，调节纤维异常再生，取代了运动纤维对虹膜括约肌的作用。大多数 Adie(强直性)瞳孔是特发性的，但其与带状疱疹、糖尿病、吉兰-巴雷综合征、自主神经病变、眼眶外伤(包括手术)以及眶内感染亦有关联。

临床特征

症状

- 患者可无症状或表现为：

  ■ 视近模糊。

  ■ 眼部痉挛感，通常不严重或令人不适。

  ■ 头痛。

  ■ 畏光。

体征

- 瞳孔散大(图 12-13)。
- 起初，瞳孔对光反射或调节反射均为阴性。
- 随后，瞳孔对光反射差或毫无反应，但近反射迟钝伴强直，注视远处时缓慢散大伴强直。
- 节段性瞳孔麻痹伴有部分或全部虹膜卷缩轮缺失(图 12-14)。光刺激时可见虹膜异常运动。保留卷缩轮的部分虹膜可以收缩，而卷缩轮缺失部分的虹膜不收缩，导致瞳孔无正常地向心性收缩，而呈荷包式运动。这种现象被称为蠕动。
- 深部腱反射减弱或消失(Adie 综合征)。
- Adie(强直性)瞳孔的某些特征可随时间出现变化：

  ■ 瞳孔维持散大状态，但数年后进行性缩小。瞳孔近反射仍迟钝且伴有强直。

  ■ 部分患者可恢复有限的调节，但远近注视转换时仍可见明显的瞳孔反射迟滞。

  ■ 深部腱反射消退加重。

  ■ 约20%的患者另一眼受累。

诊断

● 药物试验:双眼点用 0.125%或 0.1%的毛果芸香碱滴眼液。低浓度的毛果芸香碱不会使正常瞳孔收缩,但可使 Adie 瞳孔收缩,这是由于 Adie 瞳孔处于去神经增敏状态。应注意在 Adie 瞳孔早期,0.1%的毛果芸香碱不会引起 Adie 瞳孔收缩,直至去神经增敏状态出现时,瞳孔才会收缩(图 12-13D)。

● 单侧 Adie 瞳孔属良性疾病,除记录药物试验结果外,无须其他检查。双侧 Adie 瞳孔与梅毒和结节病有关,因此对于双侧同时发生的 Adie 瞳孔应行相关疾病的检查。

鉴别诊断

● 药物性瞳孔散大。
● 动眼神经麻痹。
● 外伤性瞳孔散大。
● 背侧中脑(Parinaud)综合征。

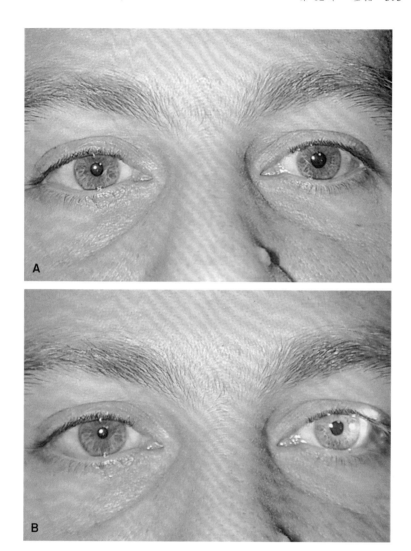

图 12-13　Adie 瞳孔。(A)自然光线下左侧瞳孔较右侧大。(B)在明亮光照射下,因左侧瞳孔收缩差,瞳孔不等更为显著。(待续)

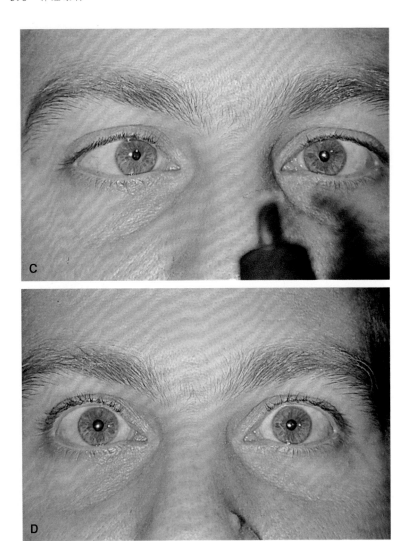

图 12-13(续) (C)近反射缓慢和强直,再散大时 Adie 瞳孔可短暂性小于健侧。(D)滴入 0.1%的毛果芸香碱后,左侧瞳孔收缩而右侧不变。

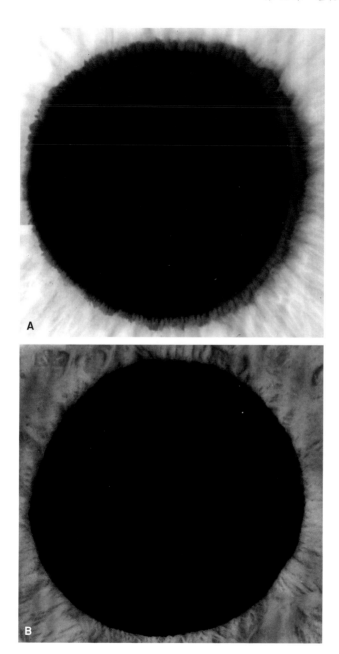

图 **12-14** Adie 瞳孔。(A)瞳孔缘 360°范围均可见虹膜卷缩轮。(B)Adie 瞳孔对光反射阴性,虹膜卷缩轮缺失。

Argyll Robertson 瞳孔

Argyll Robertson(AR)瞳孔是光－近反射分离的典型例子。其他光－近反射分离的病因见表12-2。

病因学和发病机制

- 诸多疾病可导致 AR 瞳孔,然而大多数临床医生仅在其明显由梅毒所致时方采用此术语。梅毒导致 AR 瞳孔的确切机制不明。
- AR 瞳孔几乎均为双侧。

临床特征

症状

- 瞳孔异常不产生任何直接的症状。

体征

- AR 瞳孔(图 12-15)的诊断须符合以下标准:
  - 必须有视力。非特异性的光－近反射分离可见于任何前视路病变所致的视力下降。
  - 瞳孔缩小必不可少。尤其在暗处,双眼瞳孔小于同龄对照组。在梅毒晚期,瞳孔可变大,但仍表现为光－近反射分离。这种现象被称为脊髓痨性麻痹性瞳孔。
  - 瞳孔近反射较光反射更明显。实际上,光反射几乎为阴性。
- 瞳孔可出现以下任何一种特征:
  - 瞳孔异常常为双侧,但有时不对称。
  - 瞳孔可不规则。
  - 晚期出现虹膜萎缩或虹膜透照缺损。
  - 散瞳药可使瞳孔正常散大,直至出现虹膜萎缩。
- 可伴如下表现:
  - 裂隙灯检查:间质性角膜炎。
  - 散瞳后眼底检查:脉络膜视网膜炎、视盘炎、葡萄膜炎。

表12-2 光－近反射分离

病因	病变部位
Adie 瞳孔	睫状神经节
视神经病变或严重的视网膜病变	前视路
Argyll Robertson 瞳孔	中脑顶盖病变
Parinaud 综合征(背侧中脑综合征)	中脑顶盖病变
动眼神经异常再生	瞳孔纤维异常支配
周围神经病变(糖尿病、Charcot-Marie-Tooth 病)	睫状后短神经

诊断

- 梅毒检测:荧光螺旋体抗原(FTA-ABS)和性病研究实验室(VDRL)检测。
- 如怀疑累及中枢神经系统,可考虑行腰椎穿刺检查。

治疗

- 如既往未经恰当的治疗,唯一的治疗是针对潜在的感染。即使抗生素治疗结束,AR 瞳孔仍存在。

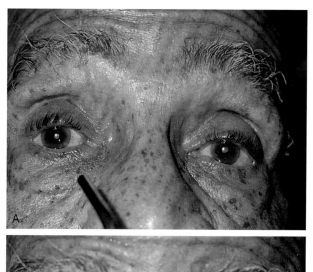

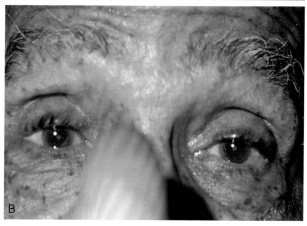

图 12-15　Argyll Robertson 瞳孔。瞳孔直接对光反射弱(A),但近反射检查时瞳孔缩小明显(B)。

(华夏 译 李志清 校)

第13章

与神经眼科相关的眼眶疾病

Jurij R. Bilyk

甲状腺眼病

Grave 病被定义为由甲状腺功能亢进(弥漫性甲状腺增大)、眼眶病变和胫骨前黏液性水肿所组成的三联征。

病因学和流行病学

- 甲状腺眼病(TED)是一种自身免疫疾病,但导致眼眶改变的确切机制尚不清楚。
- 甲状腺眼病可合并其他自身免疫性疾病,如1%~2%的患者合并重症肌无力。
- 眼眶病变可能是由于软组织(眼外肌、脂肪、泪腺)的慢性炎症和粘多糖沉积,进而导致水肿和最终的纤维化。静脉回流受阻导致的眼眶充血更加重了上述临床表现。

发病率

- 甲状腺疾病很常见,约占总人口的 2%,女性多见,女性与男性之比为(6~10):1。30%~70%的甲状腺功能异常患者可出现 TED,女性与男性之比降为 4:1。
- 有些尚存争议的证据显示,甲状腺功能亢进的患者接受放射性碘治疗较药物或手术治疗易发生 TED 且更为严重。有建议在碘治疗前给予皮质类固醇以降低此情况的发生,但未证实。
- 虽然眼周表现通常发生在甲状腺发病后 18 个月内,但也可在起病前或诊断甲状腺疾病数年甚至数十年后才发生。典型的患者为甲状腺功能亢进,但甲状腺功能也可以减退或正常。具有特征性眼部疾病而不伴有任何甲状腺异常,被称为甲状腺功能正常型 TED。这些患者中约有 25% 在 1 年内,50% 在 5 年以上出现甲状腺功能异常。5%~25% 的患者首诊眼科且未伴有其他全身性疾病的迹象。

临床特征

- 全身表现:取决于特殊的甲状腺功能异常类型(亢进、减退、正常),最初的症状包括:
  - 体重减轻或增加。
  - 食欲增加。
  - 出汗。
  - 冷、热耐受差。
  - 劳累。
  - 震颤。
  - 心悸。
  - 甲状腺体积可能增大。
  - 大约 50% 可有甲状腺功能异常家族史。
- 眼周和眼眶表现:大多数患者经历明显不同的两个疾病阶段。疾病早期,患者出现症状性炎性体征,称为"活动期"(图 13-1)。在此期中,患者有很多非特异主诉,经常被误诊为过敏或干眼症。随着眼眶炎症的发展,临床诊断变得明朗。
  - 6 个月至 3 年后(平均 12

个月),进行性改变静止或消退,患者进入长期的"非活动期"或"衰竭期"。此时,再进入炎症期的概率为 5%。眼眶病变可表现为单侧或双侧,可不对称。

- 症状。
  - 眼睑:眼睑异常有多种表现形式,如原在位注视时上眼睑退缩(甲状腺凝视)、水肿(眼睑浮肿)和"兔眼"(眼睑闭合不全)。
  - 异物感:两眼可不对称,可能是眼球突出、眼睑退缩或两者同时存在引起的角膜暴露所致。
  - 复视:由眼外肌炎性浸润继而引起纤维化所致。
  - 视力减退:可继发于眼前节病变(角膜暴露、干燥、感染、穿孔)或压迫性视神经病变。
- 体征。
  - 眼睑退缩是 TED 的典型和高度敏感性体征,并且见于大多数甲状腺功能亢进症(图 13-2A)。上方巩膜暴露应被视为异常,需立即进行甲状腺功能测定。眼睑水肿可见于甲状腺功能亢进或减退时。眼球往下注视时,上睑运动滞后于眼球运动(von Graefe 征)(图 13-2B)。
  - 眼球突出可单侧或双侧,成人最常见的突眼原因为 TED。
  - 在一些患者中,向后按压眼球时阻力增加。轻度或不伴眼球突出的患者,向后推压眼球时阻力增加,提示发生视神经病变的风险增大。

■ 兔眼所致暴露性角膜病变。

■ 眼部充血。结膜充血在水平直肌表面最明显,结膜水肿多见于外下方(图 13-3)。

■ 可伴有上方边缘性角膜炎。

■ 可发生任何形式的斜视。但由于内直肌和下直肌最常受累,所以内斜视和下斜视最常见(图 13-4)。外斜视不是 TED 的典型症状,应该寻找其他病因。

■ 眼内压升高,特别是在向上注视时,这通常是限制性下直肌病变或眼眶拥挤所致(图 13-5A)。由于是机械性眼压升高,局部抗青光眼治疗通常无效。

■ 视神经病变发生在约 5% 的 TED 患者中,是视神经在眶尖受到增大变硬的肌肉压迫所致。发生甲状腺相关视神经病变的临床危险因素有:

▶ 无突眼。

▶ 将眼球向后推压时阻力增加。

▶ 内直肌增粗合并复视主诉,并且有限制性斜视迹象的患者。

诊断

● 根据眼睑退缩的临床表现就足以做出 TED 的诊断(图 13-5A)。有典型临床表现者不需进行眼眶影像学检查。但影像学检查可显示眼外肌增粗,不累及肌腱。内直肌和下直肌最常受累(图 13-5B)。眼眶脂肪在 MRI 上可表现为炎性改变,CT 则显示弥漫性网状脂肪("脏脂肪")。

● 对于无甲状腺疾病病史的患者,进行内分泌学检查可发现甲状腺功能异常。虽然有一系列检查方法可以选用,但选择性的(敏感,第三代)TSH 检测是唯一必要的筛查,特别是对于那些无全身症状的患者,因为它可以有效地检测到轻微的甲状腺功能亢进。对于甲状腺功能正常的患者,甲状腺刺激抗体(TSI)和甲状腺过氧化物酶抗体(TPO)检测会有明显的滴度升高。尽管 TSI 和 TPO 的预测意义尚不明了,滴度升高仍然支持甲状腺功能正常的患者诊断为 TED。

● 对于诊断有异议(如无上睑退缩、孤立性单侧眼球突出等)或准备进行手术干预的患者,需进行眼眶影像学检查(见下文)。

● 根据临床情况决定随访计划。伴有视神经病变危险因素(见前文)的患者开始应每 2~3 个月检查 1 次以发现视力或色觉减退,并且在检查间歇期内,应指导患者每周检查一次红色觉饱和度是否下降。无斜视和正常眶压的患者每 6~12 个月随访 1 次。

鉴别诊断

● 详细描述见表 13-1。

表 13-1　眼眶炎症的病因

感染性炎症	非感染性炎症*
按受累的解剖部位	甲状腺眼病
眶隔前蜂窝织炎	特发性眼眶炎症综合征(眼眶假瘤)
眶蜂窝织炎	淋巴样组织增生
骨膜下脓肿	肉芽肿性(结节病)
眼眶内脓肿	血管性(肉芽肿伴多血管炎)
海绵窦血栓形成	嗜酸性肉芽肿性多血管炎(Churg-Strauss 综合征)
按感染源	转移性疾病
细菌	复发性多软骨炎
真菌	结节性多动脉炎,皮肌炎
病毒	类风湿性(Sjögren 综合征)
寄生虫	其他(变应性脉管炎、淀粉样变)

* 括号内列出了每种非感染性炎症的实例。

治疗

- 一般治疗:

■ 控制甲状腺功能。注意,控制甲状腺功能对于 TED 进展几乎无作用。

■ 有争议性的证据表明,采用放射性碘治疗甲状腺功能亢进,而不是通过药物或手术治疗,可能更容易发生 TED,而且 TED 更严重。预防性使用皮质类固醇可以减少这一问题,但该做法未得到证实,而且可能会导致过度医疗的问题。最近研究表明,如果患者在治疗前血清 T3/T4 水平非常高,治疗后血清 T3/T4 水平急剧下降,并保持在较低水平,这种情况下行甲状腺切除术或放射性碘治疗后,TED 发生频率可能更高。

■ 吸烟会对 TED 的进展和严重程度产生不利影响。对所有 Grave 病的患者,应强烈要求其戒烟。明确提醒患者停止吸烟对治疗其疾病的重要意义,在病史中需清楚地记录这些对话。

- 特殊治疗:

■ 全身类固醇皮质激素治疗:全身皮质类固醇治疗 TED 通常有效。治疗可能改善眼眶充血、急性眼球偏斜和视神经病变。对一些患者有效,另一些则无效。由于长期使用皮质类固醇存在危险性,因此不主张长期治疗。大多数患者停药后,炎症会复发。最近欧洲的研究表明,与口服糖皮质激素相比,大剂量类固醇皮质激素静脉冲击疗法可以阻止眼眶病变的进展，而且系统性副作用更少，但该疗法对疾病远期的治疗效果尚存在异议。

■ 口服硒：硒具有抗氧化作用。来自欧洲的一项大型研究得出结论，与安慰剂相比，轻度至中度 TED 患者口服补充硒可减少眼部受累，减缓 TED 的进展。很难将这些数据直接应用于美国的患者，因为欧洲的一些地区的膳食缺乏硒，而美国的膳食中并不缺乏。此外，关于过量的硒是否会增加 II 型糖尿病和前列腺癌的风险，也存在一些争议。我们通常为患有轻度至中度活动性 TED 的女性提供硒补充，剂量为 $100\mu g$，每天 2 次，持续 6 个月；一些医生建议每天食用富含硒的巴西坚果。

■ 眼眶放射治疗：眼眶放射治疗的有效性尚有争议，很多报道显示其治疗 TED 的炎症期有效。其他研究及最近的一项荟萃分析表明，除了稳定进行性眼外肌麻痹外，眼眶放射治疗可能无效。但是，关于患者的选择和眼部疾病病程的讨论使得放疗的争议仍持续存在。对于 TED 的患者，我们仍选择性地对一些病例进行放射治疗。眼眶放射通常给予 10~20 次（每次 200cGy），总剂量 2000cGy。因为累积放射的危险，不宜重复放疗。许多专家建议避免对吸烟和有血管病变风险的患者（如糖尿病）进行放疗，放疗唯一的适应证为炎症期的患

者。值得关注的是，一些专家提倡对出现压迫性视神经病变的患者进行眼眶放疗。尽管这些专家确实在早期视神经病变患者中使用了这种治疗方式，但应用此治疗的医生也应该意识到，放疗的抗炎效果通常在治疗数周后方能显现，而在此期间视神经病变可能会显著进展。因此，对于严重或进行性发展的压迫性视神经病变应及早行眶减压术。对于接受眼眶放疗的早期视神经病变的患者，应密切观察有无进行性视力下降。

■ 手术治疗：通常分期有序地进行，先治疗眼眶异常，随后是斜视矫正和眼睑修复。不是所有的患者都需要经历每个步骤，但手术顺序对准确预测最后结果很重要。

▶ 眼眶减压手术：适应证为急需缓解的突眼或发生了视神经病变。为缓解突眼，行前部眶减压可能就足够；而缓解视神经病变通常需要进行包括眶深部内侧壁的后部眶减压术。有专家报道，眶深部外侧壁的骨减压手术能够逆转视神经病变。在炎症期，只有发生压迫性视神经病变的紧急情况才行手术。只有炎症消退，手术才更安全和更具预测性。

▶ 眼外肌手术：只有在斜视度数稳定数月后（我们至少等待 3 个月）才考虑手术纠正眼位。相对于切除术，更推荐使用眼外肌后退术（特别是使用可调整缝线技术）。

▶ 眼睑手术：首先是矫正上、下眼睑的退缩，其次是缩小水肿的皮肤和脂肪体积。可运用一系列技术，包括提上睑肌后徙、全层眼睑切除、Müller 肌切除和眼睑垫片。

■ 生物治疗：最新的文献只有少量关于生物制剂治疗难治性 TED 的报道，因此医生在向典型的 TED 患者推荐应用这种疗法时应谨慎。需考虑如下因素：可参考文献的价值有限（患者数量有限）；尚未完全查明生物制剂的作用机制（如肿瘤坏死因子抗体与 CD20 抗体）；治疗的剂量和治疗时长；制剂的价格；生物制剂治疗 TED 属于超适应证治疗；潜在的全身副作用。尽管如此，生物治疗在未来治疗 TED 中潜力巨大。

■ 类固醇皮质激素注射治疗：一些专家提倡使用长效皮质类固醇制剂治疗 TED。这种疗法有一些局限性，必须加以重视。首先，尽管局部注射类固醇较少会出现全身副作用，但没有研究表明眼眶注射的效果优于全身用药。其次，有医生质疑是否应向已经很拥挤的眼眶内注入含有一定体积的药物。再次，类固醇皮质激素注射可能导致青光眼、眼球穿孔、视神经损伤和眼外肌损伤。最后，最近来自曲安西龙混悬液的生产商的"黑匣子"警告，眼球周围注射可增加颗粒栓塞导致的动脉闭塞风险。这使得医生应慎重选择长效皮质类固醇制剂眶周注射。

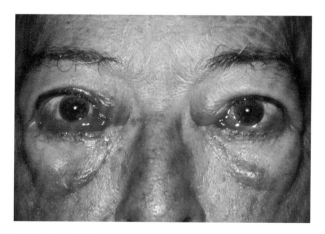

图 13-1　甲状腺眼病。急性炎性甲状腺眼病伴有眼睑退缩、肿胀、结膜水肿、眼球突出。

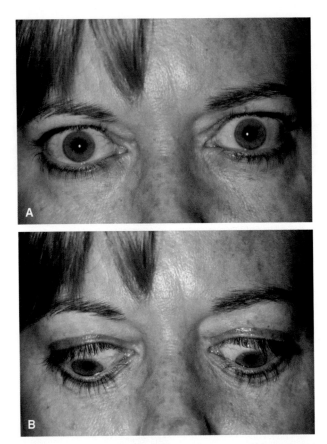

图 13-2　**甲状腺眼病。**(A)上睑退缩(甲状腺凝视)。(B)向下注视时眼睑迟滞,患者处于甲状腺眼病静止期。

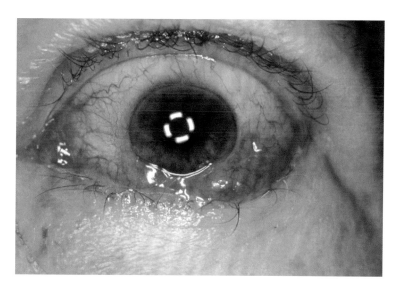

图 13-3 **甲状腺眼病**。结膜水肿和上睑退缩。

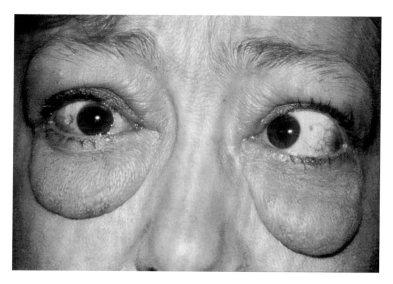

图 13-4 **甲状腺眼病**。斜视。

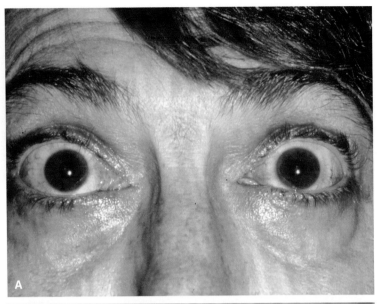

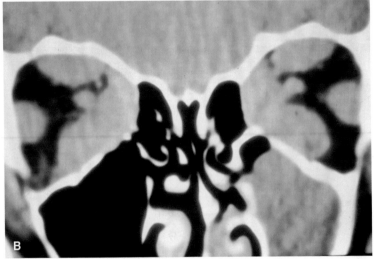

图 13-5　甲状腺眼病。(A)患者试图向上注视。(B)冠状位 CT 显示眼外肌增粗。

特发性眼眶炎症综合征（眼眶假瘤）

特发性眼眶炎症综合征（IOIS）是指累及眼眶内任何组织的急性炎症。

病因学

● 病因不明。绝大多数病例都不伴全身疾病。有其他自身免疫性疾病或炎症情况的患者（红斑狼疮、溃疡性结肠炎）偶尔可有眼眶炎症。眼眶假瘤无明显的年龄、性别或种族倾向性，也未证实发病与季节有关。

● 组织病理学通常表现为一种混合的、少细胞的炎症反应，包括中性粒细胞、淋巴细胞和单核细胞。尽管在一些病例（特别是儿童）中，嗜酸性粒细胞占优势。最近，有限的资料表明 IOIS 可能是由 T 细胞介导的病理过程。

临床特征

● 典型表现为急性、突然起病。
  ▪ 疼痛。
  ▪ 肿胀。
  ▪ 复视。
● IOIS 可累及眼眶内任何软组织并表现为：
  ▪ 泪腺炎（图 13-6）。
  ▪ 肌炎（图 13-7）。
  ▪ 视神经炎。
  ▪ 筋膜炎（图 13-8）。
  ▪ 后巩膜炎。
  ▪ 疾病累及眼眶后部时发生眶尖综合征。
  ▪ IOIS 在儿童可伴发热等全身症状，而且与成人相比双侧更多见。

鉴别诊断

● 表 13-1 中列出了有关眼眶炎症的较完全的鉴别诊断。主要需鉴别的疾病包括以下几种：
  ▪ 眶蜂窝织炎：一些患者的临床表现很难与眶蜂窝织炎相区别。以下特征将有助于二者的鉴别（表 13-2）。首先，IOIS 可在数小时内突然起病，而典型的眶蜂窝织炎的前驱症状可持续数日。眶蜂窝织炎的眼睑紧张、色暗红；相反，IOIS 的眼睑柔软、呈粉红色的水肿，被称为"浮肿"（图 13-9）。这种表现也反应在球结膜水肿上，IOIS 的球结膜水肿较眶蜂窝织炎轻（充血轻）。此外，在大多数眶蜂窝织炎中，邻近的鼻旁窦通常受累，表现为鼻黏膜充血、脓性鼻涕；与之相反，IOIS 不累及鼻窦。
  ▪ 淋巴组织增生性疾病：疾病谱从多克隆淋巴样组织增生进展到单克隆淋巴瘤。IOIS 不应归于此类疾病，因为它不同于淋巴样组织增生，没有证据显示 IOIS 会发展为淋巴瘤。淋

表 13-2　IOIS与眶蜂窝织炎的鉴别要点

特点	IOIS	眶蜂窝织炎
起病	突然,数小时	数天
眼睑	柔软粉红色,"浮肿"	肿胀,红斑
CT	不累及鼻旁窦	累及鼻旁窦
结膜	不同表现	水肿,充血
全身体征	通常无	发热,白细胞计数增加

巴增生性疾病通常表现为一个缓慢无痛性的过程,经历数周到数月的时间。极少数眼眶淋巴瘤可能会有类似 IOIS 的炎性表现。其他的鉴别要点见表 13-3。

■ TED(Graves 病):详细讨论见相关章节,鉴别要点见表 13-4。

■ 有眶隔前表现的腺病毒性结膜炎:虽然单眼起病,但由于病毒自体种植到对侧眼,几乎不可避免地发展为双眼。滤泡性结膜炎同时伴有耳前淋巴结压痛是诊断的依据。

■ 肉芽肿合并多血管炎(GPA,即韦格纳肉芽肿病)是一种坏死性血管炎,可缓慢进展,亦可表现为爆发进程。大部分 GPA 患者为 20~40 岁的男性。50%的患者可累及眼部。有两种不同表现:

▶ 全身型:累及肺和肾。这类患者有明显的爆发性的全身主诉。血清胞浆抗中性粒细胞胞浆抗体(c-ANCA)阳性可作为诊断标准。

▶ 局灶型:只限于鼻旁窦和眼眶。症状类似慢性鼻窦炎。通常 CT 显示有骨质破坏。明确诊断需进行活检,因为血清 c-ANCA 在大部分患者中为阴性。

表 13-3　IOIS 和眼眶淋巴组织增生病的鉴别要点

特点	IOIS	眼眶淋巴组织增生病
起病	突起	隐匿
检查	类似蜂窝织炎	"鲑肉色斑"样结膜肿块或眼眶肿块
CT	弥漫,边界不清	按眼眶组织塑形
病理	多形性(混合细胞)	形态单一(多为淋巴细胞)
	细胞成分少	细胞多
	偶有纤维化	罕有纤维化
伴随全身症状	通常无	淋巴瘤

表 13-4　IOIS 和甲状腺眼病(TED)的鉴别要点

特点	IOIS	TED
性别	男=女	女>男
起病	常突然	逐渐发生
偏侧性	通常单侧	通常双侧
疼痛	有	不定
对皮质类固醇反应	快速	不定
影像(肌炎类型)		
肌肉数目	~1(50%)	>1
肌肉	SR,MR	IR>MR>SR>LR
肌肉边界	不规则	规则
肌腱	受累(图 13-7B)	不影响
眼眶脂肪	受累	相对清晰

表中眼外肌:IR,下直肌;LR,外直肌;MR,内直肌;SR,上直肌;IOIS,特发性眼眶炎症综合征;TED,甲状腺眼病。

■ 结节病:眼周或眼内结节病可缓慢发展,亦可爆发,通常累及泪腺。病史中可有气短等全身症状或被误诊为哮喘。眼部检查可发现眼睑和结膜结节、既往葡萄膜炎的证据(角膜后沉着物)、虹膜结节、玻璃体混浊和棉絮斑。也可伴有视神经炎。血管紧张素转换酶(ACE)和胸部 X 线片有助于诊断,但在局灶型"眼眶结节病"或眼眶肉芽肿性炎症中可为阴性。

■ 眼眶转移瘤:相对于 IOIS,眼眶转移性肿瘤炎性反应轻,发展缓慢。但是,眼眶转移瘤必定伴随着某种炎症体征。对于有肿瘤病史的患者,凭借经验诊断 IOIS 应慎重,且应该积极进行眼眶活检术。

● 特殊类型:一种少见的眼眶炎症,称为硬化性假瘤,病程更缓慢,可继发纤维化造成严重的组织破坏。这类眼眶炎症对皮质类固醇治疗反应差,需要包括化疗、生物治疗、反复手术切除甚至眶内容物剜除等更激烈的治疗方法。临床和组织病理学上与典型的 IOIS 完全不同,以至于有学者提出疑问,是否应把这一类型归于眼眶炎症的标题下。最近发现,位于眼眶内的 IgG4 相关眼眶病可能是一种独特的炎症性眼眶病变亚型,也可能是其他病变(GPA,结节病)的一种变体。IgG4 相关眼眶病病理学改变可能与其他脏器的纤维化相关,最终发展为淋巴瘤的风险更高。

诊断

• CT 或 MRI 显示边界不清,浸润增强的眼眶组织,可局限于特殊组织(如肌肉、泪腺)。骨质破坏非常不典型,需进行组织活检。

• CT 和 MRI 常不能显示后部巩膜炎,此时 B 超诊断更为有效。

• 全身检查对诊断很少有帮助,通常不需进行。与感染性疾病鉴别困难的患者可行全血细胞计数(CBC)。白细胞计数增加和核左移可见于感染性和非感染性的眼眶炎症。细菌感染通常表现为中性粒细胞增多伴核左移,而在一些 IOIS 中可有嗜酸性粒细胞增多。如前所述,对于所有怀疑 IOIS 的患者,应详细询问既往肿瘤病史。不典型的 IOIS 病例应进一步排查结节病、GPA 和 IgG/IgG4 血清学水平,并且注意排除潜在的恶性原发病(前列腺特异性抗原、乳腺影像学检查、胸片等)。

• 对确定 IOIS 诊断或排除其他混杂疾病采取眼眶活检术的必要性尚有争论。IOIS 没有一个典型的病理学表现;活检更常被用来排除其他具有特征病理学改变的疾病。当然,对于不典型的 IOIS 或有恶性肿瘤病史的患者应行活检。由于泪腺活检的检出率低,一些专家建议对所有怀疑有炎性泪腺炎的患者行活检。当组织难以获取(如眶尖)或伤害过大(如眼外肌的活检)时可不行活检。医生应注意考虑以下两点:首先,活检前使用皮质类固醇治疗 IOIS 可能会掩盖活检的结果。其次,鉴于漏检的可能性,一次"阴性"的活检结果不足以排除其他危险的诊断。在眶尖和眼外肌处尝试获取更多组织亦会增加眼部永久性伤害的风险。

• 对于不典型病例(亚急性/慢性,成人双侧发病)或对皮质类固醇治疗反应差(难治或复发)的病例,要放宽限度,积极地做全身检查和组织活检以寻找其他病因。

治疗

• 皮质类固醇:成人每天 80~100mg 的泼尼松,通常在一次用药后可以使临床症状和体征发生快速而急剧的改善。儿童用量需要按照体重计算 [1mg/(kg·d)]。良好的治疗效果并不能完全支持 IOIS 的诊断,因为其他一些疾病,特别是淋巴组织增生性疾病,也有类似的效果。复发常见,通常与皮质类固醇减量过快有关。

• 非甾体抗炎药(NSAID):不能耐受皮质类固醇的患者,在用稳定 NSAID 剂量维持同时,最初可将皮质类固醇快速减量,之后再缓慢撤退 NSAID。

• 放疗:可考虑一个疗程的小剂量

(2000 cGy)的眼眶放疗。很多专家要求在放疗前必须行组织活检。

- 如果难以区分 IOIS 和眶蜂窝织炎(这种情况儿童比成人更多见),先谨慎给予诊断性静脉抗生素治疗,并且临床密切随访。如果 48h 后症状无改善,在维持抗生素治疗同时,给予"试验剂量"的皮质类固醇。对类固醇的快速反应提示为非感染性炎症。

- 极少见的 IOIS 病例可能对于皮质类固醇或 NSAID 不敏感。可以考虑使用抗代谢药物或生物疗法,但应在治疗之前进行活检。

- 对 IOIS 眼眶组织局部注射类固醇激素治疗的讨论与 TED 相同(见前文)。最近的一项研究表明,减容和术中注射皮质类固醇能更快地治疗炎性泪腺炎。

- 对于所有的 IOIS 患者,即使有典型的临床表现,对全身激素治疗快速、持续敏感,也应该注意经验性诊断的局限性,并进行长期随访以确定没有误诊。

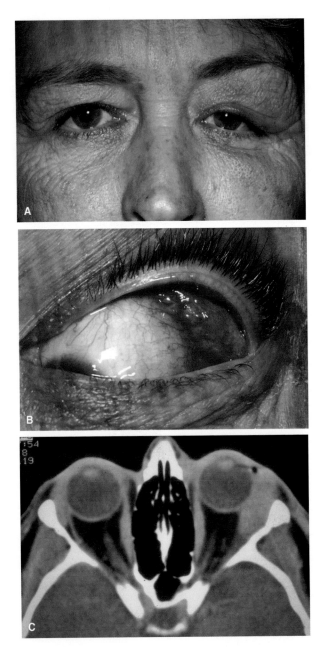

图 13-6　**炎症性泪腺炎。**(A,B)泪腺弥漫性充血不伴脓性分泌物。(C)水平位 CT 显示泪腺弥漫性增大不伴骨质侵蚀。

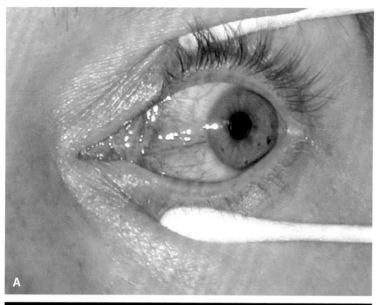

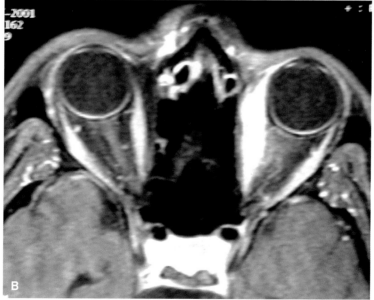

图 13-7　肌炎。(A)内直肌止点增厚伴表面结膜充血。(B)水平位 MRI(T1、钆、脂肪抑制)显示肌肉弥漫性增粗(包括肌止点)。

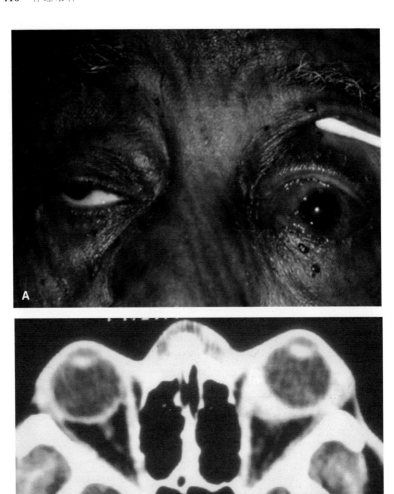

图 13-8 **筋膜炎。**(A)临床表现显示突眼、眼外肌麻痹和结膜充血。(B)CT 清楚显示 Tenon 囊弥漫性增厚、增强明显。

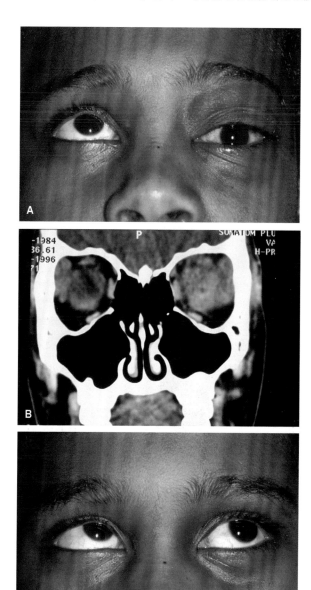

图 13-9　**特发性眼眶炎症综合征。**(A)IOIS 的典型表现，粉红色浮肿的眼睑。注意向上注视受限。(B)冠状位 CT 显示弥漫性肌锥内增强。注意鼻旁窦是清晰的。(C)口服皮质类固醇 1 周后临床症状完全缓解。

海绵窦瘘

累及眼眶的获得性动静脉交通
(瘘)最常见于海绵窦。

病因学

- 海绵窦内的动静脉瘘一般可分为两类:

 ■ 高流量瘘通常由外伤形成,见于年轻患者,是颈动脉虹吸部和海绵窦静脉丛的异常交通(Barrow A 型)。"颈动脉-海绵窦瘘(CCF)"和"高流量瘘"这两个名词可通用。

 ■ 低流量瘘通常在老年患者中自发形成。颈内、颈外动脉的一个或两者(Barrow 型 B、C、D)小分支与海绵窦静脉丛之间发生异常交通。这种类型的瘘管常被称为"窦内瘘",或简单归入更广泛的 CCF。

- 虽然对眼科医生来说很实用,但对神经外科医生来说,使用 CCF 过于简单了。其他一些重要的参数通常需要借助血管造影术来取得,包括来源(颈内动脉还是颈外动脉)、偏侧性(同侧、对侧还是双侧)。此外,最重要的是判断有无后部皮质静脉颅外流出道。对眼科医生来说,这有点勉为其难。但仍需强调一个关键概念,存在后部皮质静脉流出道会增加出血性卒中的风险。庆幸的是,大多数低流量瘘向眼眶引流并不向后脑引流。

临床特征

- 症状:
 ■ 视力可正常或差。
 ■ 复视。
 ■ 红眼。
 ■ 可有头痛。
 ■ 头部有"嗖嗖"或"隆隆"声。
- 体征:
 ■ 突眼。
 ■ 眼外肌麻痹有时伴有斜视(图 13-10A)。
 ■ 上眶缘听诊有杂音,但这不是就诊的常见体征。
 ■ 与瘘管联系的结膜血管弥漫性扩张和扭曲(动脉化、螺旋化)。扩张的血管常常延伸至角膜缘(图 13-10B)。
 ■ 眼内压可升高。压平眼压计常显示双棱镜有明显的搏动。
 ■ 慢性眼部缺血可发生虹膜新生血管。
 ■ 如发生视神经病变可有相对传入性瞳孔障碍(RAPD)和色觉障碍。
 ■ 眼底检查可见静脉扩张或视网膜中央静脉阻塞(图 13-10C)。渗出性视网膜或脉络膜脱离不常见。
 ■ 眼或黄斑缺血。
 ■ 由于海绵窦通过环绕垂体柄

的环状（海绵间）窦连接，单侧 CCF 可出现单侧、双侧或罕见的对侧眼眶表现。

诊断

- 眼眶彩色多普勒超声（CDU）显示眼上静脉（SOV）扩张，血流方向相反，SOV 内有动脉波形（图 13-11）。根据最近的报道，CDU 在排除而不是诊断 CCF 方面似乎更敏感。然而，与脑动脉造影相比，CDU 的发现率较低，如果可行，CDU 应作为一种筛查方法。

- CT 和 MRI 上可见眼眶上部增粗的、呈"S"型的 SOV，紧贴着上直肌-提上睑肌复合体下方（图 13-12）。双侧的 SOV 可能会出现不对称的扩张，这取决于瘘流量的性质。由于静脉流出减少和眼眶充血，会出现眼外肌增粗。值得注意的是，其他导致眼眶充血的病变也可以发生眼外肌和 SOV 增粗扩张，最典型的是 TED。

- 当怀疑患者有海绵窦瘘时，应行脑血管造影来判断病变分类，是否有后部皮质静脉流出道，并考虑经动脉或静脉封闭病灶（图 13-13A）。值得注意的是，一些专家会随访那些症状轻微的、疑似低流量 CCF 的患者，希望发现那些脑动脉造影未检出的自发血栓形成的瘘管。

治疗

- 伴有严重眼眶体征的高流量瘘如有进行性视神经病变，则为治疗指征。治疗由神经放射介入医生完成。通过常规动脉造影来确定异常的交通部位，最好同时采用不同的方法来封闭瘘管，包括胶、气囊或可形成血栓的线圈（图 13-13B）。有时经常规股动脉或静脉途径不能到达瘘管，这时需经眼睑皱褶处做切口，通过眼眶 SOV 入颅封闭瘘管。应告知患者动脉造影的潜在并发症，包括卒中和死亡，以及封闭瘘管的手术风险，包括视力丧失、眼眶充血加重、眼压明显升高、静脉流出突然受阻导致的眶筋膜综合征、视网膜中央静脉/动脉阻塞和眼部缺血引起的新生血管。

- 低流量瘘通常会随着时间推移而自发闭合，除非眼内压无法控制，存在后部皮质静脉引流，临床表现可持续数月无改善或发生进行性眼部改变。

- 低流量瘘患者可出现症状反常加重。随着眼上静脉内血栓形成，患者的症状和体征明显加重。如可能，保守治疗 48~72 小时，在这段时间内随着另外的眼眶静脉回流形成，症状应开始减轻。如这段时间后症状仍无改善，患者需再次检查以确定低流量状态未向高流量状态异常转变。

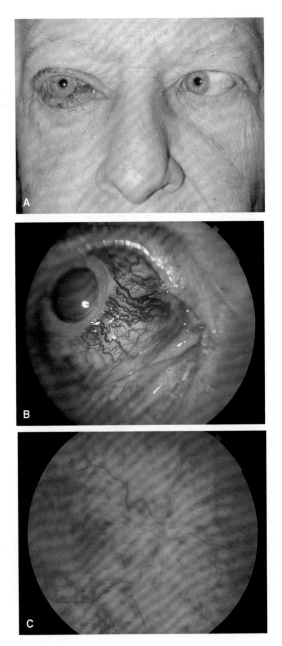

图 13-10　海绵窦瘘的临床特征。(A)右侧轻度突眼,外展受限。(B)结膜血管动脉化。(C)中央静脉阻塞。

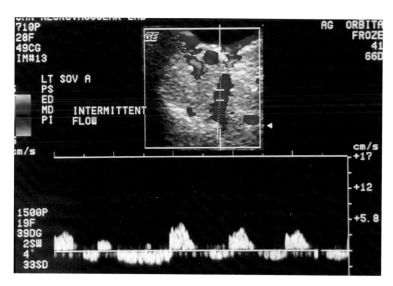

图 13-11　**彩色多普勒超声诊断海绵窦瘘**。眼上静脉血流方向相反(红色取代通常的蓝色),且表现为动脉波形。

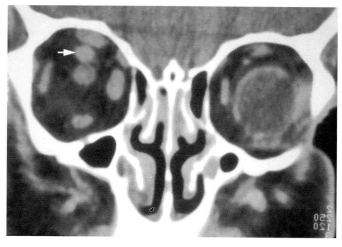

图 13-12　**海绵窦瘘**。冠状位 CT 显示受累侧眼上静脉扩张(箭头所示)及眼外肌弥漫性增粗。

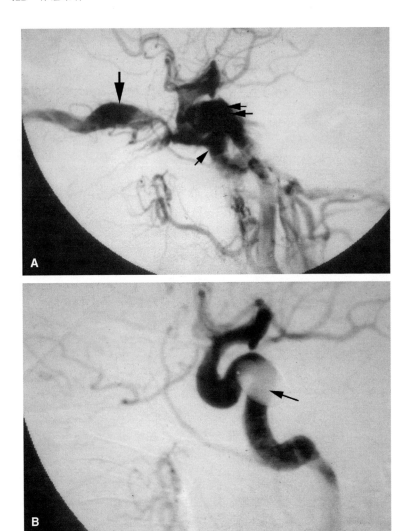

图 13-13   海绵窦瘘动脉造影术。(A)位于颈动脉虹吸部(小箭头所示)和海绵窦(双箭头所示)之间的异常连接,继发眼上静脉扩张(大箭头所示)。(B)在海绵窦内放置可分离的气囊(箭头所示)后,流向眼上静脉的血流停止。

(郭玉峰 译   华夏 校)

译后记

　　神经眼科是一门涉及多专业、内涵和外延非常丰富的交叉学科。在一代又一代眼科前辈的不断努力下，由魏世辉教授任组长的神经眼科学组终于在2011年成立，随后专科培训和会议学习班在全国各地成功举办，喜欢和关注神经眼科的医生逐渐增多，临床医生对神经眼科教材的需求也更加迫切。

　　"Wills临床眼科彩色图谱及精要"丛书是眼科医生非常喜欢的口袋书，2005年复旦大学眼耳鼻喉科医院翻译了本套丛书《神经眼科》（第1版），2015年魏世辉教授团队翻译了第2版。随着神经眼科知识的不断丰富，我们在魏教授的领导下进行了第3版的翻译。在此非常感谢第1版和第2版的译者们，使我们能够站在巨人的肩膀上完成此次翻译工作。

　　《神经眼科》各章由不同译者执笔，因此文风和表述可能不尽相同。我们通过分章互校、集中审读以尽可能达到"信、达、雅"的标准，并避免错误的发生。由于水平有限，难免存在疏漏，还望读者指正。

　　我们衷心感谢天津科技翻译出版有限公司的编辑们，在着手翻译这本书的过程中，他们提供了大量的指导和帮助，从而使该书的中译本得以出版。

　　我们还要感谢青年医生王琦妙、巩一博，以及我的研究生樊昊、宋福艳、王安琪、后小云、马晓晗等，他们做了大量的文字工作。衷心希望本书能够获得读者的喜爱，并对今后的工作有所帮助。

李志清

2023年10月20日

这不仅是一本医学专著
更是读者的高效阅读解决方案

建议配合二维码使用本书

【特配线上资源】

 推荐阅读：获取更多眼科学图书推荐。

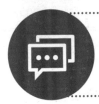 读者交流群：加入读者交流群，同本书读者交流阅读心得，分享神经眼科方面的知识理论，开拓视野，提升自我水平。

【入群步骤】

第一步　微信扫码

第二步　根据提示加入交流群

第三步　可在群内发表读书心得，
　　　　与书友交流专业医学知识

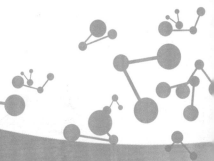 扫码添加
智能阅读向导